アディクションとしての自傷

「故意に自分の健康を害する」行動の精神病理

著
松本　俊彦

星和書店

Self-injury Addiction:

Psychopathology of deliberate self-harm

by

Toshihiko Matsumoto, M.D., Ph.D.

はじめに

リストカットなどの自傷は、ここ数年、精神科臨床はもとより、救急医療の現場や教育現場でも無視できない問題となっている。若者たちの前腕につけられたグロテスクな傷に直面した援助者のなかには、そこに一種の露悪症的な挑戦の意図を嗅ぎとって、激昂・叱責・禁止といった対応をする者も少なくない。たった一回の自傷のために、入院病棟から強制退院させられたり、入所施設を追い出されたりすることもある。その一方で、眼前の人間がいままさに自傷しているというのに、あたかも何も見えなかったかのようにふるまって無視を決め込む者もいる。

思えば、精神医学において、自傷ほど様々な誤解に曝され、奇妙な迷信が流布された問題もない。そして、多くの誤解や迷信がそうであるように、その感染力はすさまじい。現に、指導医や先輩医師の不適切な言動――その多くが根拠を欠いた、単なる思い込みでしかない――を通じて、そうした「悪い噂」は若い世代の医療者へと脈々と受け継がれてきた事実がある。筆者はかねてより、こうした世代を超えて連鎖する、援助者仲間の「負の遺産」を断ち切りたいと考えてきた。

自傷は、通常、激しい怒りや不安、緊張、気分の落ち込みといったつらい感情を緩和するために行われる。その意味では、「死ぬこと」を目的とする自殺企図とは峻別される行動といえよう。そして典型的な自傷は、一人きりの状況で行われ、通常、周囲の誰にも告白されない。

したがって、自傷の本質は、援助者がしばしば誤解しているような、「人の気を惹くための演技的・操作的行動」にあるのではなく、誰に助けを求めることも誰かに相談することもなく、自分ひとりで身体に痛みを加えることで心の痛みを封印する点にある。実際、自傷を繰り返す若者のなかには、「もう何年も涙を流したことがない」「すごく悲しいときにも涙が出ない」と語る者が珍しくない。

自傷は簡便で即効的な対処方法である。たとえば、侮辱されたり無視されたりすることによる苦痛に対しては、本来、直接加害者に向かって、「そういう態度はやめてほしい」と抗議するのが建設的かつ根本的な解決策といえるが、こうした抗議は誰にでもできるものではない。相手が圧倒的に強大であったり、抗議することでかえって事態が悪化する懸念がある場合には、相当な困難を覚悟しなければならない。

そのような八方塞がりの状況において、自傷は、少なくとも一時的には有効な解決策なのだ。というのも、ある種の人たちは、自傷によってすみやかに苦痛を感じている意識状態を変容させることができるからだ。自傷とは、自らに身体的な「痛み」を加えることによって、「死んでしまいたいくらい耐えがたい、心の痛み」を緩和する試みといってもよい。したがって、他の対処方法を教えもせずにやみくもに自傷を禁止することは、「耐えがたきを耐えよ」という無謀な根性論を振りかざすに等しい。

とはいえ、自傷には二つの深刻な問題点がある。一つは、結局のところそれは一時しのぎでしかなく、長期的にはむしろ事態は複雑化・深刻化してしまうことが多いという点であり、もう一つは、自傷が持つ「鎮痛効果」は、繰り返されるうちに耐性を獲得してエスカレートし、最終的には「切ってもつらいが、切らなきゃなおつらい」という事態に至ってしまうという点である。実際、この最終段階に至ると、なぜか「消えたい」「死にたい」という考えが自傷開始当初よりも強くなっている若者が多いのだ。つまり、「生き延びるため」の行為とはいえ、繰り返されるたびに少しずつ首が絞まっていき、逆説的に死をたぐり寄せてしまう側面がある。それゆえ、「生き延びるためにやっているのだから、好きにさせておけ」という理屈は成り立たない……。

本書は、自傷を中心とする様々な「故意に自分の健康を害する」行動を主題としている。これまでのわが国の精神医学では、自傷は、境界性パーソナリティ障害に付随する問題行動として軽く触れられるだけで、正面切って論じられることが少なかった。それどころか自傷は、治療の対象ではなく、限界設定——たとえば、「そんなことをしたら退院です」「そんなことをしたらうちの外来では診ることができません」といった治療契約（!?）——の対象として語られることが多かったように思う。こうした援助者の態度は、ひとえに自傷の何たるかを知らないことに由来している。その意味では、本書は、援助者として積極的に自傷と向き合おうとする姿勢で貫かれた数少ない精神医学書の一つではないか、と自負している。

ここで、筆者自身について軽く触れておきたい。

筆者は、もともとアルコール・薬物依存などといったアディクション臨床を出自とする精神科医である。もちろん、アディクション臨床にかかわる以前には総合病院や精神科救急病棟で一般精神科臨床に携わっていたのだが、当時はまだ、「いわれたこと」「教わったこと」をそのままやるだけの消極的な若手にすぎなかった。正直なところ、本当に自分の頭を使い、煩悶しながら患者と向き合うようになったのは、医者になって5年目にアディクション臨床に携わるようになってからだ。やがて筆者は、自傷や自殺といった現象に関心を抱き、さらには、千葉泰彦氏（横浜少年鑑別所医務課長）との知遇を得たのを機に、非行・犯罪にまで関心を広げるようになったが、そのような新しい課題と向き合う際に、いつも筆者を支えてきたのはアディクション臨床で培われたものの考え方であった。本書における自傷のとらえ方には、私のそのような背景が強く影響しているといえるであろう。

本書には、最近5年ほどのあいだに筆者が様々な雑誌に寄稿した、自傷に関する論考が収載されている。自傷については、すでに前著『自傷行為の理解と援助～「故意に自分の健康を害する」若者たち』（日本評論社、２００９）のなかで一通り筆者なりの考えを述べているが、本書ではあえて、直接的には自傷に関連しない、反社会的行動やトラウマに関する論考も含めることで、自傷の周辺にも光をあて、読者にこの問題についてさらに深く考えてもらう触媒となることを期待した。

なるほど、自傷・自殺と非行・犯罪は、一見すると全く正反対の行動のように感じられるかもしれない。しかし意外に知られていないことだが、反社会的な若者のなかには、自傷や自殺企図の既往を持つものが意外なほど多いのだ。筆者は、自分を傷つけることと他人を傷つけることは基底において地続きであり、自傷と他害、さらには被害と加害はコインの表裏の関係にあると考えている。

こうした筆者の考えを多くの人に理解していただくには、たとえ自傷に関する記述において前著との重複があったとしても、やはり一冊の本としてまとめておく必要があると考えた。それが、今回、本書刊行を決意した理由である。

もちろん、筆者が決意するだけでは本はできない。本書を刊行することができたのは、星和書店石澤雄司社長の熱意あるお誘いと、編集の労を執ってくださった近藤達哉氏のご尽力のおかげであることは強調しておかねばならない。この場を借りて感謝を申し上げたい。

本書によって、多くの援助者が苦手意識を持っている「『故意に自分の健康を害する』症候群」に対して前向きな気持ちで向き合えるようになり、援助者のあいだで広く流布している、自傷をめぐる「悪い噂」を払拭できれば幸いである。

２０１０年８月の熱帯夜に

松本俊彦

目次

第1章——自傷とは何か

I. はじめに

リストカットなどの自傷行為を扱った書籍が売れている。近年でも、夭逝した自傷少女南条あやの遺稿『卒業式まで死にません』[8]、さらに自傷をする女子高生を主人公とした漫画『ライフ』[12]が、ベストセラーとなっている。インターネット上でも、自傷関連のウェブサイトはそれこそ星の数ほど存在する。こうした現象は、自傷行為に共感を覚える若者が少なくないことを暗示している。実際、「夜回り先生」こと水谷修氏によれば、若者のあいだで、自傷行為はいまや薬物乱用をしのぐ深刻な問題となっているという。[7]

自傷行為が薬物乱用をしのぐ問題かどうかはさておき、自傷行為と薬物乱用のあいだには少なくとも二つの共通点がある。一つは、いずれも故意に自分の健康を損なう行為であり、もう一つは、生きづらさを抱えた若者たちのなかで、一種の伝染性を持ちうることである。後者が問題である。これが事態の深刻さを覆い隠し、彼らの援助を難しくする。「死ぬ気もないくせに、南条あやのマネをして……」。当事者にふりまわされて疲れ切った家族や援助者が憤りながらそう語るのを、私は何度となく聞いてきた。

だが、本当にそれでいいのだろうか？

Ⅱ．「リスカ」と「アムカ」

自傷行為といえば、精神科医療関係者ならば誰もがただちに、「手首自傷症候群（リストカッティング・シンドローム）」[9]を思い出すであろう。その影響力は予想を超えて根強く、現在でも自傷行為＝リストカットという理解が、精神科医療関係者のあいだで定着している。そして多くの援助者が、リストカットは、境界性パーソナリティ障害の患者にみられる、演技的で操作的な行動と信じている。私も研修医時代に指導医から、「自傷行為に関心を持つな。ふりまわされるな。傷の処置も看護スタッフか外科医に任せろ。でないと癖になる」と叱られ、「そうか、そういうものか」と無理に自分を納得させた覚えがある。

しかし実は、こうした自傷行為に関する「常識」には、いくつかの誤りがあるのだ。そもそも最近の精神科診察室で出会う自傷患者の多くは、リストカットをしていない。彼らの大半は、リスト＝手首ではなく、アーム＝腕（前腕・上腕）を切っている。実は、当事者たちはとっくにこれに気づいていて、リストカットを「リスカ」なる略称で呼ぶのと同じように、腕を切る＝アームカットについても、「アムカ」なる略称まで生まれた。

そのように腕を切っているから、夏場でなければ洋服の袖口から傷がちらちらとのぞくこともない。当然、自分からその傷を顕示して医師の関心を惹こうともせず、こちらから聴かなければ、患者の自傷行為を見逃すことさえ珍しくない。何よりも印象的なのは、診察室で向き合っているのに、不思議と遠くにいる感じがすることだ。引きつった自嘲的な笑みを凍らせたま、「どうせ分かんないでしょ」と投げやりでもある。精神科医をふりまわすどころか、そもそも信用もしてなければ、あてにもしていない気さえする。

それにしても、手首を切る者と腕を切る者ではどんな違いがあるのだろうか。私はそれを調査したことがある[5]。その結果、手首だけを切っているものは、これまでの自傷回数がさほど多くはなく、「死のうと思って」自傷におよぶ傾向がみられた。手首には皮膚から近いところに動脈があることを思えば、当然といえるかもしれない。一方、腕だけを切っている者は、早くから頻回に自傷をくりかえしている者が多く、「怒りを抑えるために」自傷におよぶ傾向がみられた。つまり、不快な感情に対処するために行っていたのだ。さらに驚いたことに、腕を切る者は解離傾向が著しかったのである。

「リスカ」と「アムカ」。いずれの自傷行為がより精神医学的に重篤であるかを、一概にいうのはむずかしい。ただ、いずれがより自傷行為として中核的であるかなら答えることができる。ある研究者は[1]自傷行為を、「故意に行われる、自分の身体表層に対する非致死的な傷害であり、明らかな自殺の意図はなく、しばしば気分を変える目的からくりかえし行われる」と定義している。別の研究者は[3]、自傷行為を「解離性」と「非解離性」に分類し、前者を中核的な自傷行為であると指摘している。こうした定義・分類にしたがえば、リストカットよりも、「気分を変えるために」「くりかえし行われる」という特徴を持つアームカットの方が、より中核的な自傷行為であるといえよう。

Ⅲ．自傷と解離

「死にたくて自傷しているわけじゃない。生きるのに必要なもの」「切ると気分がスッキリしてイライラが治まる」「心の痛みを身体の痛みに置き換えている」「自傷は私にとって安定剤みたいなもの」。まるで申し合わせたように、患者たちはいう。自傷行為が民間療法の一つであるような口ぶりである。さらに彼らの多くは、自傷している最中には痛みを感じないか、感じていたとしてもその感覚は鈍く、ときにはその行為をした記憶さえ曖昧な場合もあるようだ。まるで半眠りの幽体離脱状態だが、これがまさしく解離という現象である。

自傷行為には解離症状を減少させる効果がある。[4] 自傷患者は、平常時から痛みに鈍感であるが、怒りや恥の感覚などの不快感情を体験するといっそう痛みに鈍くなる。解離による知覚鈍麻である。一般に怒りや恥の感覚は、自傷患者の多くが持っている外傷記憶を賦活させやすいが、万一封印されている記憶の箱が一気に開いてしまえば、突然の感情暴発や自殺の危険が高まるであろう。解離には、心に煙幕を張って、そうした危機的状況を回避する働きがある。しかしその一方で、解離状態に長い時間逃げ込んでいると、文字通り「生きているのか、死んでいるのか」も分からなくなり、冷ややかな灰色の沈黙のなかで自分を見失いかけてしまう。こうした状態からふたたび現実の世界に戻るには、自傷行為――正確には、自傷によってもたらされる痛み刺激や鮮やかな血液の色彩――が必要となる。「切っているうちにだんだんと痛みを感じてきて、それで流れている血を見ると、『あ、生きている』と思ってホッとする」と語る自傷者は少なくない。そして回復したとき、怒りや恥の感覚は消え失せ、さっきまで痛んでいた心は見事にリセットされている。

したがって、患者が、「自傷は生きるために必要」というのもうなずける話ではある。かつて自傷行為のことを「局所性自殺」といった精神科医[6]がいた。至言である。確かに自傷行為は、ある種の爬虫類が命とひきかえに尾を犠牲にするのとよく似ている。

しかしだからといって、我々は患者の自傷行為を容認することはできない。理由は二つある。一つは、「心の痛み」が一時的に消失しても、それは解決を先延ばしにしただけであって、問題は依然として残るからである。もう一つは、この「生きるため」の自傷行為はエスカレートし、その果てには死が見えてきてしまうからである。

Ⅳ. 嗜癖としての自傷

「リスカ」と「アムカ」の両方をしている自傷患者は、下肢や体幹といった他の身体部位も切っていることが多く、火のついたタバコを自分の身体に押しつけるような他の様式の自傷行為もよくしている。[5] またボディピアスやタトゥーのような身体改造――これも広い意味では自傷行為なのであろうか?――を施している者も多い。つまり、「生きるため」にずいぶんと多くの努力をしているのである。

しかしそれにもかかわらず、このような多部位・多様式の自傷患者は、単一部位・単一様式の自傷患者よりも、自殺企図歴を持つ者が多い。また、重篤な抑うつおよび解離の傾向を示す。[5] 彼らはより頻回に、より多くの部位、多くの方法と、自傷行為をエスカレートさせながらも、結局は「生きるため」「死なないため」という目的を達成することには失敗しているように思える。いくら切っても切り足りないが、といってそれを止めることもできない。まさに嗜癖である。

確かに自傷行為には嗜癖としての特徴がある。自傷経験者の80％が、止めようと決意しながらも自傷してしまった経験を持ち、85％は、自傷は癖になると考えている。[4]このことは、自傷行為には嗜癖としての特性があることを示唆している。嗜癖社会学は、依存性物質だけでなく、「気分を変えるため」の行動にもまた嗜癖化する可能性を指摘している。[12]買い物、ギャンブル、暴力……。自傷も例外ではない。

自傷行為を麻薬になぞらえて考えると理解しやすい。それは「心の痛み」に対する鎮痛作用もあるが、その一方で、同時に麻薬と同様、「耐性」獲得もあるからだ。当初は週に1回「生きるため」の自傷をすれば不快感情に対処できていたものが、次第にその効果が薄れてきて、3日に1回、毎日、日に数回と頻度を増やし、より多くの場所を、より深く切らなければならなくなってしまう。

それだけではない。皮肉なことに、自傷によるストレスへの対処をくりかえすうちに、かえってストレスに脆弱になり、ささいなことでも「生きること」が困難に感じるようにもなってしまうのだ。だから早晩彼らは、「友人の態度がそっけない」だけでも、自傷しないではいられなくなる。いくら切っても埋め合わせがつかず、「切ってもつらいし、切らなきゃなおつらい」という状態に陥るわけだ。この状態は、アルコール依存症者における連続飲酒の状態――「飲んでもつらいし、飲まなきゃなおつらい」――とよく似ている。

V. 自傷と自殺

自傷行為の嗜癖化が進む過程で、どんなに自傷しても覆い尽くせないほど肥大化した「生きることの困難」が、眼前に大きく立ちはだかってくる。私が出会った患者はこう語った。「自傷を行っていて一番怖かったのは、癖になってしまうことだった。初めは『なんとなく』という感じだったのに、気がついたときには日常的にやっていた。自己嫌悪と自傷行為の悪循環みたいになって、そこから抜け出したいのに抜け出すことさえ怖い状態だった。次第に死を考えるようになった」。「自傷の先には必ず死が見えてくる。だんだん痛みに慣れていって、大量の血にも動じなくなり、最後は死への憧憬に少しずつ囚われていく。悩んで苦しんで、それでも生きたいとどこかで思ってはじめたはずなのに、かえって死に近づいてしまう」。

かつて自傷行為は、その傷害の程度、反復性、行為に際しての意図などの点から、自殺企図とは区別されると考えられてきた。しかし最近の疫学研究は[10]、過去1回でも自傷行為の経験があるだけで、将来の自殺既遂のリスクが数百倍にまで高まることを明らかにしている。またある研究者は[1]、仮に自傷が生きるために必要なものであるとしても、くりかえす過程での嗜癖化が進行すれば、行為を制御できなくなり、最終的には自殺行動へと傾斜してしまうと警告している。さらに別の研究者によれば[13]、自傷者は、死ぬために自傷することは少ないが、自傷していないときに死の観念にとらわれていることがまれでなく、あるとき、いつも自傷をしているのとは別の方法・手段（たとえば過量服薬）で自殺を試みることがあるという。

自傷行為は、失敗した自殺企図ではないものの、最終的には自殺につながる行為である。演技的、操作的行動として簡単に片付けることはできない。

Ⅵ．自傷が意味するもの

私は、かつて薬物依存専門病院に勤務していたという事情から、中学・高校の生徒を対象として薬物乱用防止講演を依頼されることが多い。あるとき講演の終了後に生徒たちに講演の感想に関するアンケートを実施し、そのついでに自傷に関する調査をしてみた。その結果、一般の女子中学生の９％、[2] 女子高校生の14％[14]に、少なくとも１回以上自分の身体を刃物で切った経験があることが分かった。さらにこうした自傷経験者は、飲酒や喫煙を早くに経験し、自尊心が低く、過度のダイエットや過食をくりかえしている者が多いことも分かった。ショックだったのは、自傷経験者の多くが、私が講演のなかで強調した、「ダメ、ゼッタイ」「自分を大切に」というメッセージに対し、「人に迷惑をかけなければ、薬物で自分がどうなろうとその人の勝手」という虚無的な感想を抱いたことである。そのとき私は、彼女たちこそが薬物乱用のハイリスク群であると直感し、彼女たちに届く言葉で語る必要があったのだと大いに悔やんだ。

同じ調査[5]を少年鑑別所でも行ってみた。すると、自傷経験者は全女性入所者のなんと60％あまりにもおよび、その多くにシンナーや覚せい剤などの薬物乱用経験、それから身体的・性的虐待の経験がみられた。少年鑑別所で出会った自傷経験を持つ少女の一人は、私にこんな話をした。

「その昔、年の離れた兄から、暴力で脅されて性行為を強要されていた時期があった。両親は気づいてくれなかった。というか、本当は見て見ぬふりだった。学校ではみんなにいじめられていたけど、今度は先生が見て見ぬふりをした。とにかく生きているのがつらくて、それを誰かに気づいて欲しくて教室のみんなの前で、カッターで自分の腕を切った。そしたら大騒ぎになって、先生たちから怒られた。親も呼び出されて、父から思いっきり殴られた。そのとき、もう絶対に誰も信じないと誓った」。

この挿話に、自傷行為が意味するものが隠されている。喫煙、飲酒、薬物乱用、拒食、過食……。自傷行為は危険な性交渉とも関係がある。自傷する若者たちは、自分を大事に思えず、自分には価値がない、消えてしまいたいと感じながら、自己破壊的行動をくりかえしている。誰も助けてはくれないし、誰も信じられない。自分の心の痛みは、自分で何とかしなければならない。そう信じている。

しかし矛盾するようではあるが、その一方で彼らは気づいて欲しいのである。その意味ではまだ完全な虚無主義に陥っておらず、かろうじて一縷の希望を残している。鈍感な大人たちは「だったら言葉でそういえばいい」というかもしれないが、感情を直截に表現するには、彼らの自己評価はあまりにも低い。

Ⅶ．おわりにかえて——自傷行為といかに関わるか

中学校・高校の養護教諭から、「生徒から『自傷しちゃった』『自傷したくなっちゃった』といわれたら、どう言葉を返せばいいのでしょう?」と質問されることが多い。そんなとき、私

は、「『よくいえたね』っていってみてはどうですか？」と答えることにしている。相手はたいていない不思議そうに私を見つめ返すが、私はいたって真剣である。

　私は、ある種の精神科医と話していると面食らうことがある。「自傷行為は閉鎖病棟の堅い枠のなかで治療すれば改善する。多くは医原病だ」「自傷患者は都合が悪くなるとすぐに解離する。あれは疾病利得を狙った詐病だ」。彼らはこの嗜虐的な治療哲学を得々と語る。

　残念なことだ。いやしくも心の治療に携わる者として、肝心な何かが欠落している。強固な治療構造のなかで自傷がコントロールされても、それと心の回復は次元が異なる。人に自分の感情を伝えるのを断念しただけのことなのだ。もちろん、解離や自傷には疾病利得があるというのは部分的には正しい。確かに、腕力や言葉でかなわない相手に「あなたに屈服しない」意思を伝えるという利得がある。そんな風になかなか「屈服しない」から、我々は自傷行為に苛立つわけだ。だが苛立つまえに、なぜ彼／彼女が、意思表示のために、そのようにまわりくどい方法を使わなければならなかったのかを考える必要がある。

　そもそも解離状態で自傷をする者は、有形無形の暴力・支配・束縛を生き残るために自分の心の痛みに鈍感にならざるをえなかった人たちである。それを圧倒的なパワーで行動を抑え込み、自傷の持つ感情表現を無視《ネグレクト》すれば、どうであろうか？　おそらく心を堅く閉ざすだけだ。後は、他者との交通が遮断された内閉的生活のなかで、次第に他人の心の痛みにも鈍感になっていくであろう。その弊害はまちがいなく社会にはね返ってくる。

　先ほど触れた少年鑑別所の少女は、大人たちに失望してから、腕を切るのをぴたりと止めたという。その後まもなく、彼女は不良少年たちと謀って援助交際を装った恐喝をくりかえすようになり、結局、少年鑑別所に来ることになった。彼女が街で男性を誘ってホテルへと行くと、仲間の男性数名がホテルの部屋に登場し、男性を脅して金を巻き上げるという手口である。彼女は語った。「恐怖に脅えた男たちが、土下座して、涙を流しながら有り金を全部くれる姿を見るのが快感だった」。めずらしい話ではない。

様々な臨床と研究の紆余曲折を経て、ある時期から私は、自傷行為をきちんととりあげることは治療を深めるチャンスなのだと考えるようになった。そんなわけで私は、自傷行為の告白に対して、「よくいえたね」と患者をねぎらい、大いに関心を持って傷の性状を入念に観察し、さらに痛みや記憶の有無、それから引き金となった状況について詳細に聴取するようになった。

そう、とうとう私は、指導医の忠告とは反対の方向を歩きはじめてしまったのである。

■文献

(1) Favazza, A.R.: Bodies Under Siege: Self-mutilation and body modification in culture and psychiatry, 2nd ed. The Johns Hopkins University Press, Baltimore, 1996.

(2) Izutsu, T., Shimotsu, S., Matsumoto, T. et al.: Deliberate self-harm and childhood histories of Attention-Deficit/Hyperactivity Disorder（ADHD）in junior high school students. European Child and Adolescent Psychiatry, 14; 1-5, 2006.

(3) Levenkron, S.: Cutting: Understanding and overcoming self-mutilation. W.W. Norton & Company, Inc., New York, 1998.（森川那智子訳『CUTTING』集英社、東京、２００５。）

(4) 松本俊彦、山口亜希子「自傷行為の嗜癖性について―自記式質問票による自傷行為に関する調査―」

精神科治療学 20、９３１–９３９、２００５。
(5) Matsumoto, T., Yamaguchi, A., Chiba, Y. et al.: Patterns of self-cutting: A preliminary study on differences in clinical implications between wrist-and arm-cutting using a Japanese juvenile detention center sample. Psychiatry Clin. Neurosci., 58; 377–382, 2004.
(6) Menninger, K.A.: Man Against Himself. Harcourt Brace Jovanovich, New York, 1938.
(7) 水谷修『こどもたちへ　夜回り先生からのメッセージ』サンクチュアリ出版、東京、２００５。
(8) 南条あや『卒業式まで死にません』新潮社、東京、２０００。
(9) 西園昌久、安岡誉「手首自傷症候群」臨床精神医学、８：１３０９、１９７９。
(10) Owens, D., Horrocks, J., House, A.: Fatal and non-fatal repetition of self-harm: Systematic review. Br. J. Psychiatry, 181; 193–199, 2002.
(11) Schaef, A.W.: When Society Becomes an Addict. HarperCollins, New York, 1987.（斎藤学訳『嗜癖する社会』誠信書房、東京、１９９３。）
(12) すえのぶけいこ『ライフ』１–８巻、講談社コミックスフレンド、講談社、東京、２００２–２００４。
(13) Walsh, B.W., Rosen, P.M.: Self-mutilation. Guilford Press, New York, 1988.（松本俊彦、山口亜希子訳『自傷行為—実証的研究と治療指針—』金剛出版、東京、２００５。）
(14) 山口亜希子、松本俊彦「女子高校生における自傷行為—喫煙・飲酒、ピアス、過食傾向との関係—」精神医学、47：５１５–５２２、２００５。

第2章——

自傷の概念とその歴史的変遷

I．はじめに

近年、自傷行為への関心が高まり、専門誌でとりあげられる機会も多いが、[28] そのたびに、わが国の自傷に関する認識の遅れを痛感する。その最たる例は、手首自傷症候群（wrist-cutting syndrome：WCS）[55]という用語がいまだに使われていることである。意外に知られていないことであるが、70年代後半にこの臨床症候群がわが国に紹介された時点で、[49] すでに海外ではその臨床単位としての存在を否定されていた。[4,69] また、「自傷は周囲の関心を集めるために行われる」という誤解もよく耳にするが、海外の専門家の多くは、自傷は大抵一人のときに行われ、その行為はしばしば誰にも知らされないものと認識している。[31,67]

このように、自傷に対する認識に関する彼我の隔たりは大きいが、しかし実は海外においてさえも、いまもって自傷の概念と精神医学における位置づけは不明瞭であるといわざるを得ない。現に、ＤＳＭ-Ⅳ-ＴＲ[1]のⅠ軸障害のどこにも自傷に関する記述は見あたらず、かろうじてⅡ軸障害である境界性パーソナリティ障害（borderline personality disorder：ＢＰＤ）においてて言及されているのみである。これでは自傷が、治療の対象ではなく、限界設定の対象であることを公言しているような印象さえ与えかねない。

さて本稿では、自傷概念の変遷とその研究の焦点を概説したい。本稿が、いまだ十分には定まっていない精神医学的な位置づけを明確にする一助となれば幸いである。

Ⅱ．臨床的概念の歴史的変遷（表１）

１．局所性自殺――自傷研究の黎明

自傷研究の歴史は、メニンガー[45]にまで遡ることができる。１９３８年に刊行された著書『Man Against Himself（邦訳題名：おのれに背くもの）』は、後期フロイトの理論である「死の本能」[15]を発展させた論考として有名である。そのなかで彼は、間接的な手段による緩徐な自殺行為である慢性自殺（chronic suicide：物質乱用・依存や反社会的行為）とならぶ自殺の亜型として、故意に自分の身体の一部を損傷する行為である、局所性自殺（focal suicide）を提唱した。

メニンガーは、この行為を、無意識の自殺願望もしくは自己破壊的衝動を身体の一部（手指や四肢）に局所化することで、自殺を延期する行為として捉えた。これは、ある種の爬虫類が、全体の死を回避するために自分の尾を犠牲にするのに似ているが、自殺願望が完全に解決されるわけではなく、たんに延期される点が異なっている。

2．ＷＣＳ――自殺を目的としない自傷

自傷が、自殺とは異なる目的を持つ行動として注目されるようになったのは、メニンガーから30年後のことであった。まずパオ[51]が、精神的な緊張緩和のために、強迫的に手首を切る一群の患者を、「軽微な自傷」症候群（delicate self-cutting syndrome）として報告し、次いでグラフとマリン[18]が、自殺以外の目的から手首を切る、若くて魅力的な女性患者の一群の存在を報告した。こうした知見を整理したうえでローゼンタールら[55]は、この手首自傷をくりかえす若い女性患者の一群にＷＣＳという名称を与えたのである。それには、死んだような虚無的感覚――これは解離状態を指しているのだろうか？――から抜け出す方法、いわば反自殺行為ともいうべき機能があることも指摘されていた。[59]

3．「故意に自分の健康を害する」症候群――自傷概念の拡大

70年代は、自傷概念が劇的に拡大した時代であった。大規模な疫学研究[4,69]は、ＷＣＳ患者の大半が手首以外の様々な身体部位を自傷し、また自傷が女性に多い現象とはいえないことを明らかにした。これらの報告は、ＷＣＳという臨床単位の存在を否定するものといえた。その後、自傷概念は、クライトマンら[29]のパラ自殺（parasuicide）の影響を受けて、身体を直接傷つける行為だけでなく、過量服薬や物質乱用・依存も含む、広範なものとして理解されるようになった。なかでも有名なのが、モーガン[48]の「故意に自分の健康を害する」症候群（deliberate self-harm syndrome：ＤＳＨ）である。この概念は、メニンガー[45]のいう局所的自殺と慢性的自殺をカバーするだけでなく、縊死企図や服毒といった自殺のそぶりまでも含む、きわめて広範なものであった。

しかしこのような広範な概念は、自傷と自殺の区別を曖昧にし、正確な疫学データを収集することを困難にした。パティソンとカハン[52]は、こうした反省から自傷概念を再検討し、新しいＤＳＨ概念を提唱したのである。彼らはＤＳＨを、自ら身体表面を切る、焼く、打つ、刺すといった行為と物質乱用・依存に限定し、過量服薬については、ＤＳＨ概念から慎重に除外した。その理由は、過量服薬は必ずしも事前に非致死性の予測がつかず、結果として自殺既遂ともなりうるというものであった。

なお彼らは、ＤＳＭ-Ⅲ-ＲからＤＳＭ-Ⅳへの改訂の際に、このＤＳＨを、独立したＩ軸障害の診断カテゴリーとして追加すべきであると主張したが、彼らの要望は改訂では採用されなかった。当時はまだ、「自傷とは、ＢＰＤの一症候にすぎない」[21]という考え方が優勢であった。その結果、ＤＳＭ-Ⅳにおいて自傷に言及した診断は、わずかにⅡ軸障害であるＢＰＤのみとなった。

4．ＢＰＤ？　Impulse-Control Disorder?

上述のように自傷行為の病因をパーソナリティに求める見解は、ＢＰＤ以外にも数多く、シオモポウロス[60]の衝動神経症（impulse neurosis）、あるいはレイシーとエヴァンズ[30]の多衝動性パーソナリティ障害（multi-impulsive personality disorder）などがあげられる。しかし80年代後半以降、自傷＝ＢＰＤという捉え方に反駁する研究者が出てきた。たとえばファヴァッツァとコンテリオ[9]は、自傷患者のうち、ＤＳＭにおけるＢＰＤの診断基準を持続的に満たすものは半数にすぎないことを根拠に、自傷を「他のどこにも分類されない衝動制御の障害（Impulse-Control Disorder Not Otherwise Specified）」――抜毛症、間歇性爆発性障害、窃盗癖と同じカテゴリーである――というＩ軸障害として治療対象とすべきであると主張した。またタンタ

表1　自傷概念における自己破壊的行動の範囲の相違について

	Menninger[45] 1938年 局所性自殺	Kreitman et al[29] 1969年 parasuicide	Rosenthal et al[55] 1972年 手首自傷症候群	Morgan[48] 1976年 DSH
手首を切る	■	■	■	■
他の身体部位を切る	■	■		■
切る以外の方法による身体への直接的損傷	■	■		■
アルコール・薬物乱用・依存	（慢性自殺）			■
摂食障害				
過量服薬		■		■
縊死・溺水・飛び降り自殺企図		■		■

	Pattison & Kahan[52] 1983年 DSH	Favazza et al[10] 1989年 DSH	Simeon & Favazza[58] 2001年 SM/SIB
手首を切る	■	■	■
他の身体部位を切る	■	■	■
切る以外の方法による身体への直接的損傷	■	■	■
アルコール・薬物乱用・依存	■	■	
摂食障害		■	
過量服薬			
縊死・溺水・飛び降り自殺企図			

DSH: deliberate self-harm syndrome, SM: self-mutilation, SIB: self-injurious behavior
表の■の部分が各臨床概念が包含する範囲である。

ムとウィッテイカー[64]も、自傷＝ＢＰＤという考えが不適切であることを指摘した。

　このような見解を後押ししたのは、意外にも生物学的精神医学を志向する研究者であった。[26,58,61]選択的セロトニン再取り込み阻害薬（selective serotonin reuptake inhibitor：ＳＳＲＩ）の登場とその治療成果により、これまでＢＰＤの症候と見なされてきた様々な問題行動を、セロトニン機能異常にもとづく障害としてとらえる臨床概念が提唱された。有名な強迫スペクトラム障害（obsessive compulsive spectrum disorder：ＯＣＳＤ）[26]という概念には、反復性の自傷が含まれている。またスタンレイら[61]は、抜毛症から自殺までを一種の連続体と見なす、自傷行動スペクトラム（self-harm behavior along a spectrum）という見解を提唱した。自傷研究は新しい時代に突入したのである。

Ⅲ．現代の自傷概念

１．自傷の定義

シメオンとファヴァッツァ[58]は、自傷を、「自殺の意図なしに、自ら故意かつ直接的に、自分自身の身体に対して損傷を加えること」と定義している（**表１**参照）。この「直接的に」という表現が重要で、これにより、アルコール過飲による肝障害やヘビースモーキングによる呼吸器障害といった間接的損傷は除外され、自傷は、皮膚を切る、焼く、硬い物に打ちつけるなどの直接的損傷に限定されることとなる。当然ながら過量服薬も含まれない。

　また、日本語では同じ「自傷」であるが、英語圏では用語の問題も議論されてきた。80年代半ばまでは「deliberate self-harm」という表現が主流であり、80年代後半以降になると、今度は「self-mutilation」と呼ばれた。[67] しかし「mutilate」は、「切断して不具にする」という差別的ニュアンスがあることから、最近では「self-injury」という表現に改められつつある。[68]

2. 自傷の分類

ファヴァッツァとシメオン[8]によれば、自傷はまず、「文化的に認められた自傷」と「逸脱的自傷」とに分けられる。前者は、一部の原住民において通過儀礼として行われる割礼のような、儀式・慣習としての自傷を指しており、これは精神医学的治療の対象ではない。

精神医学的に問題となるのは後者である。この逸脱的自傷はさらに三つのカテゴリーに分類される（**表2**参照）。まず第一に重症型自傷（major self-injury）である。これは、統合失調症や急性中毒性精神病における幻覚、妄想の影響下で行われ、目をくり抜いたり、ペニスを切断したりする、致死的かつグロテスクな自傷である。第二に常同型自傷（stereotypical self-injury）は、精神遅滞、発達障害、様々な先天性疾患で観察される常同的で単調な自傷である。そして最後に、心理的不快感を軽減するために身体表層に非致死的な損傷を加える、表層型／中等症自傷（superficial/moderate）である。WCSなどはその典型といってよい。[8]

ファヴァッツァとシメオンは、表層型／中等症自傷をさらに強迫性自傷と衝動性自傷に分類している。強迫性自傷には、抜毛、爪噛み、皮膚をむしる行為などが含まれ、儀式的に日に何度も反復されるのが特徴である。強迫性障害との関連が推測されており、実際に合併例も少なくない。一方、衝動性自傷は、ＢＰＤ、外傷後ストレス障害、解離性障害などに併発することが多く、緊張の緩和、解離の減少、怒りの抑制を目的とした対処行動と捉えられ、行為そのものに自殺の意図はない。なお、この強迫性／衝動性自傷という二つの類型の相違は、強迫性自傷では、行為に先立つ明らかな怒り・攻撃性の自覚を欠いている点にある。[8]

3. 衝動性と強迫性

上述した分類は、今日最も広く受け容れられているものであるが、しかし他方で、強迫性自傷と衝動性自傷を厳密に区別することは困難であるという見解もある。[68]

確かに自傷行為における衝動と強迫の区別は難しい。それらはしばしば表裏をなして併存し、あるいは混在している。実際、自傷患者の78％が決意すると直ちに自傷を実行するという衝動性がみられる一方で、同時に、その71％が自傷を一種の嗜癖と自覚し、心理的抵抗にもかかわらず強迫的にくりかえされるという指摘もある。[9]

なおファヴァッツァ[12]は、衝動性自傷にはさらに二つの下位分類（**表2**）――挿間性（episodic type）と反復性（repetitive type）――があると述べている。挿間性とは文字通り挿話性に行われるものであり、仲間の影響から行われる自傷などが該当する。しかし当初は挿話性でも、エスカレートするなかで、つねに自傷にとらわれ、心理的抵抗にもかかわらず抑制に失敗するようになる。この段階が反復性と呼ばれる状態であり、強迫性を帯びた衝動行為としての側面が前景化する。この段階では、自傷の緊張緩和効果が低下する一方で、自らを「リストカッター」と呼ぶなど、自傷を自己同一性の重要な要素と捉えるようになったりするという。

4. 自傷の方法

表層型／中等症自傷の方法は多岐におよび、しばしば同一の者が複数の方法で自傷を行っている。ファヴァッツァとコンテリオ[9]の報告では、「切る」72％、「焼く」35％、「自分を殴る」

表2　自傷行為の分類

<table>
<tr><th colspan="3">カテゴリー</th><th>行為</th><th>皮膚組織のダメージ</th><th>頻度</th><th>パターン</th><th>関連する精神医学的問題</th></tr>
<tr><td colspan="3">重症型自傷行為</td><td>去勢
眼球摘出
四肢切断</td><td>（深刻～生命の危険）</td><td>多くは単回</td><td>衝動的あるいは計画的
象徴的表現</td><td>統合失調症、気分障害、脳器質性障害
薬物中毒性精神病
性的倒錯</td></tr>
<tr><td colspan="3">常同型自傷行為</td><td>頭を打ちつける
自分を叩く
唇や手を吸う
皮膚をむしる、引っかく
自身を噛む
抜毛</td><td>中程度～深刻（生命の危険）</td><td>高頻度に反復、固執的</td><td>固執的
意味はない
駆り立てられる</td><td>精神遅滞
自閉症
レッシュ＝ナイハン症候群
トゥレット症候群
プラダー＝ウィリィ症候群</td></tr>
<tr><td rowspan="3">表層型／中等症自傷行為</td><td colspan="2">強迫性自傷行為</td><td>抜毛
皮膚をほじくる
爪噛み</td><td>軽度～中程度</td><td>日に数回</td><td>強迫的（衝動的性質を持つことも）
儀式的、常同的
時に、象徴的</td><td>抜毛症</td></tr>
<tr><td rowspan="2">衝動性自傷行為</td><td>挿間性</td><td rowspan="2">切る
やけどを負わせる
自分を叩く</td><td rowspan="2">軽度～中程度</td><td>単回あるいは挿話的</td><td rowspan="2">衝動的（強迫的性質を持つことも）
儀式的
しばしば、象徴的</td><td rowspan="2">境界性／反社会性パーソナリティ障害
その他の衝動人格障害
虐待／トラウマ／解離の影響
外傷後ストレス障害
摂食障害</td></tr>
<tr><td>反復性</td><td>習慣的</td></tr>
</table>

30％、「治りかけた傷口をこする」22％、「髪の毛を抜く」10％などであった。なおこのうちの78％が、複数以上の方法で自傷を行っていた。

我々の調査[71]では、自傷経験者が自傷に用いた方法としては、「切る」が48％で最も多く、次いで、「皮膚を刺す」13・5％、「頭を壁にぶつける」「身体を物にぶつける」「皮膚をむしる」が各8・1％、「皮膚を焼く」5・4％であった。自傷には様々な身近な日常生活品が用いられており、具体的には、「カッター」（16・2％）、「ナイフ」（10・8％）、「壁」「コンパス」「筆記用具」（各8・1％）、「剃刀」「爪」（各5・4％）などといった道具が用いられていた。また自傷する身体部位も多岐にわたり、「手首」が24・3％と最も多く、次いで「腕」21・6％、「手のひら」18・9％、「手指」16・2％、「足」10・8％、「耳」「頭」「爪」が各8・1％、「手甲」5・4％などが続いた。

5．自殺行動との相違

ウォルシュ[68]は、シュナイドマン[57]の自殺概念との対比により、自殺との相違を整理している。

（1）行為の意図

自殺行動では、意識活動の終結が意図されているが、自傷では、感情の解放や解離状態からの回復といった、意識状態の変化を目的としている。

（2）身体損傷の程度・致死性

自らを切ることによって自殺した者は、成人の自殺既遂者の1・4％、若年者では0・4％であり、いずれも頸部を切っており、上肢・下肢を切った者はいない。つまり自傷の身体損傷は、自殺行動のそれとは大きく異なる。

（3）方法の多様性

自傷患者のほとんどが複数の方法で自傷しているが、自殺行動ではこのような多様な方法による身体損傷はまれである。

(4) 心理的苦痛

心理学的剖検の知見によれば、自殺既遂者の心理的苦痛には、精神痛（psychache）[57]と呼ばれるような深刻で持続的な性質がある。一方、自傷における心理的苦痛は怒りなどの不快気分であり、間歇的に消長するのが特徴的である。

(5) 状況のコントロール

自殺を試みる者は救いも希望も見失い、もはや状況を自分でコントロールできないと感じている。一方、自傷する者は、たとえば切ることによって気分を変化させ、周囲の援助を引き出すなどして、状況をコントロールすることができる。

(6) 行為後の心理的影響

自殺を企図した者は、それに失敗した後、死ぬことができなかったことを自責し、気分の悪化が認められる。一方、自傷には、行為後に不快気分が軽減するという治療的機能がある。

(7) 中核的問題

自殺行動の中核には、二分法的思考と心理的視野狭窄があるが、[57]自傷では、身体に対する否定的な態度が特徴的である。

以上の点から自傷は自殺と区別されるが、しかし他方で、自傷は失敗した自殺企図ではないものの、自殺と密接に関係する行為であることを認識する必要もある。過去1回の自傷挿話が、将来の自殺のリスクを数百倍にまで高めるという報告があり、[50]自傷をくりかえすなかでエスカレートして制御困難に陥り、最終的には自殺の意図がなくとも死につながる場合があるという指摘もある。[10] ウォルシュとローゼン[67]は、自傷者は死ぬために自傷することは少ないが、自傷していないときには死の観念にとらわれていることがまれではなく、あるとき、いつもとは別の方法・手段で自殺を試みることがあると述べている。

Ⅳ．自傷研究の焦点――表層型／中等症自傷について

1．自傷の疫学

米国における自傷の出現率は、１９８３年には10万人あたり４００人、[52] １９８８年には10万人あたり７５０人、[9] １９９８年には10万人あたり1、０００人[13]と推定されていた。この推定によれば、米国では約15年間のうちに自傷は１５０％増加していることになる。また電話調査によれば、米国成人の４％（男性３％、女性４％）に自傷経験が認められた。[68] この結果は、自傷には性差がないという、多くの実証的研究[4、23、64、69]の知見と一致するものである。

対象を若年者に限定した場合、自傷経験はさらに高率となる。海外の高校生の13・９％、[56] 大学生の12％[11]に自傷経験が認められたという報告がある。一方わが国では、中学生の８・９％（男子８・３％、女子９・０％）[27]、中学校・高校生の男子で７・５％、女子で12・１％、[44] 女子高校生の14・３％、[70] 大学生の３・３％（男子３・１％、女子３・５％）[71]に自傷経験が認められた。なお一般中高生における自傷経験者では、著明な不安・抑うつ傾向[56]や低い自尊心[27]などの特徴が指摘されている。

また矯正施設入所者では、自傷経験を持つ者が多く（少年刑務所男子入所者の14・０％、[40] 少年鑑別所女子入所者の60・９％）[42]、自傷と反社会的行為との関係が推測される。

2．間接的な自己破壊的行動との関係

シメオンとファヴァッツァ[58]の自傷の定義からは除外されたものの、かつては自傷概念に含まれていた様々な自己破壊的行動がある。いずれも自傷と併発することが多い。ここでは、代表的な4つの間接的な自己破壊的行動について触れておきたい。

(1)　物質乱用・依存

物質乱用・依存は、メニンガー[45]によって慢性自殺と呼ばれ、パティソンとカハン[52]はこれを彼らのＤＳＨ概念に含めていた。現在は厳密な自傷概念からは除外されてはいるものの、それでも物質乱用・依存と自傷との関係を指摘する研究は多い[30,36,40,45,52,68]。ウォルシュ[68]は、重篤な自傷患者の77%に吸入剤乱用、58%に大麻乱用、42%にＬＳＤ乱用が認められたと報告している。わが国でも、自傷患者では覚せい剤や有機溶剤などの違法薬物使用歴が高率であることが明らかにされている[36,40]。このような自傷と物質乱用・依存との関係は、特定の人格傾向によらない直接的なものと考えられている。その証拠に、一般の中高生において、自傷の経験・程度は、飲酒・喫煙などの物質使用と密接に関係していることが明らかにされている[27,44,70]。

なおリネハン[32]は、自傷患者の13・4%は、自傷をする前にアルコールを摂取していることを指摘している。飲酒酩酊は、人為的な解離類似状態を惹起して衝動制御を困難とし、また疼痛閾値を上昇させるために、自傷しやすい状態を準備するという。

(2)　摂食障害

自傷患者に摂食障害が高率に合併することは、初期の自傷研究[55]の頃から指摘され、これもまた枚挙にいとまがない[7,10,30,36,41,46,53]。なかでもファヴァッツァ[10]らの報告が有名である。彼らは、女性の自傷患者の約半数に過去もしくは現在の摂食障害が認められることを明らかにし、パティソンとカ

ハンのDSH概念に摂食障害を加えて、自傷、物質乱用・依存、摂食障害をDSHの三主徴とした[52]（**表1**参照）。

自傷と関連する摂食障害の病型といえば、多衝動性過食症（multi-impulsive bulimia）[30]をはじめとする神経性大食症である。神経性大食症の臨床診断がなされていない場合でも、自傷患者には、評価尺度上の著明な過食傾向が認められる場合が多い[36,41]。なかでも自己誘発嘔吐が、解離減少作用という点で自傷と共通しているという指摘がある[24]。

他方で、神経性無食欲症との関係を指摘する研究もある。ヴァン・デア・コークら[65]は、不食は自傷行為と同じDSH行動とみなしうると述べ、ファヴァーロとサントナスターゾ[7]は、不食と自傷行為は、禁欲主義や自己不全感にもとづく自罰的行為として共通していると述べている。

おそらくは病型によらず、摂食障害は自傷と密接な関係があると考えるべきなのであろう。しかもその関係もまた、ガンダーソンとザナリーニ[21]が主張するようなBPDを媒介した関係ではなく、独自の直接的な関係であるとの見解がある。そのことは、女子高校生の調査[70]から、自傷と過食行動のあいだに、正常から病的水準までの連続的な関係が認められたことからも支持される。

(3)　過量服薬

自傷患者では過量服薬が多く、つねにその可能性を念頭においた慎重な投薬が必要であることが指摘されている[64]。自傷患者の57％に過量服薬の経験がある[8]、あるいは自傷患者の76・5％に過量服薬の経験があり、45・7％に過量服薬に対する医学的な治療の経験があるという報告がある[41]。

過量服薬をする自傷患者には、①比較的長期間の自傷歴、および、②過去に市販薬の過量服薬経験があり、さらに③著明な過食傾向という特徴があることが明らかにされている。[41] なかでも過食傾向のオッズ比が高く、特に自己誘発嘔吐は重要な変数であった。[37]

(4)　危険行動（risk-taking behavior）

自傷は、様々な危険行動とも関係がある。ウォルシュ[68]によれば、複数の方法で自傷をする若年患者のうち、94％が車やバイクで暴走するような身体的危険行動を、85％が深夜に1人で繁華街や治安の悪い地域を歩くような状況的危険行動を、41％が見知らぬ人と避妊せずにセックスするような性的危険行動を行っていたという。いずれもそれによって直ちに生命的危機に瀕するわけではないが、負傷、暴力被害、感染によって生命を脅かされる危険がある。なおこの調査の対象者は、平均15・8歳という低年齢にもかかわらず、平均8〜9人の性的パートナーとの性交渉経験があった。

3. 自傷と幼少期の養育環境の関係

自傷と幼少期の心的外傷体験との関係を疑う研究はない。ファヴァッツァら[10]の研究では、自傷患者の62％に幼少期の身体的・性的虐待が認められ、我々[36]の研究でも、女性自傷患者の61・8％に身体的虐待が、41・2％に性的虐待が認められた。自己破壊的行動全般と最も関係するのはネグレクトであるが、自傷に限れば身体的・性的虐待との関係が重要であるという報告、[66]また被虐待体験の種類・頻度が自傷の重症度に関係するという報告[19]がある。

虐待まではいかない不適切な養育環境も後年の自傷に影響する。自傷患者では、両親の別居や離婚、家族内における物質乱用・依存や自傷・自殺といった自己破壊的行動、親の精神障害、暴力場面を目撃した経験が広く認められる。[68] またリネハン[32]によれば、情緒的応答性の乏しい家族の態度も、子どもの不適切な感情表出を間歇強化し（「不認証的環境」）、後年の自己破壊的な衝動行為に関係するという。

だがその一方で、何らの心的外傷体験も家庭内の問題もない自傷患者もいる。ウォルシュ[68]は、90年代以降、そのような自傷患者が増えていると指摘し、これを「新世代の自傷者」と呼んでいる。彼によれば、この一群は、学業や職業上の適応は良好であり、心的外傷体験も家庭内の問題もない。その多くは、何らかの実生活上の困難を契機に、仲間やメディアの影響から自傷をはじめるという。この一群は、身体に対する否定的態度はなく、通常、自傷は一過性の現象であるという特徴を持ち、その転帰は良好である。

なお養育環境とは異なるが、幼少期の重篤な身体疾患やそれに伴う医学的治療歴、および身体的奇形の存在が後年の自傷に関係するという指摘がある。[55]

4．自傷と解離

「切っているときに痛みを感じない」「血を見て我に返り、『あ、生きている』と思ってホッとする」と述べる自傷患者は少なくない。こうした発言は、自傷が解離状態で行われていることを示している。事実、自傷と解離の関係を指摘する研究は数多く[31,33,36,41,63,65,67,72]、たとえばレヴェンクロン[31]は、自傷を解離性／非解離性と分類したうえで、前者を中核的かつ重篤な自傷であるとしている。また自傷を呈する解離性同一性障害の患者も少なくない。[54]

多くの研究が、自傷の持つ「反解離」効果を指摘している。ボーフスら[2]は、自傷患者の60％に痛覚低下が認められると述べ、さらに不快気分を体験した場合には、いっそうの痛覚低下がもたらされることを証明している。この知覚鈍麻の背景にあるのが解離症状である。スエモト[63]

によれば、不快気分によって惹起された解離状態は、怒りや恥の感覚などの不快気分を遠ざけ、感情爆発や希死念慮の高まりを回避する効果があるが、その一方で、解離状態の持続は、虚無感と死の感覚をもたらすという。その状態から回復するためには、自傷によってもたらされる、疼痛や鮮血の色のような知覚刺激が有効なのである。ちなみに、より多くの場所、多くの方法で自傷する者ほど、高度な解離傾向が認められる[42, 43]。

当然ながら、解離症状は心的外傷体験の存在を示唆する。事実、解離傾向が著しい自傷者ほど、若年から頻回に自傷をくりかえし、深刻な虐待を受けている場合が多い[33, 65, 72]。

5. 嗜癖としての自傷

自傷には嗜癖としての特徴もある。自傷患者の71%が、自傷を「嗜癖である」と感じており[7]、自傷患者の75〜85%は、心理的抵抗にもかかわらず自傷の制御に失敗した経験を持っていたという報告がある[39]。フェイエ[14]は、耐性上昇や離脱症状は明らかではないが、それによって一時的に不快感情から解放されるものの、最終的には自尊心の低下、恥の感覚、罪悪感、孤独感をもたらす点で、自傷と物質嗜癖には共通した特徴があると主張している。

確かに自傷は、自分の感情や重要他者をコントロールしようとしながら、かえってエスカレートしてしまう点でアルコール依存と似ている。その点に注目して我々は、アディクション・アプローチを用いた治療導入技法を提唱している[38]。

6. 自傷の伝染性

多くの臨床家が、自傷の「伝染」現象を経験していると思われる。精神科病棟、更生施設、

刑務所などの管理的環境では、自傷が流行しやすいことが指摘されている。[67,68]

ウォルシュとローゼン[67]によれば、自傷の連鎖的な勃発は、最初1人の自傷に別の者が共感的な反応をし、自傷を模倣するところからはじまるという。なかでも被虐待経験を持つ者は、仲間の自傷に共感しやすく、自傷によって結ばれた仲間意識は異様な高揚感をもたらして、仲間内における自傷に対する心理的抵抗感をさらに低下させる。やがて自傷の重症度が仲間内でのヒエラルキーを決定する雰囲気が生まれると、仲間同士が競いあい、そして強化しあうなかで、自傷はたちまち拡大してしまうのである。

わが国では、インターネット上には数多くの自傷関連ブログが存在し、そこに不適応感を抱く若者たちが集っているが、これが伝染現象を惹起する可能性が危惧される。

7．男性の自傷

性差はないといわれながらも、男性における自傷の臨床的特徴に関する研究は意外に少ない。[16,25,40]現存するわずかな研究はいずれも、矯正施設や触法精神障害者の専門治療施設などの司法関連施設を調査フィールドとし、男性の自傷と他害的暴力、自殺企図歴、違法薬物使用歴との関係を指摘している点で共通している。[16,25,40]

男性においては、自傷と幼少期の注意欠陥・多動性障害との関係を指摘する研究もある。[25]また女性と同様、男性の自傷は、身体的虐待の既往、過食、解離傾向とも関係している。[40]

8．自傷の生物学仮説

自傷の生物学的機序に関する仮説は、現在のところ4つに大別できる。

第一の仮説は、感情調節能力の生物学的脆弱性である。リネハン[32]は、衝動的なBPD患者では、生物学的水準での感情調節障害が存在し、遺伝子水準の先天的要因、あるいは子宮内環境や幼少期の環境要因が、中枢神経系の発達に影響を与えていると考えている。

第二の仮説は、辺縁系の機能障害である。ガーデナーとコウドリー[17]は、カルバマゼピンによって抑制される自傷が存在することに注目して、自傷は辺縁系の機能低下によるキンドリングによって生じるという仮説を提唱した。しかしファヴァッツァ[12]は、カルバマゼピンに反応する自傷はごく一部にすぎないと指摘し、この仮説の妥当性を疑問視している。

第三の仮説は、内因性オピオイド機能の障害である。反復性自傷がオピオイド拮抗薬であるナルトレキソンの投与によって改善するという報告[5]、あるいは、多くの自傷患者が痛みを感じない原因として内因性オピオイドの関与を指摘する研究[20]がある。しかし最近のレビュー[47]は、ナルトレキソン有効例は存在するものの、全体としての奏効率は低いと指摘している。

第四の仮説は、セロトニン機能の障害である。ロペス＝イボー[34]とマルコヴィッツ[35]は、自殺者や暴力犯罪者と同じように、習慣性自傷患者においても脳脊髄液中の5‐ＨＩＡＡが低値であることを指摘している。確かに、ＳＳＲＩに劇的に反応する自傷患者も一部存在することから、今後の発展が最も望まれる仮説といえるであろう。

9．自傷と身体改造

自傷患者のなかには、耳介全体、鼻翼、口唇などに多数のピアスをつけている者がまれではない。はたしてこれもまた自傷なのであろうか？　ウォルシュ[68]によれば、１９８０年代にはタトゥや身体ピアスを自傷と思う者は80～90％であったが、２０００年以降にはわずかに5～10

表3　自傷行為の評価（文献 58）

1	あらゆる様式の自傷行為歴についての質問
2	自殺念慮の有無を確認　（行為の結果として死を意図しているか）
3	自殺的／あるいは自殺的行動に対しての現在の関係性
4	今までの人生、そして最近の自傷行為の頻度（回数あるいは、1日に費やす時間）
5	他の医学的合併症あるいは介入の有無
6	行為に導かれる動機／感情的な状態／引き金
7	行為のあとの状態：直後、またその後の状態
8	自傷行為への衝動性の強さ
9	自身の行動の変化を求める強さ
10	抵抗（自身の行動をやめる努力）
11	コントロール（自身の行動を止めることの成功）
12	痛みの有無
13	行為の前や最中の物質使用
14	家族の自傷行為歴
15	自傷行為についての個人的治療歴（薬物療法、精神療法）

%であったという。自傷の基準が、時代によって変化することは否定できない。

それでも今日、身体改造（body modification）と自傷は、連続的なスペクトラムのなかで理解されており、[67]身体改造をする者には心理的な問題を持つ者が多いといわれている。[12] たとえば、十代の女性では身体ピアスやタトゥの程度が怒り特性尺度の得点と強い相関を示す、[3] またタトゥを入れている男子大学生では逮捕歴を持つ者が多く、女子大学生では違法薬物乱用や万引きの経験者が多い[6]などの報告がある。さらに女子高校生では自傷とピアスには密接な関係があり、[70] 少年鑑別所入所者で身体ピアスと自傷が併存する者では、高率な被虐待体験と重篤な抑うつ傾向が認められるという報告もある。[43]

多岐にわたるピアスやタトゥなどの身体改造の他に、何らかの直接的もしくは間接的な自己破壊的行動が併存している場合には、自傷と捉えた介入が必要である。[68]

Ｖ．おわりに

最後に評価方法、ならびに治療の現状について簡単に述べておきたい。まず評価に関しては、**表3**に掲げた項目に沿った評価が推奨されている。[58] また治療については、ＲＣＴ研究（ランダム化比較対照試験）の系統的レビュー[22]は、自傷に対して有効な心理社会的・身体医学的治療は存在しないことを指摘しているが、それでも海外では、弁証法的行動療法[32]を中心に据えた、統合的治療プログラムが実施されている。[67] いまや自傷は確実に治療対象となっているのである。

そうした意味でも、ＤＳＭにおいて、自傷に関するⅠ軸障害の診断カテゴリーがない状況はやはり奇妙というほかない。今後、研究が発展していくためにも、自傷が、臨床的関与の対象として、公式に認められる必要があるだろう。

〔追記〕

２０１０年4月に発表されたＤＳＭ-5ドラフトでは、「通常、幼児期、小児期、または青年期に初めて診断される障害」のなかに、「非自殺性自傷（Non-suicidal Self-Injury）」という診断カテゴリーが提案されている。これは自傷の研究と臨床にとっては大きな前進といえるであろう。

■文献

(1) American Psychiatric Association: DSM-IV-TR Diagnostic and Statistical Manual of Mental Disorders. Washington, D.C., 2001.

(2) Bohus, M., Limberger, M., Ebner, U. et al.: Pain perception during self-reported distress and calmness in patients with borderline personality disorder and self-mutilating behavior. Psychiatry Res., 95; 251–260, 2000.

(3) Carroll, L., Anderson, R.: Body piercing, tattooing, self-esteem, and body investment in adolescent girls. Adolescence, 37; 627–637, 2002.

(4) Clendenin, W.W., Murphy, G.E.: Wrist cutting. Arch. Gen. Psychiatry, 30; 202–207, 1971.

(5) Coid, J., Allolio, B., Rees, L.H.: Raised plasma metenkephalin in patients who habitually mutilate themselves. Lancet, Sep 3; 2（8349）; 545–546, 1983.

(6) Drew, D.R., Allison, C.K., Probst, J.R.: Behavioral and self-concept differences in tattooed and nontattooed college students. Psychological Reports, 86; 475–481, 2000.

(7) Favaro, A., Santonastaso, P.: Self-injurious behavior in anorexia nervosa. J. Nerv. Ment. Dis, 188; 537–542, 2000.

(8) Favazza, A., Simeon, D.: Self-mutilation. In:（eds.）, Hollander, E., Stein, D.J. Impulsivity and Aggression. John Wiley and Sons, Chichester, 1995.

(9) Favazza, A.R., Conterio, K.: Female habitual self-mutilators. Acta. Psychiatr. Scand., 79; 283–289, 1989.

(10) Favazza, A.R., Derosear, D.O., Conterio, K.: Self-mutilation and eating disorders. Suicide Life Threat. Behav., 19; 353–361, 1989.

(11) Favazza, A.R., Rosenthal, R.J.: Variety of pathological self-mutilation. Behavioral Neurology, 3; 77–85, 1990.

(12) Favazza, A.R.: Bodies Under Siege: Self-mutilation and body modification in culture and psychiatry. 2nd ed. The Johns Hopkins University Press, Baltimore, 1996.

(13) Favazza, A.R.: The coming the age of self-mutilation. J. Nerv. Ment. Dis., 186; 259–268, 1998.

(14) Faye, P.: Addictive characteristics of the behavior of self-mutilation. Journal of Psychosocial Nursing and Mental Health Services, 33; 36–39, 1995.

(15) Freud, S.: Totem and Taboo. W.W. Norton, New York, 1950. (Original work published in 1913)

(16) Fulwiler, C., Forbes, C., Santangelo, S.L. et al.: Self-mutilation and suicide attempt: distinguishing features in prisoners. J. Am. Acad. Psychiatry Law, 25; 69–77, 1997.

(17) Gardner, D.L., Cowdry, R.W.: Suicidal and parasuicidal behavior in borderline personality disorder. Psychiatric Clinics of North American, 8; 389–403, 1985.

(18) Graff, H., Mallin, K.R.: The syndrome of the wrist cutter. Am. J. Psychiatry, 146; 789–790, 1967.

(19) Gratz, K.L., Conrad, S.D., Roemer, L.: Risk factors for deliberate self-harm among college students. Am. J. Orthopsychiatry, 72; 128–140, 2002.

(20) Grossman, R., Siever, L.: Impulsive self-injurious behaviors neurobiology and psychopharmacology. In: (eds.), Simeon, D., Hollander, E. Self-injurious Behaviors, Washington, D.C., p.1–28, 2001.

(21) Gunderson, J.G., Zanarini, M.C.: Current overview of the borderline diagnosis. J. Clin. Psychiatry, 48

(Suppl); 5–14, 1987.
(22) Hawton, K., Arensman, E., Townsend, E. et al.: Deliberate self-harm: Systematic review of efficacy of psychosocial and pharmacological treatments in preventing repetition. British Medical Journal, 317; 441–447, 1998.
(23) Hawton, K., Harriss, L., Simkin, S. et al.: Self-cutting: Patient characteristics compared with self-poisoners. Suicide Life Threat. Behav., 34; 199–208, 2004.
(24) Heatherton, T.F., Baumeister, R.F.: Binge eating as escape from self-awareness. Psychol. Bull., 110; 86–108, 1991.
(25) Hillbrand, M., Krystal, J.H., Sharpe, K.S. et al.: Clinical predictors of self-mutilation in hospitalized forensic patients. J. Nerv. Ment. Dis., 182; 9–13, 1994.
(26) Hollander, E., Stein, D.J., DeCaria, C.M. et al.: Serotonergic sensitivity in borderline personality disorder: Preliminary findings. Am. J. Psychiatry, 151; 277–280, 1994.
(27) Izutsu, T., Shimotsu, S., Matsumoto, T. et al.: Deliberate self-harm and childhood histories of Attention-Deficit/Hyperactivity Disorder（ADHD）in junior high school students. European Child and Adolescent Psychiatry, 14: 1–5, 2006.
(28) 川谷大治（編）「自傷—リストカットを中心に」現代のエスプリ６、至文堂、東京、２００４。
(29) Kreitman, N., Philip, A.E., Greer, S. et al.: Parasuicide. Br. J. Psychiatry, 115; 746–747, 1969.
(30) Lacey, J.H., Evans, C.D.: The impulsivist: A multi-impulsive personality disorder. Br. J. Addict., 81; 641–649, 1986.
(31) Levenkron, S.: Cutting: Understanding and overcoming self-mutilation. W.W. Norton & Company,

Inc., New York, 1998.

(32) Linehan, M.M.: Cognitive-behavioral treatment of borderline personality disorder. Guilford Press, New York, 1993.

(33) Lipschitz, D.S., Kaplan, M.L. & Sorkenn, J.: Childhood abuse, adult assault, and dissociation. Compr. Psychiatry, 37; 261–266, 1996.

(34) Lopéz-Ibor, J.J., Saiz-Ruiz, J., de los Cobos, J.C.P.: Biological correlations of suicide and aggressivity in major depressions（with melancholia）: 5-Hydroxylindoleacetic acid and cortisol in cerebral spinal fluid, dexamethasone suppression test and therapeutic response to 5-hydroxytryptophan. Neuropsychiobiology, 14; 67–74, 1985.

(35) Markowitz, P.J.: Pharmacotherapy of impulsivity, aggression, and related disorders. In:（eds.）, Hollander, E., Stein, D. Impulsivity and Aggression, Wiley, New York, 1995.

(36) Matsumoto, T., Azekawa, T., Yamaguchi, A. et al.: Habitual self-mutilation in Japan. Psychiatry Clin. Neurosci., 58; 191–198, 2004.

(37) 松本俊彦、阿瀬川孝治、山口亜希子他「過量服薬を行う女性自傷患者の臨床的特徴　第２報―食行動異常との関連について―」精神医学、47：１０９３-１１０１、２００５。

(38) 松本俊彦、山口亜希子「嗜癖としての自傷行為」精神療法、31：３２９-３３２、２００５。

(39) 松本俊彦、山口亜希子「自傷行為の嗜癖性について―自記式質問票による自傷行為に関する調査―」精神科治療学、20：９３１-９３９、２００５。

(40) Matsumoto, T., Yamaguchi, A., Asami, T. et al.: Characteristics of self-cutters among male inmates: Association with bulimia and dissociation. Psychiatry Clin. Neurosci., 59; 319–326, 2005.

(41) 松本俊彦、山口亜希子、阿瀬川孝治他「過量服薬を行う女性自傷者の臨床的特徴：リスク予測に向けての自記式質問票による予備的調査」精神医学、47：735–743、2005。

(42) Matsumoto, T., Yamaguchi, A., Chiba, Y. et al.: Patterns of self-cutting: A preliminary study on differences in clinical implications between wrist-and arm-cutting using a Japanese juvenile detention center sample. Psychiatry Clin. Neurosci., 58; 377–382, 2004.

(43) Matsumoto, T., Yamaguchi, A., Chiba, Y. et al.: Self-burning versus self-cutting: Patterns and implications of self-mutilation; A preliminary study of differences between self-cutting and-burning in a Japanese juvenile detention center. Psychiatry Clin. Neurosci., 59; 62–69, 2005.

(44) Matsumoto, T., Imamura, F.: Self-injury in Japanese junior and senior high-school students: Prevalence and association with substance abuse. Psychiatry and Clinical Newrosciences, 62; 123–125, 2008.

(45) Menninger, K.A.: Man Against Himself. Harcourt Brace Jovanovich, New York, 1938.

(46) Mitchell, J.E., Boutacoff, L.I., Hatsukami, D. et al.: Laxative abuse as a variant of bulimia. J. Nerv. Ment. Dis., 174; 174–176, 1986.

(47) Modesto-Lowe, V., Van Kirk, J.: Clinical uses of naltrexone: A review of the evidence. Exp. Clin. Psychopharmacol., 10; 213–227, 2002.

(48) Morgan, H.G., Burn-Cox, C.J., Pottle, S. et al.: Deliberate self-harm: Clinical and socio-economic characteristics of 368 patients. Br. J. Psychiatry, 128; 361–368, 1976.

(49) 西園昌久、安岡誉「手首自傷症候群」臨床精神医学、8：1309–1315、1979。

(50) Owens, D., Horrocks, J., House, A.: Fatal and non-fatal repetition of self-harm: Systematic review. Br. J. Psychiatry, 181; 193–199, 2002.

(51) Pao, P.E.: The syndrome of delicate self-cutting. Br. J. Med. Psychol., 42; 195–206, 1969.

(52) Pattison, E.M., Kahan, J.: The deliberate self-harm syndrome. Am. J. Psychiatry, 140; 867–87, 1983.

(53) Paul, T., Schroeder, K., Dahme, B. et al.: Self-injurious behavior in women with eating disorders. Am. J. Psychiatry, 159; 408–411, 2002.

(54) Putnam, F.W.: Diagnosis and Treatment of Multiple Personality Disorder. Guilford Press, New York, 1989.

(55) Rosenthal, R.J., Rinzler, C., Walsh, R. et al.: Writs-cutting syndrome: The meaning of a gesture. Am. J. Psychiatry, 128; 1363–1368, 1972.

(56) Ross, S., Heath, N.: A study of the frequency of self-mutilation in a community sample of adolescents. Journal of Youth and Adolescence, 1; 67–77, 2002.

(57) Shneidman, E.S.: Suicide as psychache: A clinical approach to self-destructive behavior. Jason Aronson Inc., Lanham, 1993.

(58) Simeon, D., Favazza, A.R.: Chapter 1. Self-injurious behaviors. Phenomenology and assessment. In: (eds.), Simeon, D., Hollander, E. Self-injurious Behaviors: Assessment and Treatment, Washington, D.C., American Psychiatric Publishing, p.1–28, 2001.

(59) Simpson, M.A.: The phenomenology of self-mutilation in a general hospital setting. Can. Psychiatr. Assoc. J., 20; 429–434, 1975.

(60) Siomopoulos, V.: Repeating self-cutting: An impulse neurosis. Am. J. Psychotherapy, 28; 85–94, 1974.

(61) Stanley, D.J., Swann, C., Bowers, O. et al.: A comparison of clinical features in trichotillomania and obsessive-compulsive disorder. Behav. Res. Ther., 30; 39–44, 1992.

(62) Stein, D.J., Niehaus, J.H.: Chapter 2. Stereotypic self-injurious behaviors. Neurobiology and psychopharmacology. In: (eds.), Simeon, D., Hollander, E. Self-injurious Behaviors, American Psychiatric Publishing, Washington, D.C., p.1–28, 2001.

(63) Suyemoto, K.L.: The functions of self-mutilation. Clin. Psychol. Rev., 18; 531–554, 1998.

(64) Tantam, D., Whittaker, J.: Personality disorder and self-wounding. British Journal of Psychiatry, 161; 451–464, 1992.

(65) Van der Kolk, B.A., Perry, J.X., Herman, J.L.: Childhood origins of self-destructive behaviors. Am. J. Psychiatry, 148; 1665–1671, 1991.

(66) Van der Kolk, B.A., Saporta, J.: The biological response to psychic trauma: Mechanism and treatment of intrusion and numbing. Anxiety Res., 4; 199–212, 1991.

(67) Walsh, B.W., Rosen, P.M.: Self-mutilation. Guilford Press, New York, 1988.（松本俊彦、山口亜希子訳『自傷行為―実証的研究と治療指針―』金剛出版、東京、２００５。）

(68) Walsh, B.W.: Treating Self-injury: A practical guide. Guilford Press, New York, 2005.

(69) Weissman, M.M.: Wrist-cutting. Arch. Gen. Psychiatry, 32; 1166–1171, 1975.

(70) 山口亜希子、松本俊彦「女子高校生における自傷行為―喫煙・飲酒、ピアス、過食傾向との関係―」精神医学、47：５１５–５２２、２００５。

(71) 山口亜希子、松本俊彦、近藤智津恵他「大学生の自傷行為の経験率―自記式質問票による調査―」精神医学、46：４７３–４７９、２００４。

(72) Zlotonick, C., Shea, T., Recupero, P. et al.: Trauma, dissociation, impulsivity, and self-mutilation among substance abuse patients. Am. J. Orthopsychiatry, 67; 650–654, 1997.

第3章——自傷のアセスメント

I．なぜ自傷のアセスメントが重要なのか

「自傷を繰り返すようになったのは、それが役立つからであった。身体を切ると、しばらくは楽な気分になった。人生に怯えずにすんだ。私は自分の手に負えない混沌をひどく怖れていた……（中略）……混沌はつねに城壁を浸食し続ける。だから私は、城壁を補強するべく自傷したのだ。切ることで、過去と未来、自分と他人、混沌と明晰を分かつ線を引く。私は、まだこちら側にいるのだ、と自分を励ましながら、刃物で皮膚に境界線を引くのであった[2]」。

自傷は「心の痛み」への対処として行われる。しかし、その行動はあたかも何らかの感染がもたらす疼痛に対し、鎮痛剤だけを漫然と投与する治療とよく似ている。すなわち、鎮痛剤の投与により、疼痛は緩和され、生活障害が一時的に改善するかもしれないが、その反面、ただそれだけでは感染の拡大には全く効果がなく、かえって死をたぐり寄せてしまう可能性があ

る。自傷も同様である。だからこそ、「自傷は対処行動であるから放置してよい」という理屈は成り立たないのである。事実、自傷者の大半は「不快気分への対処として」自傷を行う一方で、実はその半数の者には別の方法による自殺企図歴がある。[14] また、女性自傷患者の19％が1年以内に、救急医療機関での治療を要する深刻な過量服薬におよび、[18] 22％が3年以内に、生命的危機に瀕する重篤な自殺企図におよぶ。[9] このことは、自傷は自殺企図ではないが、間違いなく自殺の危険因子であることを示している。

では、自傷を即刻止めさせ、原因に働きかける根治療法を行えばいいのかといえば、そうもいかない。自傷を止めたところで「心の痛み」が消えるわけではないし、将来における自殺の危険がなくなるわけでもない。根治療法をしようにも、そもそも苦痛の同定からして困難である。彼らは切ることによって、「何も起こらなかった」「何も傷つかなかった」と自分に信じ込ませており、自らの苦痛を自覚することができない。さらに厄介なことに、苦痛に無自覚なまま自傷を繰り返すうちに、それは習慣化・嗜癖化する。[16] したがって、苦痛が消失しても自傷だけが残るという事態も起こりうるし、自分を制御するために用いていた自傷に、いつしか自分が制御されているという事態も珍しくない。こうした現象はいずれも自傷に嗜癖としての側面があることを示している。

まとめれば、自傷とは、嗜癖と自殺のあいだに位置し、その両極のあいだをたえず揺れ動く行動ということができる。嗜癖であれば、トリガーの同定と代替的な対処スキルの修得を協働的に行っていくことがさしあたっての援助となろうが、同時に、たえず自殺の危険に目を光らせる用心深さが必要なのである。こうした評価を怠って漫然と自己満足的な面接を続けるのは、援助にも介入にもならないばかりか、自殺へのカウントダウンをいたずらに進めてしまいかねない。

まずは、自傷に大いに関心を持ち、支持的な雰囲気のなかで丁寧かつ詳細に情報を収集し、評価すること。ここから援助や介入がはじまるのである。

Ⅱ．自傷の様態・性状の評価

1．行為の意図・身体損傷の程度・非致死性の予測

あたりまえの話であるが、その自傷が、自殺の意図にもとづくものではなく、身体損傷が非致死的なものであることを確認しなければならない。自殺の意図から行われている場合、あるいは、意図にかかわらず、致死的な身体損傷を呈する場合には、自殺企図としての対応が求められる。また、仮に非致死的な損傷であっても、本人が「それで死ねる」と予測していたならば、自傷ではなく自殺企図と理解すべきである。

2．自傷の部位・方法

自傷の部位が「手首」なのか「腕」なのか、他の部位にも及んでいるのかを評価する。腕だけの自傷者は、自殺念慮の経験者が少ない代わりに、自傷頻度が高く、解離が重篤な傾向がある。他方で、手首だけの自傷者は、自傷頻度・解離傾向は低いが、自殺念慮の経験者、ならびに自殺の意図から自傷する者が多い傾向がある。さらに、手首と腕の両方を自傷する者は、自傷頻度、解離・抑うつの程度、自殺念慮の経験のいずれも高度な傾向がある。[14] なお、衣服で隠れる部位を自傷している場合に比べると、隠れない部位を自傷している場合の方が、自傷を制

御できなくなっている可能性が高い。[17]

いずれにしても、過去の自傷に際しての部位と方法の変遷を評価することが大切である。詳しく聴取してみると、刃物で切りはじめるはるか以前より、「ペンで手甲を突く」「瘡蓋《かさぶた》をむしる」「血が滲むほど皮膚を掻く」といった自傷をしていたという者は意外に多い。このように、自傷する身体部位が増えたり、自傷に用いる方法が増えたりするのは、自傷による「不快気分緩和効果」に耐性が生じ、同じ部位・方法では以前と同程度の効果が得にくくなっていることを意味する。[17] それゆえ、当初の自傷が持っていた新鮮な効果を再発見しようとして、まだ自傷していない場所を探したり、方法を変えてみるわけである。ちなみに、切る以外の方法として、火のついたタバコを押しつける、鋭利な物で刺す、壁や身体を殴る、壁に頭をぶつけるなどがよく用いられる。

また、自傷の種類は、自傷者が幼少期に受けた虐待被害や外傷体験の多様性と相関するという指摘もある。[17] さらに、自分の首を絞める、金槌で指を打ち砕く、胸に十文字の深い切創を作る、瀉血する、といった不可解でグロテスクな様式の自傷は、解離性同一性障害で見られることが少なくない。[4]

3. 自傷創の様態とその後の医学的処置

傷の大きさ・長さはもとより、傷の配置・形態にも注意を払う。複数の自傷創が整然と並んでいる場合には、自傷は制御できていると考えられるが、反対に、乱雑で汚い創がみられる場合には、自傷が制御できなくなっている可能性が高い。[17]

また、自傷後に消毒したり、医療機関で縫合などの処置を受けたりする行為は、いずれも

「確かに自傷をしてしまったが，それでも多少は自分を大切にしようとする行動」として賞賛すべき行動である。[17] 他方で，自傷後に創を放置し，感染の危険や創のケロイド状の瘢痕化を厭わない態度は，それ自体が「自傷的」なものであり，自暴自棄や自己嫌悪をうかがわせるものである。[1]

4．自傷に用いる道具

清潔なカミソリを用いたのか，刃こぼれのあるカッターを用いたのか，あるいは，不潔な釘や金属片を用いたのかを評価する。刃面が不整な道具，あるいは不潔な道具を用いるほど，衝動性と自己破壊的な意図が高い可能性がある。[17] また，爪で引っ掻く，内出血するほど身体を拳で叩くなどの道具を用いない自傷では，「道具を探す猶予もないほど」切羽詰まり，追いつめられた状態にあるかもしれない。

5．自傷を行った場所・時間帯

自傷を行う場所や時間帯に関する情報を収集することは，自傷衝動のトリガー同定や対処の方法を考えるうえで，非常に役立つ。また，他の人がいない場所，家族が不在もしくは寝静まった時間帯であるといった場合には，自傷という「秘密」を家族に知られたくないという意図が推測できる。こうした自傷者の場合には，苛酷な家庭環境に過剰適応し，自分が抱えている「怒り（しばしば家族に対する怒り）」に罪悪感を抱きやすいと同時に，周囲に対して強い不信感を持っていることがある。[18] 逆に，人の目に触れる状況で行う場合には，意思疎通・援助希求の意図があると考えられる。後者に比べ，前者では，治療関係の構築に時間と労力を要することが多い。

6．自傷に先行する感情・認知・状況

自傷の誘因となった感情・認知・状況に関する情報は、後に行うトリガー同定や対処スキル修得に有益なものである。また、トリガーを刺激するこうしたものを分析することで、自傷者がまだ語れていない外傷体験を推測することができる。

「切れ」もしくは「死ね」などといった命令性幻聴によって自傷がなされている場合には、統合失調症と決めつける前に、解離性同一性障害への罹患を疑ってみる必要がある。[4]

7．自傷に対する衝動と抵抗

自傷者が「切りたい」「切らなきゃ」と感じてから実際に自傷をするまでのあいだに、どの程度の時間を要したか、あるいは自傷衝動に抵抗するために何か別の行動や気持ちを紛らわす行為を行ったかを評価する。衝動の自覚から行為までの時間の短さは、自傷衝動の強さをモニタリングするのに、そして衝動に抵抗する努力は、自傷者本人がどの程度変化を求めているかを推測するのに有用である。[17]

8．自傷に際しての痛み・記憶・解離

自傷中に感じた痛みの有無、行為の記憶に関する情報は、解離の重症度評価に有用である。「自分が生きるためには自傷が必要」と思い込んでいる者ほど解離傾向が著明であるが、その一方で、[12]高度な解離ゆえに「痛みを感じない」自傷者にかぎって自殺念慮を抱いたことのある

者が多い、という皮肉な傾向がある。[11]

重篤な解離状態における自傷は致死的な結果を招くおそれがある。また、自傷とは別に、「飛び降り」「縊首」などの致死性の高い自殺行動が出現する危険もある。さらに、「痛みを感じる」自傷者の場合でも、「身体の痛み」を求めて自傷を繰り返すうちに、徐々に痛みに鈍くなり、自傷がより深刻な様態へとエスカレートするとともに、続発的に解離症状を呈するようになることも珍しくない。[4]

なお、解離と自傷との関係は複雑である。解離に拮抗するために自傷が行われる場合がある一方で、ときにそれとは反対に、自傷が解離を促進することもある。特に解離性同一性障害患者の自傷では、主人格と交代人格の関係性によって自傷と解離との関係も様々に変化する。[4]

9. 自傷に先行する物質摂取

アルコールやベンゾジアゼピン系の抗不安薬・睡眠導入剤は、その酩酊作用によって衝動性を亢進させ、自傷の誘因となることがある。これらの物質の影響下では、痛覚が鈍麻するため、通常よりも深刻な自傷となり、致死的な結果をもたらしやすい。[3]

10. 身体改造

自傷者の場合には、ピアッシングやタトゥといった身体改造を、ファッション目的ではなく、「痛み」を求めて行っている場合がある。[7] とりわけピアッサーを用いて自分でピアスの穴を空けたり、不潔な針で墨を入れる行動については、自傷と等価の、不快気分への対処行動として行われた可能性を検討するべきである。なお、自傷と身体改造を併発する者は、解離や抑うつが重篤であり、切る以外にも拳で壁を殴ったり、火のついたタバコを自分に押しつけるなど、多様な方法による自傷を行う者、ならびに、自殺企図歴を持つ者が多い。[15]

11．自傷後の感情の変化

自傷の多くは不快気分への対処であるから、「自傷してしまった」と援助者に報告する段階では、自傷者の精神状態はすでに落ちついていることが多い。しかし、報告時点において、「まだ切りたい」「いくら切っても足りない」と焦燥・興奮を呈している場合には、自傷の不快気分緩和効果の耐性が高まり、効果が消失している可能性が高い。[17] こうした場合には、自殺の危険が高く、薬物療法や入院などの精神医学的介入が考慮される必要がある。

12．自傷の告白と周囲の反応

家族などの重要他者に自傷したことを告白しているか、あるいは隠しているか。さらに重要他者はそれに対してどのような反応を示しているかを評価する。一般に、自傷の告白をする者の方が援助は容易である。その一方で、周囲に自傷を隠す者、また、治療場面で援助者に自傷創を見せてくれない者の場合には、人間に対する不信感が強く、治療関係構築にあたっては援助者の粘り強さが必要となる。なかには、自傷を知られることが、「知られてはいけない家族の秘密（親のアルコール問題や近親姦など）」の曝露に繋がると思い込み、必死に隠そうとする者もいる。[18]

自傷に対する重要他者の反応も評価する。重要他者が、本人に対して共感的な態度で反応しているか、自傷を演技的・操作的行動と認識し、対決的態度もしくは無視・否認で反応しているか。後者の場合、自傷がエスカレートしてしまう可能性が高い。

13. 自傷の嗜癖性に関する評価

典型的な場合、進行すると以下の悪性の嗜癖サイクル[16]に陥る。

(1) 不快感情の「トリガー」となる出来事
(2) 解離・感覚麻痺（あるいは、物質摂取による「化学的な」感覚麻痺）による対処
(3) 対処の失敗による感情的苦痛の増大と防衛破綻・パニック
(4)「切るべきか／切らざるべきか」という内的葛藤
(5) 瞬時の解決：決定↓自傷
(6) 一瞬の現実回帰と心的平衡感覚の回復
(7) 離脱時の抑うつ・後悔・罪悪感・焦燥感
(8) 不快感情から逃れるためにさらに自傷する

評価にあたっては、自傷者が上述のサイクルに到達しているかどうかを検討する。なお、進行した自傷者の場合には、トリガーに遭遇したとたん、一気に(2)〜(4)の中間的過程を飛び越えて自傷へと至る短絡経路が成立している場合もある。

Ⅲ．間接的に自分を傷つける行為の評価

自傷の評価を終えたら、併存する間接的に自分を傷つける行為（**表1**）についても評価する。自殺の危険には、自傷の性状や重症度よりも、併存する間接的な自己破壊的行動の方がはるかに大きな影響を及ぼす。[8,9]

1．物質乱用

自傷は、依存症水準から習慣的な飲酒・喫煙までのあらゆる物質摂取と関係がある。[10,12] 若年のアルコール依存者や薬物依存者には過去に自傷経験を持つ者が意外に多く、自傷が止まった後にアルコールや薬物を乱用するようになった者、あるいは、アルコール乱用に伴って自傷が再発した者と遭遇することは珍しいことではない。[6]

すでに述べたように、物質摂取が自傷の誘因となったり、致死的な自傷を招くことがある。筆者らの調査によれば、アルコール乱用傾向のある女性の自傷者は、治療経過における自殺行動が有意に高率であることが分かっている。[9]

2．食行動異常

女性の自傷者では摂食障害に罹患している者が多く、[10,19,20] 臨床的に診断がなされていない場合でも、多くの者が評価尺度上、病的な食行動異常を呈する。自傷は、不食、強迫的摂食、隠れ食い、自己誘発嘔吐、緩下剤使用など、あらゆるタイプの食行動異常と関係している。[20] また、物

表1　直接的および間接的な自己破壊的行動（文献17）

直接的に自分を傷つける行為	間接的に自分を傷つける行為
●**自殺企図**（例：過量服薬、縊死、高所からの飛び降り、銃の使用） ●**重大な自傷**（例：自分の眼球をくりぬく行為、自己去勢） ●**非定型な自傷**（例：顔面、目、性器、乳房への自傷、複数箇所の縫合処置を要する身体損傷） ●**一般的な自傷**（例：手首・腕・脚を切る、自分の身体を焼く・火で炙る、自分を殴打する、自分の皮膚を激しく擦る）	●**物質乱用** ・アルコール乱用 ・マリファナの使用 ・コカインの使用 ・吸入剤の使用（トルエン、ブタンガス） ・幻覚剤（MDMAなど）の使用 ・その他 ●**食行動異常** ・神経性無食欲症 ・神経性大食症 ・単純性肥満・むちゃ食い障害 ・緩下剤の使用 ●**危険行動** ・身体的危険行動（例：高い屋根の上や車が高速で行き交う道路を歩く） ・状況的危険行動（例：見知らぬ人と一緒に車に乗る、危険地域を1人で歩く） ・性的危険行動（例：見知らぬ人とセックスをする、コンドームを用いない性交） ・医師の許可なく、処方されている向精神薬を中断する ・処方されている向精神薬の乱用 ・市販薬（鎮痛薬・感冒薬など）の乱用

質乱用と同様、食行動異常もまた、縦断的な経過のなかで自傷と相互変換的もしくは相互促進的に消長する傾向がある。[6]

摂食障害症状の評価は、自傷者の自殺のリスク予測においてきわめて重要である。筆者らの調査では、大食症質問票（Bulimia Investigatory Test of Edinburgh：ＢＩＴＥ）得点がＤＳＭ-Ⅳ・神経性大食症診断のカットオフである25点を超える者――あるいは、週１回以上の自己誘発嘔吐をする者――は、過去に過量服薬による自殺企図経験を持つ者が多いことが分かっている。[13,5] また、ＢＩＴＥ25点以上の得点を示す者は、１年以内の深刻な過量服薬、[8] ならびに、３年以内の致死性の高い自殺企図におよぶ危険が高い。[9]

3．危険行動

自傷者のなかには、危険な性行動（援助交際や不特定多数とのセックスなど）をとる者が少なくない。その他にも、自動車やバイクの危険な運転や危険な地域を深夜に１人で歩くなどの危険行動をとる者もいる。[17]

Ⅳ．自傷者個人の生活史および現在の状況

1．自殺念慮と自殺企図に関する評価

自殺念慮を抱いたり、実際に自殺企図歴を持つ自傷者は多い。[10,14,13,7] したがって、過去および現在の自殺念慮を抱いた挿話、および、過去の自殺企図における手段・方法（過量服薬の場合には服薬した薬剤の種類・錠数も）の変遷に関しても情報収集をする必要がある。頻回の自殺企図

歴は近い将来の自殺の危険を示唆し、繰り返すたびに自殺の方法・手段がエスカレートしている者では、特に慎重な経過観察が必要である[1]。

2．被虐待歴・親のアルコール問題、いじめ被害歴の評価

自傷者には、身体的・性的・心理的虐待およびネグレクト、親のアルコール問題、いじめの被害の経験者が多い[7、9、10、13、14]。いずれも自傷のみならず自殺の危険因子である。特に女性自傷者の性被害体験には十分な注意が必要である。17歳未満における近親者からの性被害体験は1年以内の深刻な過量服薬の[7]、そして、18歳以降の近親者以外からの性被害体験は3年以内の重篤な自殺企図を予測する危険因子である[9]。

当然ながら、初回面接でいきなり被害体験を聴取することに抵抗感を抱く援助者もいるであろう。しかし筆者は、自らの被害体験を「いってはならないこと」「どうせ誰も信じてくれない」と思い込んできた自傷者に、「私はその問題を軽視していない」というメッセージを伝えることは、それだけでも治療的介入であると信じている。

3．家族の自己破壊的行動

親の自傷、自殺企図、物質乱用、拒食・過食・自己誘発嘔吐などの自己破壊的行動に曝露された体験は、子どもが将来自傷をするリスクを高める[18]。また、親の自殺は、将来の自殺行動を予測する強力な危険因子である。

4．現在の生活における支配／被支配の関係

様々な被害体験の既往があるからといって，それだけで自傷が生じるわけではない。むしろ，そうした外傷記憶を刺激・賦活する，「現在の困難」ゆえに生じることが多い。実際，自傷者の多くが，親，恋人，配偶者，友人といった，現在の重要他者から，暴力や暴言による被害，あるいは価値観の押しつけや束縛を受けており，にもかかわらず，低い自己評価ゆえに，そうした支配に抵抗も脱出もできないでいる。支配／被支配の関係に絡めとられていることは，それだけで自傷を促進する要因となる。[3]

V．自傷から目をそらさないこと

「自傷のような『枝葉末節』に関心を持たずに，もっと患者全体を診るべきではないか」。少し前の話であるが，学会で自傷に関する発表をするたびに，筆者は精神病理や心理療法に通暁したベテランからこうした忠告を受けることがあった。思い返せば17年前，筆者がまだ駆け出しの精神科医だった頃にも，同様の忠告を受けたものであった。

そう，当時，自傷は治療の対象ではなく，限界設定の対象であった。たった1回の自傷のために，一方的に治療中止や強制入院を申し渡される患者も少なくなかった。援助者が自傷に関心を持つことは，「演技的・操作的」行動に加担する行為と見なされ，傷の手当てはもとより，傷を丹念に観察することさえ戒める指導医がいたほどである。

しかしいまや援助者は，自傷創を仔細に観察し，自傷に関する質問を行うことが求められている。こうした丁寧な評価が自傷者自身の気づきを促し，問題解決に向けての動機を掘り起こ

すことに繋がる。そして、もしも自傷創を見せてもらえない場合には、援助者は、いかにしたら自傷者から信頼を得られるか、いかにしたら治療場面が「安心して自分を表現できる場所」になるのかを真剣に考えなければならない。

筆者は、自傷は断じて「枝葉末節」などではないと考えている。「自傷」という、患者全体から見れば局所的にすぎない現象であっても、その傷の裂け目から、自傷者が抱える人生の暗黒が見えてくることがある。現代の援助者は自傷のグロテスクな傷跡から目をそらしてはならないのである。

■文献

(1) Hawton, K., Rodham, K., Evans, E.: By Their Own Young Hand: Deliberate self-harm and suicidal ideas in adolescents. Jessica Kingsley Publisher, London, 2006.（松本俊彦、河西千秋監訳『自傷と自殺』金剛出版、東京、２００８。）

(2) Kettlewell, C.: Skin Game. Griffin Publishing, Williamstown, 2000.

(3) 松本俊彦「自傷行為の理解と対応」鍋田恭孝（編）『思春期臨床の考え方、すすめ方―新たなる視点、新たなるアプローチ』金剛出版、東京、２２９-２４６頁、２００７。

(4) 松本俊彦「解離をめぐる青年期症例の治療―解離性自傷患者の理解と対応―」精神科治療学、22：３１１-３１８、２００７。

(5) 松本俊彦、阿瀬川孝治、山口亜希子他「過量服薬を行う女性自傷患者の臨床的特徴　第2報―食行動異常との関連について―」精神医学、47：１０９３-１１０１、２００５。

(6) 松本俊彦『薬物依存の理解と援助—「故意に自分の健康を害する」症候群—』金剛出版、東京、２００５。
(7) 松本俊彦「自傷とボディ・モディフィケーション」精神科治療学、21：１２１４-１２４８、２００６。
(8) 松本俊彦、阿瀬川孝治、伊丹昭他「自傷患者の治療経過中における『故意に自分の健康を害する行為』：１年間の追跡調査によるリスク要因の分析」精神医学、48：１２０７-１２１６、２００６。
(9) 松本俊彦、阿瀬川孝治、伊丹昭他「自己切傷患者における致死的な『故意に自分を傷つける行為』のリスク要因：３年間の追跡調査」精神神経学雑誌、１１０：４７５-４８７、２００８。
(10) Matsumoto, T., Azekawa, T., Yamaguchi, A. et al.: Habitual self-mutilation in Japan. Psychiatry and Clinical Neurosciences, 58; 191–198, 2004.
(11) Matsumoto, T., Imamura, F., Katsumata, Y. et al.: Analgesia during self-cutting: Clinical implications and the association with suicidal ideation. Psychiatry and Clinical Neurosciences, 62: 526–532, 2008.
(12) 松本俊彦、山口亜希子「自傷行為の嗜癖性について—自記式質問票による自傷行為に関する調査—」精神科治療学、20：９３１-９３９、２００５。
(13) 松本俊彦、山口亜希子、阿瀬川孝治他「過量服薬を行う女性自傷患者の臨床的特徴：リスク予測に向けての自記式質問票による予備的調査」精神医学、47：７３５-７４３、２００５。
(14) Matsumoto, T., Yamaguchi, A., Chiba, Y. et al.: Patterns of self-cutting: A preliminary study on differences in clinical implications between wrist-and arm-cutting using a Japanese juvenile detention center sample. Psychiatry and Clinical Neurosciences, 58; 377–382, 2004.
(15) Matsumoto, T., Yamaguchi, A., Chiba, Y. et al.: Self-burning versus self-cutting: Patterns and implications of self-mutilation; A preliminary study of differences between self-cutting and-burning in a Japa-

nese juvenile detention center. Psychiatry and Clinical Neurosciences, 59; 62–69, 2005.

(16) Turner, V.J.: Secret Scars: Uncovering and understanding the addiction of self-injury. Center City, Hazelden, 2002.

(17) Walsh, B.W.: Treating Self-injury. Guilford Press, New York, 2005.（松本俊彦他訳『自傷行為治療ガイド』金剛出版、東京、２００７。）

(18) Walsh, B.W., Rosen, P. M.: Self-mutilation—Theory, Research, & Treatment—. Guilford Press, New York, 1988.（松本俊彦他訳『自傷行為—実証的研究と治療指針—』金剛出版、東京、２００５。）

(19) 山口亜希子、松本俊彦「女子高校生における自傷行為—喫煙・飲酒、ピアス、過食傾向との関係—」精神医学、47：５１５-５２２、２００５。

(20) 山口亜希子、松本俊彦「女子大学生における自傷行為と過食行動の関連」精神医学、48：６５９-６６７、２００６。

第4章 自傷と衝動――「切ること」と「キレること」

I. 自傷行為は衝動的行動なのか？

一般に自傷行為は衝動的行動の一つとして理解されている。何らかの契機によって強烈な感情が惹起され、内側から突き上げてくる衝動を御しきれずに自らの身体を傷つける。このような事態を説明するにあたって「衝動的」なる形容を用いることに異論がある者は、ほとんどいないだろう。

実際、自傷行為と衝動性との関連を指摘する研究は枚挙にいとまがない。早くも1970年代にはシオモポウロス[9]が、反復性の自傷行為を繰り返す患者に対して「衝動神経症」という診断名を与えている。ファヴァッツァ[1]によれば、反復性自傷者の78％が決意してから瞬時のうちに自傷行為の実行に至っており、71％の者が自傷行為を自分の意志では制御できない嗜癖行動であると認識していたという。またホートン[2]は、衝動性が自傷行為に与える影響は、うつ状態や不安の程度、あるいは自尊心の低さとは関係しない、直接的なものであることを明らかにしている。我々もまた、女性自傷患者では、評価尺度（Barratt Impulsiveness Scale, 11th version：ＢＩＳ－11）[8]上の衝動性が一般女子大学生における得点の2倍近い値（女性自傷患者72・6±11・6点 vs. 女子大学生39・3±13・6点）に達しており[10]、女性自傷患者の85％が心理的抵抗にもかかわらず自傷行為の抑制に失敗した経験があることを報告している[6]。

もちろん、全ての自傷行為が「衝動的」と形容できる病態とは限らない。ファヴァッツァは、文化から逸脱した病的な自傷行為を、「重症型自傷行為（major self-injury）」（精神病状態において幻覚・妄想の直接的影響下でなされる、重篤でグロテスクな自傷行為）、「常同型自傷行為（stereotypic self-injury）」（精神遅滞や自閉症性障害、脳器質性障害などで見られる単調で律動的な自傷行為）、「表層型／中等症自傷行為（superficial/moderate self-injury）」（心的ストレスによって生じる、身体表層に対する致死性の低い自傷行為）に分類しているが、この中等度／表層型自傷行為の下位類型の一つとして「衝動性自傷行為」というカテゴリーを設け、ここにはリストカットなどの自傷行為を含めている[5]。

なお、この衝動性自傷行為には、さらに二つの下位類型――「挿話性自傷行為（episodic self-injury）」と「反復性自傷行為（repetitive self-injury）」――がある。すなわち、心的ストレスに反応して機会的に自傷行為（挿話性自傷行為）を繰り返しているうちに次第に嗜癖性が高まり、自己制御が困難な病態（反復性自傷行為）を呈するようになるというのである。ファヴァッツァは、この反復性自傷行為を、境界性パーソナリティ障害とは独立した、「他のどこにも分類されない衝動制御の障害」（この診断カテゴリーには、間歇性爆発性障害、病的ギャンブリング、窃盗癖、放火癖、抜毛症が含まれる）という、れっきとしたＤＳＭのＩ軸障害として捉えるべきであると主張している。

それにしても、「衝動性」ほど、何となく分かるようでありながら、いざ説明しようとするとあまりにも漠然として抽象的な概念もない。その言葉が行動の予測不可能性を指しているのか、それとも、自己制御能力の欠如を指しているのか、いま一つ判然としない。こうしたなかで、ホートンらによる衝動性なる概念の説明はきわめて明快かつ実践的である。彼らは、衝動性とは、自傷者自身のパーソナリティ特性に帰するのではなく、抱えている苦悩や困難の大きさに比べ、彼らの手持ちの問題解決スキルが相対的に不足している事態として捉えている。このような視点からの援助は必然的に、単に自傷行為を禁止・制御することに終始するのではなく、彼らが抱えている苦悩・困難の根本的な軽減、ならびに新しい対処法の教授といった内容を備えたものとなるはずである。

Ⅱ．なぜ彼らは自分を傷つけるのか？

ところで、それがたとえ一時的なものであれ、本当に自傷行為は苦悩や困難を減じるのに有効なのであろうか？

元自傷者の作家ケトルウェル[3]は、自伝的小説『スキンゲーム』のなかで次のように語っている。

「自傷を繰り返すようになったのは、それが役立つからであった。身体を切ると、しばらくは楽な気分になった。人生に怯えずにすんだ。私は自分の手に負えない混沌をひどく怖れていたた……（中略）……混沌はつねに城壁を浸食し続ける。だから私は、城壁を補強するべく自傷したのだ。切ることで、過去と未来、自分と他人、混沌と明晰を分かつ線を引く。私は、まだこちら側にいるのだ、と自分を励ましながら、刃物で皮膚に境界線を引くのであった」。「……カミソリの刃で自分の身体を切ることを思いついたとき、それは私にとって、あくまでも前向きな行為だったのだ……（中略）……厚いナイフでバターを切るように、カミソリの刃が痛みもないままに、すっと皮膚を滑っていく。落雷のように鮮やかに、それまでの私の人生と、これからのそれとを決定的にすぱっと分断した。モヤモヤしたものがすべて、怒りの声や漠然とした不安や混乱や絶望がすべて、またたく間に消散し、その瞬間、わたしは確固とした、首尾一貫した、完全無欠な存在になった」。

　ここに掲げた記述は、自傷行為が持つ機能を見事に表現している。同じ趣旨のことをファヴァッツァは、「自殺は死への入り口であるが、自傷は『正気』への再入場口である」という言葉で表現している。あるいは、「自傷行為の治療効果はきわめて迅速に出現するものであり、耐え難い緊張や不安、さらには感覚が麻痺したような現実感喪失に苛まれている者も、自らの皮膚を切ることによって速やかに安堵することができる」とも述べている。実際、自傷患者はしばしばその行為について、「興奮の頂点を切開するようだ」「風船を破裂させるようだ」などといった形容をする者は少なくなく、「皮膚を切っている最中、彼らは、体内の緊張や悪しき感情を速やかに逃すための窓を作っている」という。以上の議論を踏まえてファヴァッツァは、「自傷者は、自分の期待通りに事が運ばない、他人に苦痛を与えてしまった、あるいは無能である、といった理由から、自らに怒りを感じていることが多いが、自らを傷つけることによって、彼らは怒りのはけ口を作っているのである」と結論している。

　ファヴァッツァは総じて自傷行為に肯定的である。「確かに自傷行為は、直接的に親や重要他者に怒りを向けるよりははるかに安全な感情表現の手段である。なぜなら彼らは復讐してくるかもしれないからである。施設に対する怒りの表現として、たった一人で自傷することは、新聞への投書、デモ行進、公開断食、人通りの多い通りでの焼死などに比べれば効果が乏しい。けれども、自傷行為もある種の活動であり、個人レベルでは忍耐や諦めよりは好ましいものといえる」。他の研究者でも同様の主張をしている者がいる。たとえばウォルシュ[11]は、「自殺は、耐え難い、逃れることのできない、果てしなく続く精神痛を抱える者に唯一残された問題解決策であるが、自傷行為は、間歇的・断続的な苦痛に対処するために、一時的に意識状態を変容させて生き延びる方法」と指摘している。

しかし、注意しなければならないのは、たとえ「生きるため」あるいは「生き延びるため」の自傷行為であったとしても、所詮は一時しのぎにすぎず、実は、繰り返されるたびにゆっくりと死をたぐり寄せている、という点である。我々の研究では、「生きるためには自傷行為が必要」と主張する患者ほど、解離傾向が重篤であることが明らかにされている[5]。そのような自傷者は、苛酷な事態に適応するために解離によって意識を苦痛から遠ざけ、さらに、解離から回復するために自傷行為がもたらす身体的疼痛や血液が持つ鮮やかな色彩刺激を必要としている。いいかえれば、自傷行為とは、「心の痛み」を「身体の痛み」で蓋をする――そう、「臭いものには蓋をしろ」と同じ理屈である――行為であり、彼らは皮膚を切り裂きながら、同時に「つらい出来事の記憶」や「つらい感情」を意識から切り離す作業を行っているのである。したがって当然ながら、蓋をされ切り離された「名無しの記憶・名無しの感情」が、あるとき強烈な自殺衝動となってほとばしり、意識に再回帰してくることがある。筆者の印象では、自傷を繰り返す若者たちがしばしば口にする、「消えたい」「いなくなりたい」という、消極的な自殺念慮はまさにそうした深刻な事態の兆候であるように思われる。
　こうした印象は実証的研究によっても裏づけられている。事実、コホート研究のメタ分析は、10代における自傷行為の経験は、10年後における自殺既遂による死亡リスクを数百倍に高めることを明らかにしている。[7]このことは、「身体の痛み」で「心の痛み」を抑えつけながら苛酷な状況に過剰適応していれば、やがてはその苦痛は「耐え難い、逃れることのできない、果てしなく続く」性質へと変化する危険があることを示している。
　だからこそ、我々援助者は、リストカットを繰り返す若者に頭ごなしの叱責や禁止はしない一方で、その自傷行為が持つ「鎮痛効果」の減衰状況をたえず評価し続けなくてはならないのである。そのためには、たとえば以下の点に注目すべきである。彼らが自傷を決意してから実行するまでの時間が短縮していないか、意図せず衣服で隠れない場所を傷つけてしまっていないか、自傷する身体部位や自傷に用いる手段・方法が加速度的に多様化していないか、さらに痛みは感じるのか、自傷に際しての記憶は保たれているのか。また、最も深刻な精神的苦痛に追い詰められたとき、人はナイフやカッターといった刃物を持つことさえできない、ということも念頭に置く必要がある。そのような事態に瀕した若者は、故意に壁に頭を叩きつけ、拳で壁を殴り、自らの腕に噛みつき、あるいは、血がにじむまで皮膚を激しく掻きむしるといった自傷方法を用いる傾向がある。[4]
　もちろん、それでもなお自傷行為を頭ごなしに禁止することには慎重でありたい。それよりも援助者に求められているのは、自傷行為の代わりとなる置換スキルを提案し、その実行を励ましていくことである。その際、衝動の強さは苦痛の強さに相関する、というホートンらの指摘を忘れるべきではないであろう。いいかえれば、我々は、彼らが現在抱えている苦痛のうち、介入によって変化させることのできる現実的問題は何かを探索しなければならないのだ。そして意外なことに、そのような苦痛の原因が、家族や恋人といった重要他者であることもめずらしくはない。援助者であることとさえある。善人面をした人物が自傷者を支配／被支配の力学に絡め取り、無意識のうちに被屈服感、恥辱感を体験させうることを、忘れてはならない。

Ⅲ．自傷者は「キレて」いるのか？

さて、本稿において筆者に与えられたテーマは「キレる」である。広辞苑第六版によれば、「キレる」とは、「我慢が限界に達し、理性的な対応ができなくなる」とある。果たして自傷者は、自傷におよぶその瞬間、「キレて」いるのだろうか？

一つはっきりいえることがある。筆者が経験したかぎりでは、自傷する若者たちの多くは、お笑い芸人の「キレキャラ」とは正反対のキャラとして社会生活を送っている。もしも彼らがそんな風に「キレキャラ」として生きることができたなら、そもそもそんな風に自らの身体を切る必要などなかったのではなかろうか？　実は、自傷を繰り返す若者の多くは、「キレる」ことができないのである。

むしろ彼らは、「キレる」ことを回避するために「切って」いると考えた方がよい。「キレる＝切れる」の語源がおそらくは「堪忍袋の緒が切れる」に由来する表現であることを考慮すれば、その言葉は、「切ることができる」という可能動詞ではなく、受動・自発の意味を持つ「切・られる」という助動詞の「ら抜き言葉」であると解釈されるべきである。だとすれば、周囲の挑発や加害に刺激・励起されて感情が爆発する事態こそが「キレる」と表現される行動といえる。

　ところが彼らは、そのような本来「キレて」しかるべき状況において、受動的な爆発をしないように、「切る」という能動的な行動によって自らを制御しているのである。すでに述べたように、彼らが切っているのは皮膚だけではなく、つらい記憶や感情をも意識から切り離しており、そうすることで「キレる」ことを回避している。もちろん、こうした自己制御には深刻な欠点がある。自傷行為は、その時点における自殺や暴力といった衝動的行動を一時的に回避する効果があるものの、長期的には皮肉なことに緩徐に死をたぐり寄せてしまう性質を持っているからである。

　さらに皮肉なのは、自傷行為をめぐる現実場面で「キレている」のは、自傷者本人ではなく、自傷者の周囲――家族や重要他者、あるいは援助者――であることの方がはるかに多い、ということであろう。自傷行為を制御できないことの無力を受け容れることができずに、周囲が力みすぎた結果、援助関係が支配／被支配の関係に絡め取られ、関係性が緊張に満ちたものとなってしまうことは確かにある。いささか穿った見方をすれば、それ自体が、自傷者が無意識的にしかけた罠なのかもしれない。なぜなら前出の作家ケトルウェルはこう綴っている。

「私はセラピストを転々と変えた……（中略）……通ってしばらくするうちに、私は決まって、いまにも殴られるのではないかと脅える人のように、叱責を浴びせられるのを待つようになっていたのだ。『君を診ていても時間の無駄なんだ』といってもらうのを期待していた。『本当の悩みを抱えている人のために、私はここにいるのだから』と」

　我々援助者は、自傷者がしかけるこうした周到な罠にはくれぐれも注意する必要がある。周囲からの激しい攻撃を引き出すことで、別の様式の自傷を準備している可能性があるかもしれないのだ。その意味でも、我々援助者は努めて「キレる」ことなく、彼らを追い詰めている苦痛を突き止めることに心を砕くべきなのであろう。

■文献

(1) Favazza, A.R.: Bodies Under Siege: Self-mutilation and body modification in culture and psychiatry. 2nd ed. Johns Hopkins University Press, 1996.（松本俊彦監訳『自傷の文化精神医学―包囲された身体』金剛出版、東京、２００９。）

(2) Hawton, K., Rodham, K., Evans, E.: By Their Own Young Hand: Deliberate self-harm and suicidal ideas in adolescents. Jessica Kingsley Publishers Ltd, London, 2006.（松本俊彦、河西千秋共監訳『自傷と自殺―思春期における予防と介入の手引き』金剛出版、東京、２００８。）

(3) Kettlewell, C.: Skin Game. Griffin Publishing, Williamstown, 2000.（佐竹史子訳『スキンゲーム』青山出版社、東京、２００１。）

(4) 松本俊彦、今村扶美「思春期における『故意に自分の健康を害する』行動と「消えたい」体験および自殺念慮との関係」精神医学、51：８６１-８７１、２００９。

(5) 松本俊彦、山口亜希子「自傷行為の嗜癖性について―自記式質問票による自傷行為に関する調査―」精神科治療学、20：９３１-９３９、２００５。

(6) 松本俊彦、山口亜希子、阿瀬川孝治他「過量服薬を行う女性自傷患者の臨床的特徴：リスク予測に向けての自記式質問票による予備的調査」精神医学、47：７３５-７４３、２００５。

(7) Owens, D., Horrocks, J., House, A.: Fatal and non-fatal repetition of self-harm: Systematic review. Br.

J. Psychiatry, 181; 193–199, 2002.
(8) Patton, J.H., Stanford, M.S., Barratt, E. S.: Factor structure of the Barratt impulsiveness scale. J. Clin. Psychol, 51; 768–774, 1995.
(9) Siomopoulos, V.: Repeating self-cutting: An impulse neurosis. Am. J. Psychotherapy, 28; 85–94, 1974.
(10) Someya, T., Sakado, K., Seki, T. et al.: The Japanese version of the Barratt Impulsiveness Scale, 11th version（BIS-11）: Its reliability and validity. Psychiatry Clin. Neurosci., 55; 111–114, 2001.
(11) Walsh, B.W.: Treating Self-injury. Guilford Press, New York, 2005.（松本俊彦他訳『自傷行為治療ガイド』金剛出版、東京、２００７。）

第5章――嗜癖としての自傷

I．自傷、物質依存、摂食障害の共通点

「もう自傷を止めたい」と訴えて受診するクライエントには、言葉とは裏腹に、その行動を止めることへの迷いがつねにある。これとよく似た迷いは、物質依存や摂食障害のクライエントにおいても認められる。いずれの場合も、「もはや自分ではその行動をコントロールできない」と助けを求めながら、他方ではまだ全面降伏をよしとせず、自分のパワーにしがみつきたい気持ちが強く残っている。厄介なのは、その気持ちが治療のある局面で不意に強く頭をもたげてくることである。すると、我々は不愉快なパワーゲームへと誘い込まれ、いたずらな消耗をしてしまうこともまれではない。

自傷、物質依存、摂食障害。ここからはじめよう。この三つの問題行動には、他にもいくつかの共通点がある。第一に、この三つが同時に併存することは非常に多く、「故意に自分の健

康を害する」症候群（deliberate self-harm syndrome：ＤＳＨ）[6]の三主徴（トリアス）を構成するといわれている。[2]第二に、いずれも虐待体験と関係があり、被虐待児がとりやすい誤った対処行動のトリアスとしても知られている。[10]そして最後に、嗜癖行動としての性質が共通している。物質依存はいうまでもないが、近年、摂食障害でも嗜癖行動として捉えた治療的アプローチが実践されている。[9]では、自傷行為はどうか。我々は、ファヴァッツァとコンテリオ[1]が指摘しているように、自傷行為もまた嗜癖であると考えている。

多くの自傷者が、「死ぬためではなく、生きるために自傷している」という。確かにそうかもしれない。自傷者が、抑うつ、怒り、自責、無力感という不快気分や解離状態から回復するために自傷をすることは、これまでも海外ではいわれてきたことである。[8]しかし、このような「気分を変えるため」の自傷には、あたかも依存性薬物のような「耐性」の獲得がある。つまり、当初は週に1回自傷すれば不快気分に対処できているものの、くりかえすうちに効果が薄れ、3日に1回、毎日、日に数回と徐々に頻度をあげて自傷しなければならなくなる。腕だけでは、傷つける場所が足らなくなることもまれではない。

その一方で、覚せい剤のような「逆耐性」[7]ともいうべき現象もある。自傷による対処をくりかえすうちに、皮肉なことに、これまでは我慢できていたささいなことにも不快気分が生じたり、解離したりするようになってしまう。つまり、かえってストレスに対して過敏・脆弱になってしまうのである。これは、以下の現象となぞらえると理解しやすいかもしれない。最初は手術後の疼痛に耐えるために鎮痛剤を必要とした者が、やがてちょっとした頭痛や寝起きの頭重感にも鎮痛剤を必要とするようになり、ついには、いつも身体のどこかが痛いといわんばかりにあれこれ理由をつけて薬を飲んでいる鎮痛剤依存者の姿である。痛む場所が「からだ」か

1．絶望の体験　　最初の自傷行為
2．自分をコントロールするための自傷
3．自傷の効果が減弱　　最初の医療受診（事例化）
4．周囲をコントロールするための自傷
5．自分も周囲もコントロールできなくなって自殺企図　　本格的な治療開始

図1　自傷の嗜癖化過程

「こころ」かの違いこそあるが、よく似ている。だから、自傷者はいつしか、「友人の態度がそっけなかった」だけでも、自傷しないではいられなくなってしまうのである。

Ⅱ．自分と周囲をコントロールするための自傷

筆者は、自傷者との初回面接において、**図1**のような自傷の嗜癖化過程を説明することにしている。典型的な自傷行為には自殺の意図はないが、我々の観察によれば、彼らにとっての人生最初の自傷には多少とも自殺の意図があるものである。多くは、家庭において養育者からの虐待やディスコミュニケーションを体験している子どもが（自傷者では虐待経験をもつ者が多い[3]）、学校でもいじめや孤立を体験したときに起こる。彼らは、内的な緊張が極限まで膨れあがった状況で、真剣に「死のう」と決意するのである。そして、カッターで皮膚表面を浅く切ったり、コンパスやシャープペンシルの先端で手の甲をついたりする。いずれにしても、周囲から見れば、思わず笑ってしまいそうなほどささいな自傷だが、本人は真剣である。もちろん、それで死ぬことはないが、この最初の自傷によって、破裂寸前まで膨れあがった内的な緊張が瞬時にして霧散し、不快な気分がリセットされるのである。この体験を通じて、彼らは、自傷によって自分の感情をコント

ロールできることを発見する。これが「自分をコントロールするための自傷」の契機となる。

虐待を体験している子どもは、人を信じないし助けを求めない。予測不能な虐待やいじめに翻弄されてきた者ほど、自分で自分をコントロールすることに固執する。その結果、彼らは自分の内に生じた不快気分を、誰の助けも借りずに解決するために、人目を盗んで「自分をコントロールするための自傷」をくりかえす。すでに述べたように、自傷は耐性を獲得し、より頻回に、より深く切らねば当初の心理的効果を得られなくなり、否応なしにエスカレートしていく。最終的に、自傷は自分の感情をコントロールする力を失い、「切ってもつらいが、切らなきゃなおつらい」という状態になってしまうだろう。やがて血のついたティッシュが家族の目に触れると、彼らの秘密は露呈し、家の中は騒然とする。この段階で精神科受診となることが多い。

ここで次の段階に入る。これまで家の中で無視されていた彼らは、自傷行為が発見されることによって、家族内でのパワーを手に入れるのである。自傷は、家族や医療機関のスタッフの注目を集め、彼らを一喜一憂させることができる。家族はこれまで気づかなかったことを自責して、本人に対して腫れ物に触るように接し、自傷されるたびに、訳の分からない罪悪感を抱かされる。この罪悪感のせいで、親はますます自傷による操作を受けやすくなる。そして、いつしか子どもは、家族内政治の底辺から一気に頂点に君臨するという下克上を実現してしまう。自傷はもはや自分をコントロールするパワーを失っているが、周囲を操作することはできるのである。この自己効力感の確認は、本人の危機的な自己評価を一時的に改善し、いくばくかの一時的な抗うつ効果があろう。彼らは「周囲をコントロールするための自傷」に耽溺し、文字通り「酔う」のである。治療開始後に、むしろ自傷行為が一過性に悪化することが多いのは、こうしたことも一因となっている。

しかし、自傷との蜜月は長く続かない。自傷がくりかえされるなかで、ふりまわされて疲れ果てた家族は、次第に本人に対して冷淡になっていく。「死ぬ気もないくせに」「自分で切ったんだから、一人で病院に行きなさい」。こうした辛辣な言葉もまれではない。治療者も診察室で苦言を述べることが多くなり、当初の支持的なスタンスは「転院」「入院」「限界設定」などの言葉をちらつかせながら、次第に苛々した態度に変化していく。

この時点では、自傷は完全にパワーを失っている。不快気分の解消もできず、周囲を動かすこともできない。このときには彼らを襲う虚無感、絶望感は、最初の自傷の時のものと同じくらい大きい。ここで、彼らは――多くの場合、大量服薬で――自殺企図をする。しかし、治療的な観点からいえば、この自殺企図は無意味なものではない。もしも幸運にも生き延びたならば、本格的な治療へと導入する好機だからである。「もはや自分は自傷に頼って生きていくことはできない」という認識が、いわゆる「底つき体験」をもたらす。

Ⅲ．自傷者とパワーゲームをしないためには

我々が治療の最初に自傷の嗜癖化過程について説明するのは、この「底つき体験」を治療の転機として確実に生かすためである。自傷を嗜癖と捉えるとき、我々は、アルコール依存症に代表されるような嗜癖者の心性になぞらえて、自傷者を理解することができる。つまり、嗜癖者は、「枠があると安定する」統合失調症とは異なり、「枠があると、その壁を叩いてその強度を確認したくなる」人々である。「右に行け」と言われると、「左」に進みたくなる。そこで、

嗜癖化過程を図示しながら、「普通はこのようなプロセスを辿ることが多くて、あなたはいまこのあたりにいるけれど、このまま自傷を続けているとこんな風になる可能性があって心配だ。まあ、あなたは違うのかもしれないけれど」と伝えるのである。「自傷を止めなさい」というのではなく、ただ予測するのである。「止めなさい」といえば、いたずらなパワーゲームに陥る可能性がある（「自分の身体を傷つけてどこが悪いの？」などという不毛な議論をする羽目になりかねない）。実は、このような予測は、嗜癖化の進行を抑える逆説的な効果があるし、警戒心を高めることで、自殺企図まで行く前の段階で、主観的な「底つき」感を体験させる（＝「底上げ」をする）可能性があり、うまくすればここから主体的な治療意欲を引きだせるかもしれない。

自傷者の前で、自傷行為の意義を全面的に否定しないことも重要である。それは彼らのパワー、いまや風前の灯火となった自己効力感を踏みにじることになり、かえって彼らをむきにさせてしまう。むしろ、彼らの自己治療への試み、受診・来談の努力をねぎらいたい。そのうえで上述の嗜癖化過程を説明し、それが本人の腑に落ちれば、「このまま生涯続けるわけにはいかなそうだね」と投げかけてみる。なお、自傷がくりかえされている状況のまま、安易に薬物療法や特殊な精神療法に導入すべきではない。断酒できていないアルコール依存症とうつ病の合併患者に薬物療法や洞察的な精神療法を行うのと同じで、百害あって一利ない場合も少なくない。我々は、「自傷して自分で『うつ』を中途半端に治療していると、あなたの病状の全てが見えないから薬の処方がしにくいなあ」「自傷は心に『蓋』をして言葉を殺しちゃうから、カウンセリングは難しいなあ」と述べ、当面は自傷を止めることに治療の焦点を絞るようにしている。まずは嗜癖行動を止める。これは嗜癖臨床の原則である。

物質依存にしろ、摂食障害にしろ、多少ともそこに当事者の意志が存在する以上、治療者の「行動をコントロールしたい」という意志と衝突することは避けがたい。だからこそ、これらの問題行動はややもするとエスカレートして、嗜癖的なパワーゲームの泥沼に陥りやすい。そこには医原性の要素もある。これを回避するためには、「嗜癖」という作業仮説にもとづいた、「動機付け面接」的な介入が必要とされる。なお、私見ではあるが、このアプローチは、多くの方法で多くの身体部位を自傷する者、[5] 手首よりも前腕を切る者、[4] 解離症状が背景にある者で、特にうまく治療に乗る手応えを感じることが多い。

もちろん、自傷行為が嗜癖であるかどうか、本当のところは分からない。しかし、我々は、自傷を嗜癖と捉える視点は、治療導入をスムーズにする戦略的仮説として有用であると考えている。

■文献

(1) Favazza, A.R., Conterio, K.: Female habitual self-mutilators. Acta. Psychiatr. Scand., 79; 283–289, 1989.
(2) Favazza, A.R., Derosear, D.O., Conterio, K.: Self-mutilation and eating disorders. Suicide Life Threat. Behav., 19; 353–361, 1989.
(3) Matsumoto, T., Azekawa, T., Yamaguchi, A. et al.: Habitual self-mutilation in Japan. Psychiatry and clinical neurosciences, 58; 191–198, 2004.
(4) Matsumoto, T., Yamaguchi, A., Chiba, Y. et al.: Patterns of self-cutting: A preliminary study on differences in clinical implications between wrist-and arm-cutting using a Japanese juvenile detention

center sample. Psychiatry Clin. Neurosci., 58; 377–382, 2004.
(5) Matsumoto, T., Yamaguchi, A., Chiba, Y. et al.: Self-burning vs. self-cutting: Patterns and implications of self-mutilation: A preliminary study of differences between self-cutting and-burning in a Japanese juvenile detention center. Psychiatry Clin. Neurosci, 59; 62–69, 2005.
(6) Pattison, E.M., Kahan, J.: The deliberate self-Harm syndrome. Am. J. Psychiatry, 140; 867–872, 1983.
(7) 佐藤光源、秋山一文、中島豊爾「慢性覚醒剤中毒の幻覚妄想状態にみられる逆耐性現象と抗精神病薬の再燃予防効果」精神医学、24：１３３３–１３４０、１９８２。
(8) Suyemoto, K.L.: The functions of self-mutilation. Clinical Psychology Review, 18; 531–554, 1998.
(9) 鈴木健二「X．摂食障害の仮説嗜癖モデル」石郷岡純（編）『精神疾患１００の仮説 改訂版』星和書店、東京、３５８–３６０頁、２００４。
(10) Van der Kolk, B.A., Perry, C., Herman, J.L.: Childhood origins of self-destructive behavior. Am. J. Psychiatry, 148; 1165–1671, 1991.

第6章 自傷と自殺
——リストカッターたちの自殺予防のために

I. リストカッター「南条あや」の死

2000年頃から、精神科外来ではリストカットを繰り返す女性患者が急激に目立つようになった。筆者は、そうした患者たちから何度となく、「先生は、南条あやの『卒業式まで死にません』[15]を読みましたか？」と質問されたものである。当時、自傷患者のあいだで南条あやはカリスマ的存在となっていて、数多くの追随者・模倣者を生み出していた。

『南条あや（本名：鈴木純）』は、両親の離婚や学校での苛酷ないじめといった状況のなかで、中学1年頃よりリストカットを繰り返すようになった。もっとも、彼女の問題はリストカットだけではなかったように思われる。遺稿集[15]を読むと、彼女は時々、ヨーグルトやゼリーしか口にしない、という極端なダイエットも繰り返しており、摂食障害への罹患も疑われる。

ともあれ、数年間に及ぶ自傷行為の果てに、彼女は高校3年時には精神科での入院治療も受けた。そのようななかで自らの精神科医療利用体験を綴った日記がネット上に公開されると、彼女はたちまち「メンヘル系ライター」として注目を集めるようになった。『卒業式まで死にません』は、それらの日記をまとめた遺稿集にあたる。

彼女は、1999年3月30日――高校の卒業式の20日後――に死亡した。その日の午後、彼女は1人でカラオケボックスに入店し、大量の向精神薬を服用して昏睡状態に陥り、そのまま帰らぬ人となったという。享年18歳であった。ただし、彼女が服用した向精神薬の量は致死量に満たず、かねてより頻回のリストカットや献血（これも「瀉血」という一種の自傷か）による慢性貧血の状態にあり、また、死後の解剖において心臓弁膜に異常が見出されたことから、死因は「推定自殺」と曖昧に濁されている。

『南条あや』という存在は、彼女の信奉者だけでなく、精神科医療関係者にも無視できない影響を与えたように思う。彼女の日記には、処方薬の飲み心地をソムリエのように批評したり、気軽に過量服薬したりするありさまが描かれているが、初めてそれを読んだとき、筆者は、現代精神科医療の暗部を拡大鏡で見せつけられた気がして慄然としたのを覚えている。当時すでにわが国では、精神科クリニックの急増に伴って過量服薬によって救急搬送される患者の増加が問題となり始めていた。「うつ病はこころの風邪、早めに精神科へ」などといった口当たりのよい啓発の副作用かもしれなかった。

その結果、彼女の死と前後して、巷には「リストカット患者はお断り」と、自傷患者を断る精神科クリニックが出現するようになった。無理もない話である。処方薬を乱用し、インターネット上でリストカットした血まみれの腕の写真や主治医の発言を公開する患者など、確かに煩わしいことこの上ない。それでいて、まともに治療をしようと思えば長い診察時間が必要となり、現行の診療報酬制度下ではあまりにも効率が悪すぎる。

とはいえ、現実に南条あやが死亡している以上、リストカッターたちが死なないという保証などどこにもないのである。いいかえれば、「リストカットじゃ死なない」といえたとしても、「リストカットする奴は死なない」とはいえない。その意味では、自殺予防の観点では、「リストカッターお断り」として援助の埒外に弾き出して済まされる問題ではないのである。

本稿では、こうした「リストカッター」たちの自殺について考えてみたい。

Ⅱ．なぜ彼らはリストカットを繰り返すのか？

1．自傷と自殺の違い

まずはここから始めよう。自殺とは、致死的な目的から、致死性の予測をもって、現実に致死性の高い損傷を自らの身体に加えることを指すが、一方、自傷とは、自殺以外の目的から、非致死性の予測をもって、故意に非致死的な損傷を自らの身体に加える行為とされている。[21] ここでいう「自殺以外の目的」とは、たとえば、周囲に対する何らかの意思伝達の意図であったり、解離症状を軽減するためであったりするが、なかでも最も多い自傷の理由が、怒りや緊張などの不快感情への対処である。[13] つまり、自傷とは、誰の助けも借りずに苦痛を緩和する孤独な対処方法であり、意図の点で自殺とは峻別されるべき行動である。

ウォルシュとローゼン[21]は、シュナイドマン[19]の自殺に関するメタ心理学的知見を踏まえて、自殺と自傷の差異を明らかにしている（**表1**）。シュナイドマンによれば、自殺とは、耐えがたく、逃れられない、果てしなく続く精神的苦痛のなかで、唯一自分に残された「脱出口」であ

表1　メタ心理学的視点に基づく自傷と自殺の違い（文献21より引用）

特徴	自　殺	自　傷
苦痛	耐えられない，逃れられない，果てしなく続く痛み	間歇的・断続的な苦痛
目的	唯一の最終的な解決策	一時的な解決策
目標	意識の終焉	意識の変化
感情	絶望感　無力感	疎外感

るという。すなわち、自殺を考える者は、もはや自力ではどうにも状況を変えることができないという絶望感と無力感のなかで、「楽になるには、一切の意識活動を終焉させるしかない」と確信する心理的視野狭窄の状態に陥り、自らを傷つけるわけである。

一方、自傷とは、苦痛を一時的に緩和する試みである。すなわち、自傷者の苦痛は間歇的・断続的な性質のものであり、そのような不快な意識状態を短期間だけ変化させ、混乱した意識状態を再統合するために自らを傷つける。もちろん、本来であれば、間歇的な苦痛の原因（たとえば、虐待やいじめ）を取り除くことこそが根本的かつ建設的な解決策であるのはいうまでもないが、虐待やいじめの加害者が到底かなわないほど強大な相手であったり、加害者に制止を要請してかえって深刻な事態に陥った経験を持つ者もいよう。そのような場合、次善の策としてとられるのが、苦痛を体験する自らの意識状態を変容させることで困難な状況に適応する、という方法である。

その生理学的メカニズムには不明な点も多いが、自傷者の場合、自傷がもたらす「身体の痛み」には「心の痛み」を一時的に抑えるという不思議な鎮痛効果があることが知られている。[18] 事実、習慣性自傷者では、自傷直後には脳内モルヒネ様物質であるエンケファリン代謝産物の血中濃度が上昇しているという報告[4]があり、このことが、自傷の「心の痛み」に対する鎮痛効果と関係している可能性がある。その意味では、自傷とは、「心の痛み」を一時的に鎮めるために、自傷という方法で自らに「身体の痛み」を与える方法といえるかもしれない。あるいは、こういいかえてもよい。自傷とは、「死にたいくらいつらい状況」を「生き延びるために」行われる行動なのである、と。

自傷者の多くは、こうした、自傷がもたらす鎮痛効果を偶然に、あるいは、自殺企図の失敗や他の自傷者の模倣を通じて発見し、以後その行動をまるでお守りのように携えて生きることとなる。ある17歳の女性患者は、かつて筆者に次のように語った。

「父はいわゆる仕事人間でほとんど家におらず、母は新興宗教に熱中していた。だから、学校でのいじめのことも話せなかった。それで、小学校5年のときに『もう死のう』と思って初めてリストカットをした。もちろん、死にはしなかったけど、気持ちがすごく楽になった。誰も私を助けてくれないけど、『これ』さえあれば生きていけると思った」。

2. 自傷アディクションという死への迂回路化

自傷がもたらす「心の痛み」に対する鎮痛効果は、きわめて速やかに発現する。苛酷な状況を根本的・建設的な方法で変化させるよりも、圧倒的に簡単で迅速な困難の解決をはかることができるので、またたく間に手放せない行動となってしまう。

しかしその一方で、自傷には反復される過程で耐性を生じやすいという欠点もある。繰り返すほどに主観的な疼痛閾値は上昇し、当初と同じ切り方では「心の痛み」を鎮めるのに不足するようになり、また、鎮痛効果の持続時間が短くなってしまうのである。そのため、何回も自分を傷つけたり、より深く切ったりしなければ、かつてと同じ効果が得られなくなってしまうのである。ときには、手首や腕だけで足りなくなり、他の身体部位を切ったり、あるいは、切るだけではなく、頭を壁に打ちつけたり、火のついたタバコを皮膚に押しつけたりする者もいる。

さらに困ったことに、自傷を繰り返すうちに以前よりもストレスに対して脆弱になってしまうという変化も見られる。以前だったら気にもとめなかったささいな出来事にも「身体の痛み」が必要となるわけである。このため、最終的には、いくら切っても「心の痛み」を埋め合わせるのに追いつかない状態――「切ってもつらいが、切らなきゃなおつらい」という状態――に陥ってしまうのである。これは自傷のアディクション化である。

ファヴァッツァ[5]は、この自傷のアディクション状態のことを「反復性自傷症候群（repetitive self-mutilation syndrome）」と呼んでいる。自傷によって自分をコントロールしているつもりが、いつしか自分が自傷にコントロールされてしまう事態である。ファヴァッツァによれば、この段階に到達した自傷者は、もはや禁止や叱責によってはその行動をコントロールできない状態にあり、その行動自体を治療の対象とする必要があるという。反復性自傷に至った者の生き方は、次第に自暴自棄的ともいいうる独特なすさみ方を呈する。たとえば、自虐的に自らを「リストカッター」などと呼ぶなど、否定的自己同一性を確立する。あるいは、自傷した際に出た血液で絵を描いたり、自傷創の写真をインターネット上に掲載したりするなど、一見グロテスクとも思える行動をとることも少なくない。こうした行動は、援助者側の陰性感情を刺激し、彼らの苦痛を過小視させてしまう。

一般に反復性自傷者は、「生き延びるために」自傷を繰り返しながら日々をすごすうちに、皮肉にも以前よりも自殺念慮を強めている傾向がある。実際、彼らはしばしば、「消えてしまいたい」「いなくなりたい」といった消極的な自殺念慮ともとれる言葉を口にする。もっと直截に「死にたい」という言葉を漏らすことも稀ではない。そしてあるとき、ふだん自傷に用いているのとは別の方法で自殺企図に及ぶことがある。

要するに、苛酷な現在を生き延びるためのこのアディクション行動は、死への迂回路でもあるのである。現在の死を回避するのに役立つかもしれないが、未解決の問題はそのまま残り、緩徐に未来の死をたぐり寄せている可能性がある。

Ⅲ. 自殺リスクの高いリストカッターの特徴

1. 自傷患者の3年間の追跡調査から

すでに述べたように、自傷と自殺とは峻別されるべきであるが、オーウェンズら[16]のメタ分析は、10代における1回以上の自傷経験は10年後における自殺既遂による死亡のリスクを数百倍に高めることを明らかにしている。このことは、自傷が自殺のリスク要因であることを意味している。もちろん、現実にはすべてのリストカッターが自殺企図に及んだり、自殺既遂に至ったりするわけではない。

筆者ら[10]は、自傷患者の自殺リスクを明らかにするために、精神科通院中の女性自傷患者81名を3年間追跡したことがある。その結果、3年間追跡し得た67名のうち、50名（74・6％）が何らかの自己破壊的行動を行っており、15名（22・4％）が致死性の高い自己破壊的行動（医療機関で治療が行われなければ明らかに死亡していたと考えられる身体損傷を伴うもの）に及んでいたことが明らかにされた（**表2**）。

表2　自己破壊的行動の手段・方法（文献10より引用）

自己破壊的行動の内容（重複回答あり）	3年間の経過が判明した対象者 N＝67 何らかの自己破壊的行動あり 74・6%（50名）	
	致死性の高い行動	致死性の低い行動
	22.4%	68.7%
自己切傷・刺傷・熱傷	7.5%	58.2%
過量服薬	19.4%	35.8%
服毒	0.0%	4.5%
縊首	1.5%	6.0%
高所からの飛び降り	7.5%	0.0%
車・電車などへの飛び込み	0.0%	0.0%
溺水	1.5%	0.0%
その他	0.0%	0.0%

続いて、3年間以内に致死性の高い自己破壊的行動が見られた群と見られなかった群とのあいだで、追跡調査開始時点に収集した情報に関して比較を行った（**表3**）。情報として採用した変数は、年齢や生活状況、外傷体験、自傷行為の様態（開始年齢や継続年数、頻度や嗜癖性の自覚など）、随伴する精神医学的問題（過量服薬の既往、生活機能、衝動性、摂食障害傾向、衝動性、アルコール乱用）といったものである。その結果、致死性の高い自己破壊的行動が見られた群では、強姦被害の体験、ならびに市販薬の過量服薬体験が有意に高率であり、また、アルコール依存のスクリーニング尺度である日本語版AUDIT（Alcohol Use Disorder Identification Test）[8]得点、および、神経性大食症のスクリーニング尺度である日本語版BITE（Bulimic Investigatory Test of Edinburgh）[14]得点も有意に高かった。要するに、リストカッターの自殺リスクは、①強姦被害の経験、②市

販薬を過量服薬した経験、③アルコール問題、④摂食障害的傾向という4つの要因に関連し、意外なことに、自傷頻度や身体損傷の程度といった自傷自体の重症度とは関連していなかったのである。

さらに筆者らは、交絡因子の影響を除去して、致死性の高い自己破壊的行動と特に密接に関連する要因を明らかにするために、上述した単変量比較で有意差の見られた項目を独立変数として多変量比較を行った。すると、致死性の高い自己破壊的行動と有意に関係する変数として、ＢＩＴＥ得点（オッズ比、１・０６６：95％信頼区間、１・００２－１・１４１）だけが抽出された。これは、ＢＩＴＥ得点が1点上昇するに伴って、致死的な自己破壊的行動をするリスクが１・０６６倍高まることを意味している。

2．自己破壊的行動スペクトラム

自身が行った調査の結果、さらには内外の先行研究で明らかにされた知見をもとに、最近、筆者は**図1**のような自己破壊的行動スペクトラムを考えるようになった[11]。縦軸に行為にあたっての致死的な意図の強さをとり、横軸に客観的な行為がもたらす身体損傷の致死性をとる。すると、一方の極に、明確な致死的な意図から、縊首や飛び降り、飛び込みなどといった致死性の高い方法による「自殺企図」を想定すると、もう一方の反対の極には、摂食障害やアルコール・薬物乱用が布置されることとなる。

摂食障害やアルコール・薬物乱用は、「死にたい」あるいは「自分を傷つけたい」という意図からではなく、「痩せたい」「ハイになりたい」という意図から行われる。また、1回の拒食や過食・嘔吐、あるいは精神作用物質の摂取で健康が損なわれるわけではないが、かつてメニ

表3（続き）

追跡調査開始時点の情報	生活歴に関する変数	交通事故の被害	53.3%	32.7%	0.145
		家庭の経済的破綻	13.3%	21.2%	0.500
		自然災害などへの罹災	6.7%	3.8%	0.642
		戦争・地域紛争への罹災	0.0%	0.0%	—
		その他の心的外傷体験	33.3%	46.2%	0.377
	登録時の生活状況	単身生活	6.7%	8.7%	0.804
	リストカットの様態に関する変数	最初にリストカットした年齢（歳（SD））	20.3（ 8.7）	20.2（ 7.2）	0.971
		リストカット期間（年（SD））	7.2（ 8.6）	5.5（ 4.9）	0.363
		登録時1カ月以内の自己切傷	53.3%	63.5%	0.478
		10回以上の自己切傷経験	80.0%	73.1%	0.587
		自己切傷創の縫合処置経験	40.0%	26.9%	0.330
		心理的抵抗	73.3%	78.8%	0.652
		抑制喪失	73.3%	84.6%	0.315
		嗜癖性の自覚	86.7%	82.4%	0.694
	随伴する精神医学的問題および生活機能に関する変数	過去における処方された向精神薬の過量服薬	93.3%	75.0%	0.124
		過去における市販薬の過量服薬	73.3%	38.5%	0.017 *
		GAF（点（SD））	41.5（16.6）	47.5（11.3）	0.110
		AUDIT（点（SD））	8.6（ 9.9）	3.9（ 5.7）	0.023 *
		BITE（点（SD））	30.9（10.2）	19.5（11.2）	0.001 *
		BIS-11（点（SD））	76.7（14.1）	71.7（11.0）	0.154
		ADES（点（SD））	5.1（ 2.0）	4.9（ 2.4）	0.889

* $p < 0.05$

表 3　3 年間の経過が判明群・非判明群との調査登録時変数の比較（文献 10 より引用）

			致死性の高い自己破壊的行動（N = 67）		p value
			あり N = 15	なし N = 52	
追跡調査開始時点の情報	調査登録時年齢（歳（SD））		27.4（ 7.6）	25.8（ 7.1）	0.476
	生活歴に関する変数	17 歳以下の親からの身体的暴力	20.0%	32.7%	0.344
		17 歳以下の肉親からの性的暴力	20.0%	19.2%	0.947
		17 歳以下の他人からの性的暴力	33.3%	21.2%	0.330
		親のネグレクト	20.0%	15.4%	0.671
		親の言語的虐待	40.0%	42.3%	0.873
		親の配偶者虐待場面の目撃	3.0%	19.2%	0.600
		親の性交場面の目撃	33.3%	17.3%	0.179
		親の精神疾患の存在	6.7%	23.1%	0.157
		学校時代のいじめ被害	66.7%	67.3%	0.963
		その他のいじめ	40.0%	34.6%	0.702
		強姦の被害（18 歳以降）	46.7%	15.4%	0.010 *
		その他の性的被害（セクハラなど）	40.0%	38.5%	0.914
		配偶者からの身体的虐待	13.3%	17.3%	0.714
		配偶者からの性的暴力	0.0%	7.7%	0.268
		配偶者以外の家族成員からの暴力	6.7%	19.2%	0.247
		強盗や恐喝の被害	6.7%	9.6%	0.725
		近親者の自殺	33.3%	17.3%	0.179
		近親者の事故死・突然死	33.3%	32.7%	0.963

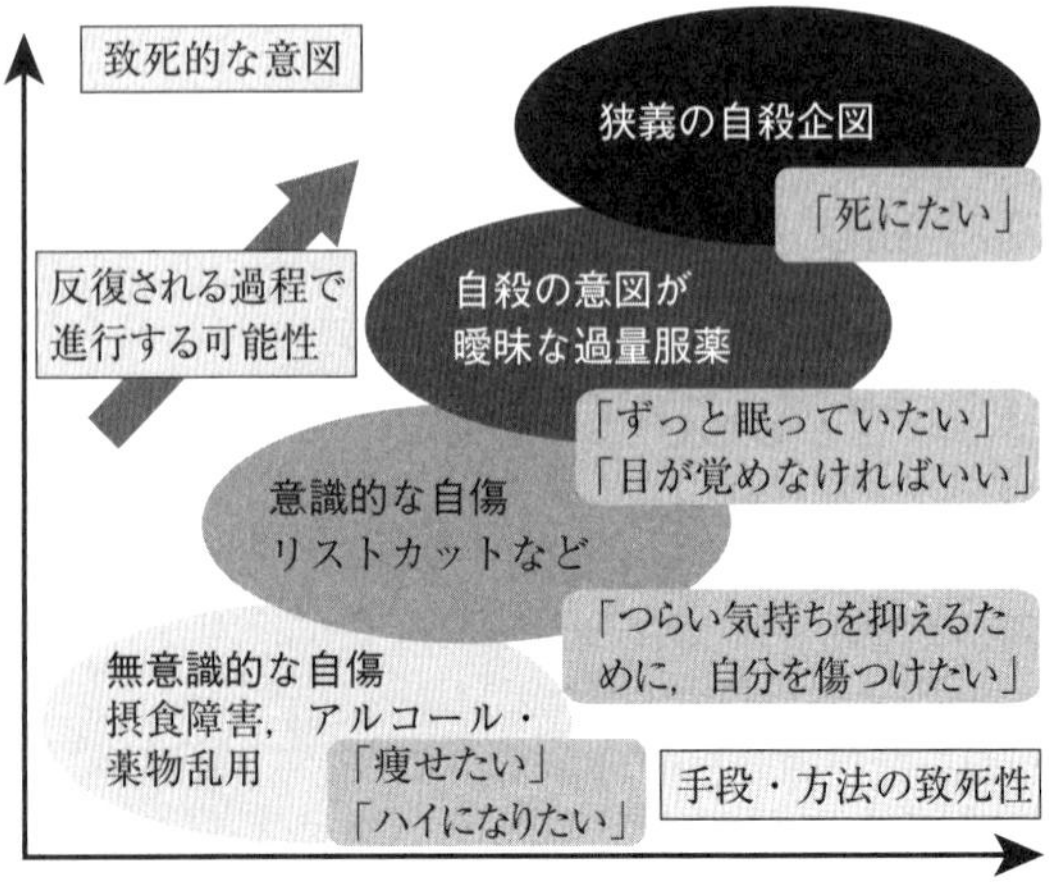

図1　自己破壊的行動スペクトラム（文献 11 より引用）

ンガー[12]によって「慢性自殺」と名づけられたように、長期間繰り返されることで健康被害が顕在化する。さらに、すでに述べたように、自傷患者に摂食障害やアルコール・薬物乱用が併存すれば、致死性の高い自己破壊的行動のリスクが高まる。ハリスとバラクロウ[6]のメタ分析によれば、患者の自殺死亡率が最も高い精神障害の診断は摂食障害である。また、海外にはアルコール・薬物乱用が自殺のリスク要因であることを示す研究が多数存在する[1,3]。以上を踏まえれば、摂食障害やアルコール・薬物乱用を「無意識的な自傷」と名づけることには異論はあるまい。

「無意識的な自傷」の一つ上の段階には、「意識的な自傷」がある。これにはリストカットが含まれる。これはメニンガーのいう「局所性自殺」である。つまり、「死にたいくらいつらい状況を生き延びるために」身体の一部を犠牲にする行為であり、致死的な意図はない。しかし、「自分を傷つけている」という意図は意識されている。なお、自傷者のなかにはアルコール・薬物乱用や摂食障害傾向を呈する者が少なくないことから、「意識的な自傷」と「無意識的な自傷」は近縁的な関係があるといえる。「意識的自傷」の一つ上の段階には、過量服薬などの「自殺の意図が曖昧な自己破壊的行動」がある。パティソンとカハン[17]は、非致死性の予測がつきにくく、身体損傷の状況を視覚的に確認できないという理由から、過量服薬を自傷概念から除外している。たしかに過量服薬した患者は、意識回復後に「とにかく眠りたかった」「嫌なことを忘れたかった」などと、一見、自殺とは異なる意図を述べる一方で、「ずっと目が覚めなければよかった」などと、死を願うかのような言葉をもらすことも珍しくない。その意味では、過量服薬は自傷と自殺の中間、あるいは双方にまたがる地点に位置づけられるべきである。

筆者らの調査[9]では、過量服薬はリストカット歴の長い自傷者に多いということが明らかにされている。最初の過量服薬は、通常、反復性自傷の段階に到達して「鎮痛効果」が得られなくなった自傷者が、自殺行動として行うことが多いが、そこで自殺既遂に至らなかったものの、過量服薬が持つ、あたかもパソコンを強制終了し、再起動させるような「不快気分に対する強力なリセット効果」を発見し、苛酷な状況を「生き延びるために」これを繰り返すようになる場合がある。しかし筆者の臨床経験では、最終的に致死的な行動によって既遂に至った者のなかには、自殺既遂に至る前に何回も過量服薬を繰り返した果てに縊首や飛び降りといった致死的な行動をとった者もいる。そう考えれば、「自殺の意図が曖昧な過量服薬」を「自殺企図」に最も近接する場所に位置づけるのはきわめて妥当なことであるように思われる。

以上からわかるように、これらの自己破壊的行動の各段階は、反復によって進行しうる連続的な関係のなかで捉えることができる。もちろん、エスカレートの速度には個人差があり、患者によっては各段階を直線的に進行するのではなく、停滞や逆行、あるいは複数の段階が混在している場合もありうる。さらに、自傷患者の追跡調査でも触れたように、強姦被害などの外傷体験はこのプロセスの促進要因となる可能性もあろう。

いずれにしても、自殺予防のためにはこの全段階の自己破壊的行動に対する介入が必要である。その意味では、２００８年の自殺総合対策大綱の一部改正（「自殺対策加速化プラン」[13]）は、自殺ハイリスク者対策として「思春期・青年期の自傷行為」や「アルコール・薬物依存」を追加した点で、高く評価されるべきものである。

Ⅳ．自殺既遂となったリストカッター

前に紹介した筆者らの追跡調査は、所詮は重篤な自殺未遂を指標とした研究であるので、厳密には、得られたリスク要因を自殺既遂のものと同義には捉えられない。

実は、その調査では、追跡期間中に自殺既遂に至った対象者が1名だけ存在した。ここでは、その自殺既遂事例を紹介しておきたい。なお、症例提示にあたっては、個人が特定されないように、症例の本質を歪めない範囲で大幅な修正を行ってある。

【症例】調査登録時20歳女性、死亡時22歳（追跡開始1年10カ月時点）

ＤＳＭ-Ⅳ-ＴＲ診断：特定不能の解離性障害、神経性大食症・排出型、境界性パーソナリティ障害

生活歴：教育に厳格な両親によって養育され、幼少時から繰り返し体罰を受けていた。中学

時代までは真面目な生徒であったが、高校進学後、両親に対する反発から夜遊びをするようになった。そのなかで、遊び仲間の男性数人からの強姦被害に遭遇し、しかも相手がわからないまま妊娠した。しかし、家族からは「ふしだらな女」と非難され、警察に被害届を出せないまま、中絶手術を受けた。手術後、高校を中退した。

調査登録までの病歴：中絶手術後（17歳時）より拒食、過食・嘔吐が始まった。また、18歳頃よりリストカットや過量服薬を頻回に繰り返すようになり、家族に対する暴力も問題化した。さらに、歓楽街で見知らぬ男性と性交渉を持ち、しかも、後でそうした性的逸脱行動を覚えていないという解離性健忘も見られるようになった。この頃、家族に精神科に連れて行かれ、強引に閉鎖病棟入院させられた。家族との関係が悪循環的に自己破壊的行動をエスカレートさせている印象があり、主治医の提案により、退院後、症例は生活保護を受給しながらアパート単身生活を開始した。これ以後、症例の自己破壊的行動は著しく減少し、まもなくボランティアで介護の仕事もするようになった。

調査登録時点の状況：症例のリストカット開始年齢は18歳であり、約2年間の数十回に及ぶリストカット歴があったが、調査登録時には3カ月近く止まっていた。過量服薬も多数回の経験があったが、登録時は半年ほどしていなかった。また、自記式評価尺度上、著明な神経性大食症傾向と解離傾向が認められた。

その後の経過：症例は、介護のボランティアを通じて恋人ができ、まもなく半同棲状態となった。やがて症例は就労を焦り、コンビニエンスストアでのアルバイトを始めたが、仕事の負担は大きく、解離性健忘が頻発するようになった。そんな矢先、バイト先の飲み会で泥酔した症例は、同僚男性と不本意な性交渉を持った。翌日より症例はそのことを深刻に自責する一方で、本来の恋人との性交渉が苦痛となった。にもかかわらず、恋人が半ば強引に交渉を求めると、症例は解離状態に陥ることが増えた。まもなくリストカットと過食・嘔吐が再発し、処方薬の過量摂取が繰り返された。

自殺既遂の状況：症例は、恋人との半同棲は苦痛であったが、といって両親との同居にも抵抗感を覚えた。そこで、主治医は自殺防止の観点から精神科病院への入院に踏み切った。しかし、症例は同じ病棟のある男性患者を不可解な理由で非常に恐れ、職員の隙を突いて離院してしまい、そのまま退院となった。離院した病院への再入院は叶わず、仕方なく主治医は複数の精神科病院に入院の依頼をしたが、いずれの病院からも断られた。離院から1週間後のある早朝、症例は縊首によって死亡した。

本症例は幼少時から様々な外傷体験が蓄積するなかで、最終的に深刻な性被害体験を契機に、多方向性の自己破壊的行動が顕在化し、最終的に自殺既遂に至った。世帯分離による単身生活は、短期的には家族内の悪循環を解決するのに成功したが、長期的には危機的状況を回避するための選択肢を狭めた可能性は否めない。

ここに登場する主治医とは筆者自身である。いまでも耳の奥にこびりついて忘れられないのは、入院を断られる際に何度も聞かされた、「当院ではパーソナリティ障害の患者は受けない」という冷淡な声である。精神科医から冷遇されるリストカッターたちはつくづく不幸な患者だと思うが、彼らに熱心に関わる精神科医もまた同業者の冷淡な応対に曝されることがある。

V. リストカッターたちの自殺予防のために

これまで自殺対策においては、「自殺既遂者の90%以上が自殺直前には何らかの精神障害に罹患した状態にあるが、実際に精神科治療を受けている者はごくわずかである」[2]と認識されていた。しかし、筆者らが実施した心理学的剖検調査[7]では自殺既遂者の46%が、そして、東京都が実施した自死遺族からの聞き取り調査[20]では自殺既遂者の52%がそれぞれ精神科治療中の自殺であった。さらに筆者らの調査では、精神科治療中の自殺既遂者は、縊首や飛び降りなどの致死的行動に及ぶ際、処方薬を過量に摂取し、おそらくは酩酊状態にあったと推測されることが明らかにされている。[7]これでは、精神科薬物療法とは治療の名のもとに行われる自殺幇助となってしまう。

もちろん、反論は数多くあろうし、その大半は正当な主張であろう。ただ、それでも、「DSMによってうつ病概念が拡大し、『ニセモノのうつ病』の人にまで医療が提供されている」という意見にだけは与するつもりはない。こうした主張には、必ずリストカッターたちを「医療を混乱させるニセモノの病人」に貶める意図が隠されているものである。

現在、わが国で展開されている様々な自殺対策のなかで、いまだに手つかずの領域が一つだけ残されている。それは、精神科医療の質の向上、とりわけリストカットや過量服薬を繰り返す患者への対応能力の向上である。何も、「精神療法の技能向上に努めよ」という意味ではない。そうした患者を援助する際に見られがちな否定的態度をほんの少しでも変えること。それだけでも多少とも救える患者が増えるはずである。

■文献

(1) Barraclough, B., Bunch, J., Nelson, B. et al.: A hundred cases of suicide: Clinical aspects. Br. J. Psychiatry, 125; 355–373, 1974.

(2) Bertolote, J.M., Fleishmann, A., De Leo, D. et al.: Psychiatric diagnoses and suicide: Revising the evidence. Crisis, 25; 147–155, 2004.

(3) Chynoweth, R., Tonge, J.I. & Armstrong, J.: Suicide in Brisbane: A retrospective psychosocial study. Aust. N. Z. J. Psychiatry, 14; 37–45, 1980.

(4) Coid, J., Allolio, B. & Rees, L.H.: Raised plasma metenkephalin in patients who habitually mutilate themselves. Lancet, 2; 545–546, 1983.

(5) Favazza, A.R.: Bodies under Siege: Self-mutilation and body modification in culture and psychiatry, 2nd ed. The Johns Hopkins University Press, Baltimore, 1996.

(6) Harris, E.C. & Barraclough, B.: Suicide as an outcome for mental disorders. A meta-analysis. Br. J. Psychiatry, 170; 205–228, 1997.

(7) 廣川聖子、松本俊彦、勝又陽太郎他「死亡前に精神科治療を受けていた自殺既遂者の心理社会的特徴：心理学的剖検による調査」日本社会精神医学会雑誌、18：341–351、2010。

(8) 廣尚典「CAGE、AUDITによる問題飲酒の早期発見」日本臨床、172：589–593、1997。

(9) 松本俊彦、山口亜希子、阿瀬川孝治他「過量服薬を行う女性自傷患者の臨床的特徴：リスク予測に向けての自記式質問票による予備的調査」精神医学、47：735-743、2005。
(10) 松本俊彦、阿瀬川孝治、伊丹昭他「自己切傷患者における致死的な『故意に自分を傷つける行為』のリスク要因：3年間の追跡調査」精神経誌、110：475-487、2008。
(11) 松本俊彦『自傷行為の理解と援助―「故意に自分の健康を害する」若者たち―』日本評論社、東京、2009。
(12) Menninger, K.A.: Man against Himself. Harcourt Brace Jovanovich, New York, 1938.
(13) 内閣府「自殺対策加速化プラン」(http://www8.cao.go.jp/jisatsutaisaku/taikou/pdf/plan.pdf)
(14) 中井義勝、濱垣誠司、高木隆郎「大食症質問表 Bulimic Investigatory Test, Edinburgh (BITE) の有用性と神経性大食症の実態調査」精神医学、40：711-716、1998。
(15) 南条あや『卒業式まで死にません』新潮社、東京、2000。
(16) Owens, D., Horrocks, J. & House, A.: Fatal and non-fatal repetition of self-harm. Systematic review. Br. J. Psychiatry, 181; 193-199, 2002.
(17) Pattison, E.M. & Kahan, J.: The deliberate self-harm syndrome. Am. J. Psychiatry, 140; 867-872, 1983.
(18) Russ, M.J., Roth, S.D., Lerman, A. et al.: Pain perception in self-injurious patients with borderline personality disorder. Biol. Psychiatry, 32; 501-511, 1992.
(19) Shneidman, E.S.: Suicide as Psychache: A clinical approach to self-destructive behavior. Jason Aronson Inc., Lanham, 1993.
(20) 東京都福祉保健局編「自殺実態調査報告書―自死遺族からの聞き取り調査―」東京都福祉保健局、41-44頁、2009。

(21) Walsh, B.W. & Rosen, P.M.: Self-mutilation: Theory, research, & treatment. Guilford Press, New York, 1988.

第7章――解離と自傷

I. はじめに

そもそもは筆者もまた、解離性同一性障害（dissociative identity disorder: ＤＩＤ）は北米で流行している文化結合症候群にすぎないと考える者の一人であった。けれども数年前、筆者は、ＤＩＤは従来いわれているほど「わが国ではまれな病態」[2]でもなければ、「医原性の過剰診断」[10]でもないのではないか、と考え直す事態に直面したのである。

その事態とは、数年前から取り組み始めた自傷行為の研究のなかで体験したことであった。最初は研究データ上の発見であった。自傷行為を繰り返す患者は評価尺度上で著明な解離傾向を示し[6]、しかもその尺度で高得点を示す者ほど、「生きるためには自傷することが必要」と考えていることが判明したのである[8]。どうやら自傷行為と解離の間には根深い関係がある、と筆者は推測した。さらに調査対象者の面接を行っていくと、彼らの解離とは、離人症をはじめとする解離性連続体[11]における軽症の病態とは限らないことに気づいたのである。というのも、対象者のなかには、少数ながら確かにＤＩＤと診断するほかない患者が混じっていた。しかも、ＤＩＤで最も多いとされる潜在例[4]が疑われる者も含めれば、その割合は相当に高率であることが予想され、さすがにうろたえた記憶がある。いまや筆者は、解離性連続体における最も重篤な病態であるＤＩＤに触れずに、自傷行為を語ることは困難であると感じている。

本稿では、筆者なりに自傷行為とＤＩＤを含む解離の病理との関係の整理を試み、青年期で多くみられる、両者が併発した病態の治療に関して私見を述べさせていただきたい。

Ⅱ．自傷行為と解離

確かに自傷行為と解離との密接な関係を指摘する研究は枚挙にいとまがないが[5,7,9,14,15]、全ての自傷行為が解離を背景としているわけではない。シェアラー[13]によれば、患者が自傷行為を行う理由は、「感情的苦痛を具体的な苦痛に代えるため（59％）」や「自分を罰するため（49％）」が主要なものである。「感覚麻痺や現実との接点を失った感覚から回復するため」のように、離人症に代表される軽症の解離を背景とする者は、全体の20％程度でしかないという。

その意味で、自傷行為を「解離性」と「非解離性」とに分類するレヴェンクロン[5]の見解は、おおむね妥当なものである。彼は、前者が、解離からの回復を目的として人目を避けて行われる、「痛みを感じない」自傷であるのに対し、後者は、感情的苦痛を周囲に伝えるという操作的な意図を持つ、「痛みを感じる」自傷であると定義している。

しかし、レヴェンクロンの分類には二つの問題がある。その一つは、現実にはそこまで明確

表1　解離の観点からみた自傷行為の分類

自傷行為の分類			痛覚麻痺	解離性健忘	解離性幻聴・幻覚	自傷行為後の精神状態		備考
						解離症状	感情的苦痛	
非解離性自傷			(−)	(−)	(−)	なし	軽減	解離促進性自傷への移行があり得る。
解離性自傷	解離拮抗性	軽症型	(±)〜(+)	(±)	(−)	軽減	軽減	
		重症型	(+)	(±)	(+)	軽減	不十分	
	解離促進性	軽症型	(+)	(+)	(−)	悪化	軽減	重症型の潜在があり得る。
		重症型	(+)	(+)	(+)	悪化	軽減せず	ほぼ全例がDID

DID: dissociative identity disorder, +: 通常認められる, −: 通常認められない, ±: 認められることも、認められないこともある

に分類できない自傷行為が多いという問題である。実際、彼自身が指摘していることであるが、非解離性自傷でも、繰り返される過程で解離性自傷へと「移行」することがある。[5] また、それとは反対に、解離性自傷の場合も、繰り返され嗜癖化する過程で、患者はそれが周囲の強烈な感情的反応を引き起こすことを学習し、他者操作性を帯びてくることもある。[7] 要するに、自傷行為と解離の関係は様々に変遷し得るものと理解しておくべきなのである。

Ⅲ．解離性自傷の分類

レヴェンクロンの分類におけるもう一つの問題は、自傷行為と解離の関係を正しく理解するためには、「解離性」というカテゴリーで一括りにするだけでは不十分という点にある。一人の青年期患者に自傷行為と解離症状が併存していることは多いが、この両者は相互に拮抗的関係にあることもあれば、逆に促進的関係にあることもある。現在のところ筆者は、レヴェンクロンの分類に接ぎ木して、**表1**に示すような自傷行

為の分類を考えている。

以下に、この分類における解離性自傷の各類型について説明をしたい。

1．解離拮抗性自傷

この類型は、解離症状に拮抗する行為として行われる自傷行為を指しており、解離症状の重症度に応じて、以下の二つの下位類型に分類される。

(1) 軽症型

この下位類型は、自傷行為と解離に関する多くの研究のなかで指摘されてきたタイプの自傷行為である。その特徴は、「自傷行為の最中には痛みを感じない（感覚麻痺）」「記憶が曖昧（解離性健忘）」などの軽症の解離症状を伴っており、自傷行為によってそれらが改善することが挙げられる。以下は、このタイプの患者の典型的な供述である。

「切り始めの最初は痛みを感じないけれど、切っているうちに痛みを感じてきて、それで流れている血を見ると、『あ、生きている』と思ってホッとする（16歳女性、高校生）」。

こうした自傷行為を行う患者の場合、解離反応をすることで感覚麻痺状態となり、感情的苦痛を回避している。けれども、このような対処の有効性は一時的なものでしかない。というのも、回避すべき苦痛が去ったにもかかわらず、今度は解離状態から回復できずに、新たな内的緊張が生み出されてしまうからである。この内的緊張を解消し、現実への回帰を果たすうえで、自傷行為――正確にはそれがもたらす痛み刺激や鮮やかな血液の色といった知覚刺激――は容易かつ有効な方法である[15]。「切って血を見るとホッとする」という患者からよく聞く表現は、内的緊張の解消を意味している。言い換えれば、「解離―自傷行為」は、感情的苦痛に対処するための複合体をなしているのである。

ところで、この対処法には無視できない欠点がある。それは、自傷行為を繰り返すうちにその解離に拮抗する効果（抗解離効果）が減弱しやすいということである。効果を維持するためには、自傷の頻度を増やしたり、自傷する身体部位や方法を変えたりしていく必要があり、それゆえにエスカレートして嗜癖化を呈しやすい[7, 8]。

(2)　重症型

この下位類型の自傷行為は、離人感や感覚麻痺よりもさらに重篤な病態である解離性幻聴・幻覚、あるいは外傷記憶のフラッシュバックを消去することを目的としている。当然、そこには感情的苦痛への対処としての側面もあるが、その効果は不十分なものである。典型的な供述としては、以下のようなものがある。

「頭のなかで男の声が聞こえると、その声を消したくて切る。目の前に黒い人影みたいなものが見えたときにも、息苦しさを感じて、『切らなきゃ、切らなきゃ』と焦ってしまう（26歳女性、風俗業）」。

さらに、解離性連続体における最も重篤な病態であるＤＩＤ症例の場合にも、交代人格の出現を抑える目的から、このタイプの自傷行為が行われることもある。

「自分のもう一人の凶暴な自分が前に出て暴れようとすると、それを抑えるために壁に何度も頭を叩きつける（15歳男性、少年鑑別所入所者）」。

なお、解離拮抗性・軽症型自傷の嗜癖化に伴って抗解離効果が減弱し[8]、それによって解離性幻聴・幻覚が顕在化して、結果的にこのタイプの自傷行為を呈することもある。

2. 解離促進性自傷

この類型は、解離拮抗性自傷とは反対に、解離状態の誘因となるような（あるいは、そのように見える）自傷行為を指している。解離症状の重症度によって以下の2つに分類される。

(1) 軽症型

典型的には、非解離性から解離性へと移行してきた自傷行為で見られる。筆者の観察では、「感情的苦痛を身体的な痛みで置き換える」という非解離性自傷で対処しているうちに、逆説的に易解離性が高まってきて、最終的に自傷行為が離人症や解離性健忘を惹起するトリガーとなってしまう。惹起された解離性健忘はそのまま睡眠へと移行し、覚醒後には、自傷行為に先立って体験した感情的苦痛に関する記憶を失っている。その意味では、感情的苦痛の軽減は実現されている。以下に典型的症例を呈示する。

「中学2年頃、『切ってみたらどうかな？』という好奇心から腕を切るようになった。そのときは痛みを感じたし、記憶もあった。高校生になって友人と喧嘩して仲間はずれにされてからは、切る回数が増えて、深く切らないと気持ちがおさまらなくなった。次第に痛みも感じなくなり、切った後に記憶が飛ぶようになった。深夜、受験勉強していると自傷したくなる。最初の1本を切ったところまでは覚えているが、そこから先の記憶がない。気づくと朝になっていて、どうして自傷をしたのか思い出せない（18歳女性、高校生）」。

このタイプには、解離拮抗性自傷からの移行例も少なくない。そのような症例では、解離拮抗性自傷がエスカレートし、その抗解離効果が減弱する過程[7]で、あるとき自傷行為の持つ効果が逆転し、解離促進的な効果へとその性質が変化したように見える。

(2) 重症型

このタイプでは、しばしば自傷行為前から解離性健忘を生じており、自傷間歇期には自傷や自殺を命令する幻聴が認められる。多くの場合、幻聴は交代人格の「声」であり、その「声の主」は、主人格に健忘が生じている間、身体を支配して自傷行為を行う。これは、感情的苦痛を軽減するための行動ではなく、怒りに満ちた交代人格による主人格への攻撃、「迫害者人格」が主人格を殺害しようとする行為（「内部殺人」）である。[11] このタイプの患者は、ほぼ全例が――潜在的な場合もあるが――DIDと考えてよい。

「昔から、夜になると男性が怒鳴る声で『死ねばいい』という幻聴が聞こえることがあった。最近、幻聴がひどくなり、いつも頭のなかで怒鳴り声がしている。頭痛もひどい。自分では覚えがないが、気づくと腕から血が流れている（17歳女性、少年鑑別所入所者）」。

このタイプの自傷行為は、他の様々な自傷行為の類型からの移行があり得る。また、唐突に自分の首を絞める、身体を壁に激しくぶつける、金槌で自分の指を打ち砕く、胸に十文字の深い切創を作る、瀉血するといった不可解でグロテスクな様式の自傷行為が見られるのも特徴といえよう。[11] こうした奇異な自傷行為のために、統合失調症と誤診されたり、悪意ある操作的行動と誤解されるが、致死的な自殺行動の危険が非常に高い類型である。

Ⅳ. 解離促進性・重症型自傷行為の治療

自傷行為の治療法は、別の小論で[9]概説したように、トリガー同定と置換スキル習得がその中心的な役割を占める。しかし解離促進性・重症型の場合、これに併行してDIDに対する積極的な介入をしなければ，患者の自傷行為は改善しない。

１．いかにしてＤＩＤに気づくか？

致死的な自傷行為は，主人格が交代人格の存在に気づいていない時期に頻発しやすい。したがって，「誘導的」との批判はあるが，[10] ＤＩＤを疑って問診を進めることは重要である。

（1）精神病症状

ＤＩＤの精神病症状としては，シュナイダーの一級症状がよく知られ，統合失調症よりもＤＩＤで高率に見られるという報告がある。[12] なかでも，幻聴に関しては，迫害的内容の言葉が聞き取れる幻聴が「頭のなかで」聞こえるという訴えが特徴的で，交代人格の「声」であることが多い。抗精神病薬による薬物療法に抵抗性である。また，児童期（ときには幼児期）から幻聴が聞こえていたと述べることも少なくない。

（2）診察室における印象

診察室での印象にも手がかりはある。頭痛の訴えは，交代人格が前に出たがっている状況でなされることが多い。また，性行動や服装に関する情報が手がかりになる場合もある。ＤＩＤ患者では，主人格と反対の性を持つ交代人格が存在することが通常である。異性の交代人格の行動として同性愛行動や服装倒錯が見られたり，あるいは，男性の交代人格を持つ女性患者が，女性らしい身体を嫌悪して胸にサラシを巻くなど，どちらの性の人格にも支障のない中性的な服装を心がけている患者もいる。[12]

2. 付随する問題行動

(1) 過量服薬

過量服薬は自傷患者に広く見られる問題行動である。[6] しかし、解離促進性・重症型の自傷患者では、迫害者人格による幻聴を消そうとしたり、ポップアップ（全交代人格が前に出るのを嫌がり、めまぐるしく人格交代をする現象）に対処しようとして、向精神薬を短時間に続けざまに追加服用し、結果的に過量服薬となってしまうことがある。[11]

(2) 物質乱用・依存

物質乱用・依存は、「化学的解離」ともいうべき抑制解除をもたらして迫害者人格の出現を促し、重篤な自傷行為を惹起しうる。したがって、解毒治療は最優先の治療課題である。なお、交代人格が物質乱用の問題を持っていて、主人格はいっさいアルコールを口にしないというＤＩＤ患者は少なくないが、このような症例では、重篤な依存を呈する人格が休眠状態に入ると、まるで「憑きものが落ちるように」物質乱用が止まることがある。

(3) 食行動異常

自傷患者は一般に摂食障害を併発していることが多く、[6] あらゆる食行動異常が見られ得るが、解離性自傷患者の場合には自己誘発嘔吐が重要である。嘔気・嘔吐は、性的虐待などの外傷記憶に関連する心身症症状として出現したり、[11] あるいは、自傷行為と同じ解離拮抗的な行動として行われることがある。[1]

3. 交代人格にどう関わるか?

本格的なＤＩＤ治療を語ることは、筆者の能力を超えている。ここでは、自傷行為を繰り返す患者の危機的状況を回避するうえで、最低限求められる対応を概説したい。

(1) 交代人格と関わる際の注意点

治療者が注意すべき点として指摘されているのは、主に以下の4点である。[11] 第一に、治療者は、存在理由のない交代人格は存在しないということを理解すべきである。そもそも交代人格は、耐えがたい強烈な苦痛による自殺を回避するために出現したのである。第二に、人格統合や外傷記憶の除反応を強引に行わない。第三に、治療者は常に、診療場面に登場しない他の交代人格が聞いている――実際に聞いている場合が少なくない――可能性を念頭に置き、決して特定の人格を依怙贔屓せずに公平に接する。そして最後に、患者の前では、交代人格のことを「人格」とは呼ばずに「部分」とか「存在」という表現で呼ぶように努める。このことは、「全体としてのあなたはひとつ」というメッセージを送り、行動に関する責任の所在を明確にする意義がある。

(2) 交代人格とのアクセス方法

筆者自身は、ＤＩＤ患者の診療において人格統合や外傷記憶の除反応を積極的に行ったことはないし、ＤＩＤを疑った患者全例で交代人格を呼び出すわけでもない。むしろ、まずは間接的な方法で交代人格にアクセスすることを選択する。具体的には、診察室に登場している人格の背後で、迫害者人格が聞いていることを意識して、「これまで別の部分が、あなたの身代わりになって辛い記憶、あるいは怒りや憎しみといった辛い感情を引き受けて、あなたの自殺を防いできた時期もあるのではないか。だが、その部分は、いつまでも怒りや憎しみを自分で表現せず、その部分に感謝するどころか存在にも気づかないあなたに、腹を立てているのかもしれない」という趣旨の話をする。

この方法の有効性は不明であるが、重篤な解離や自傷行為が若干ながら改善することがあり、少なくとも、その後の治療関係の構築によい影響があるという印象を持っている。

(3)「内部殺人」が切迫している場合

幻聴の内容や解離状態における行動から、迫害者人格が明らかに「内部殺人」の意図を持っていると推測される場合もある。この場合には、交代人格を呼び出して直接話す必要がある。迫害者人格は、前に出るだけでもその破壊的なエネルギーが減弱するといわれており、[11]その治療的意義は大きい。また、迫害者人格が、主人格が外傷記憶を知ってしまうことや、無理な人格統合をなされることを怖れている場合があり、その場合には誤解を解く必要がある。なお、交代人格との話が一段落したら、元の人格（主人格）に戻してから、面接を終了する。

迫害者人格が呼び出しに応じない場合には、「トーキングスルー（健忘障壁貫通法）」[3]を用いる。具体的には、患者の背後で交代人格が聞いている可能性を意識して、「なかにいるみんなに聞いてほしい。この人を守るために、みんなに手を貸してほしい」と呼びかける。DID患者では、あわや自殺かという危機的状況で、「保護者人格」への人格変換が生じて一命をとりとめるという奇跡が起こることがある。[11]その意味で、この呼びかけは、半ば「神頼み」に近いものといえるであろう。

4．環境の調整

周囲に働きかけて環境調整を行うことは、確実に有効な方法である。解離症状が悪化しているということは、患者が、現在の生活において何らかの困難を抱えていることを意味する。したがって、患者の生活環境における外傷的な要因を精査・検討する必要がある。

とりわけ家族や配偶者・恋人といった重要他者との関係には注意する必要がある。ＤＩＤ患者のなかには、苦痛をもたらす家庭環境を離れて、恋人との同棲生活をする者も少なくないが、そのなかでも外傷的な関係を反復しやすい。ＤＩＤに理解があり、交代人格の操作ができる恋人もいるが、その影響にも注意を払うべきである。患者は秘密が持てなくなって被支配感が強まり、そこから逃れるために新たに交代人格を作り出すことがある。

いずれにしても、主人格が重要他者に過剰適応して怒りを表現せず、感情を交代人格に押しつけようとする状況があれば、適宜介入し、周囲に働きかけて調整すべきであろう。

５．緊急入院・薬物療法

ポップアップが治まらない場合や内部殺人が切迫した状況では、危機介入的な入院が必要となるが、依存性の助長を避けるべく、入院治療は短期間に限るべきである。[11]

また、薬物療法は、ＤＩＤの治療においてあくまでも補助的なものにすぎず、根本的な治療ではない。[11] 対症療法的に、衝動行為には抗精神病薬を、抑うつ状態には抗うつ薬を処方するが、ベンゾジアゼピン系薬剤のように、酩酊感をもたらして易解離性を高める薬剤の投与には慎重でありたい。なお、薬物療法に頼った治療は過量服薬の危険を高める。

ここで、様々な自傷行為の類型を変遷しながら、ＤＩＤが顕在化した症例を呈示したい。

【症例】16歳、女性

生活歴：生後間もなく両親が離婚し、母親に養育された。母親は、大酒しては暴れながら「おまえなんかいなければよかった」とAを罵倒した。また母親は、新しい恋人ができるたびに、親戚宅にAを預けたまま家を何カ月も留守にする有り様であった。Aは、いじめのために小学校、中学校ともに不登校を呈し、その後、定時制高校に進学した。

現病歴：Aは、13歳頃より、泥酔した母親から怒鳴られるたびに、隠れてコンパスの針で自分の前腕を刺すようになった。「痛みで自分を罰しているつもりだった」（「非解離性自傷」）という。15歳頃になると、今度はカッターで前腕を切るようになった。Aは、この頃の自傷行為については、「混乱して頭が真っ白になったときに腕を切りたくなる。切っているときは、痛みを感じないし、夢のなかみたいに現実感がない。何回か切っていると気持ちが落ち着いてくる。血を見るとホッとして我に返り、『あ、まだ生きているんだ』と思う」（「解離拮抗性・軽症型」）と語った。16歳時には自傷行為の効果が減弱するに伴ってエスカレートし、大腿や腹部まで切る状況となった。ここで母親がAの異変に気づいて、AはB大学病院精神科に初診となった。

初診時精神現症：Aは、激しい自傷行為とは裏腹に言語的な感情表出が乏しい青年期女性であった。精神症状としては離人感が認められ、自傷行為に関しては、「切るのを止めたいのに切ってしまう」というコントロール喪失感を自覚していた。また診察場面では、自己中心的で気まぐれな母親に対して過剰適応的な態度が気になった。

治療経過：同院にて2カ月間の入院治療を受けた後、Aは、B大学病院精神科に通院しながら、母親との生活を再開した。しかし、母親の飲酒が続くなかで、Aは再び自傷行為を繰り返すようになり、母親がこれまで見たことのない暴力的な行動をとるようになった。

退院3カ月後、Aは、「日記帳に見覚えのない筆跡で『お前が生きていると迷惑』と書いてあった」「突然、『死ね』と幻聴が聞こえる」「自分でも記憶のないうちに腕を切っている（「解離促進性・重症型」）」と訴えていた。また、突然、車道に飛び出そうとしたり、過量服薬を繰り返した。Ａは、「突然、自殺願望が湧いてきて怖い。気づいたら、自分でも覚えのない場所にいる」と語った。リスペリドンの内服を１日量にして３㎎から開始して９㎎まで増量したが、これといった効果は感じられなかった。筆者が入院を勧めたところ、Ａは、突然、席を立って診察室を飛び出し、以後、通院が途絶えた。

通院中断から２カ月後のある日、Ａは、母親と激しく口論した直後、衝動的に５階の自宅ベランダから飛び降りた。外傷は神経損傷を伴わない脊椎圧迫骨折のみで、奇跡的に一命をとりとめた。救急病院での入院治療を経た１カ月後、再受診したＡは筆者に、飛び降り事故について、「あのときは、突然、自分の身体がいうことをきかなくなった。自分が殻に包まれて視界が周りから暗くなる感じがして、母さんの声が遠くなった。誰かに身体を支配された感じだった」と語った。その後もＡは、母親が飲酒するたびに、別人になったように暴れて家具や電化製品を破壊し、自傷行為を繰り返した。あるとき外来に受診したＡは、別人のような冷静かつ断固として調子で、「ずっと以前から、自分のなかにはＸやＹという乱暴な人格がいて、自分を殺そうとしている」と語った。治療者は、ここでＸやＹと名づけられた交代人格を呼び出し、彼らのこれまでの怒りに共感を示し、その苦労をねぎらうとともに、「Ａを自分らしく生かすために」治療に協力することを求めた。

この面接以来、Ａの交代人格は姿を現さなくなり、自傷行為も消失した。まもなくＡは、「母と離れて暮らしたい」という自分の希望をはっきりと周囲に伝えられるようになり、福祉事務所や保健所と協議を重ね、未成年でありながらもアパート単身生活が実現した。その後、酩酊した母親から自宅に電話があると、一過性に「夢と現実の区別がつかない」という離人感を訴えたが、その都度、外来受診して、Aを肯定・支持する面接によって安定を取り戻した。退院3年後には高校を卒業して事務職としての就労を実現し、向精神薬の投与を完全に中止した。退院5年後に終診となった。

本症例は、筆者が数年前に経験した患者であり、正確にはDIDというよりも「特定不能の解離性障害」と診断すべき症例である。様々な類型の自傷行為と解離性連続体の諸症状を変遷しながら解離促進性・重症型へと発展し、攻撃的な交代人格の顕現により自殺行動と暴力を呈した。最終的にそうした症状は、交代人格との対面を契機に消失し、さらに外傷的環境から離れることで安定した状態を維持することができた。

いまにして思えば、見覚えのない筆跡、幻聴、解離促進性・重症型の自傷行為を認めた時点で、DIDとしての介入を行うべきであったと反省している。そうすれば、致死的な自殺行動は防ぎ得たかもしれない。しかし、恥を忍んで正直に告白すれば、当時の筆者は、交代人格を扱うことに躊躇する気持ちが強かったのである。

V. おわりに

最後に、重篤な解離性自傷の治療において、筆者が、あらゆる技法を超えて最も重要と考えていることについて触れておきたい。

自傷行為と解離は、いずれも最近になって精神科臨床で目立ってきた病態である。それだけに、精神医学における様々な「流行症候群」の栄枯盛衰を知るベテランほど、そこに胡散臭さを感じるようである。ごく稀とはいえ、一種の詐病や流行病として捉える治療者は存在するし、そこまでいかなくとも、「疾病利得とならないようにさらっと聞き流すべき」と考える治療者は少なくない。こうして患者たちは、治療のなかで有形無形の無視や否定に曝される。

治療場面に限った話ではない。ここで我々は、両者に共通する主要な病因を思い起こす必要がある。それは、幼少期の心的外傷体験[15]――理不尽な服従や従順を強いられ、存在を無視・否定される体験である。そうした苛酷な環境を生き延びるために、「痛くない」「何も起こっていない」「自分じゃない」と、今度はみずからの感覚を否定することで解離が始まる。解離とのバランスをとるために、自傷行為による「痛み」を用いることもあるが、その痛みとて、いつかは遠くに感じられてしまうものとなろう。

こう考えていくと、治療者がなすべきことはおのずと明らかではなかろうか？　それは、「無視」や「否定」ではなく「肯定」を与え、「服従」や「従順」ではなく「自己表現」を励ますことである。それにはまず、「聞き流さずに認めること」から始める必要がある。もはや診断の是非をめぐる議論など、診察室外の雑音でしかない。

■文献

(1) Heatherton, T.F. & Baumeister, R.F.: Binge ea-ting as escape from self-awareness. Psychol. Bull., 110; 86–108, 1991.
(2) 保崎秀夫、荻生田・丹生谷晃代「多重人格―その批判的考察」精神医学、41：１２２-１３２、１９９９。
(3) Kluft, R.P.: Varieties of hypnotic interventions in the treatment of multiple personality. Am. J. Clin.

Hypn., 24; 230–240, 1982.
(4) Kluft, R.P.: Multiple personality disorder. In: (eds.), Tasman, A. & Goldfinger, S. The American Psychiatric Press Annual Review of Psychiatry, Vol. 10, American Psychiatric Press, Washington, D.C., p.161–188, 1991.
(5) Levenkron, S.: Cutting: Understanding and overcoming self-mutilation. W. W. Norton & Company, Inc., New York, 1998.
(6) Matsumoto, T., Azekawa, T., Yamaguchi, A. et al.: Habitual self-mutilation in Japan. Psychiat. Clin. Neurosci., 58; 191–198, 2004.
(7) 松本俊彦、山口亜希子「嗜癖としての自傷行為」精神療法、31：329–332、2005。
(8) 松本俊彦、山口亜希子「自傷行為の嗜癖性について—自記式質問票による自傷行為に関する調査—」精神科治療学、20：931–939、2005。
(9) 松本俊彦「自傷行為の理解と対応」鍋田恭孝（編）『思春期臨床の考え方・すすめ方—新たなる視点・新たなるアプローチ』、金剛出版、東京、229–246頁、2007。
(10) 中谷陽二「多重人格に関する懐疑論」精神科治療学、12：1169–1175、1997。
(11) Putnam, F.W.: Diagnosis & Treatment of Multiple Personality Disorder. The Guilford Press, New York, 1989.（安克昌、中井久夫訳『多重人格性障害の診断と治療』岩崎学術出版、東京、2000。）
(12) Ross, C.A.: Dissociative Identity Disorder: Diagnosis, clinical features, treatment of multiple personality, 2nd ed. John Wiley & Sons, Inc., New York, 1996.
(13) Shearer, S.L.: Phenomenology of self-injury among inpatient women with borderline personality disorder. J. Nerv. Ment. Dis., 182; 524–526, 1994.

⒁ Suyemoto, K.L.: The functions of self-mutilation. Clin. Psychol. Rev., 18; 531–554, 1998.
⒂ van der Kolk, B.A., Perry, J.X. & Herman, J.L.: Childhood origins of self-destructive behaviors. Am. J. Psychiatry, 148; 1665–1671, 1991.

第8章――いじめと自傷

Ⅰ．はじめに

『ライフ』[12]という漫画をご存じだろうか？　全20巻で1，000万部あまりもの売り上げを記録し、映画化、テレビドラマ化もされた人気漫画である。その第1巻では、親友から一方的に訣別をいいわたされた主人公の少女が、自らを罰し、「心の痛み」を緩和する手段としてリストカットにおよぶ場面がリアルに描かれている（**図1**）。

誤解を避けるために断っておくが、この作品は決してリストカットを主題にしたグロテスクな漫画ではない。内向的な少女が苛酷ないじめに耐え抜くなかで自己主張できる勇気を獲得する、という成長の物語であり、傍観者の共犯性や加害者の被害者性など、いじめをめぐる諸問題についても正確に取り上げた、一種の社会派漫画でもある。

いずれにしても、こうした漫画が若者の人気を集めていることからも推測されるように、多

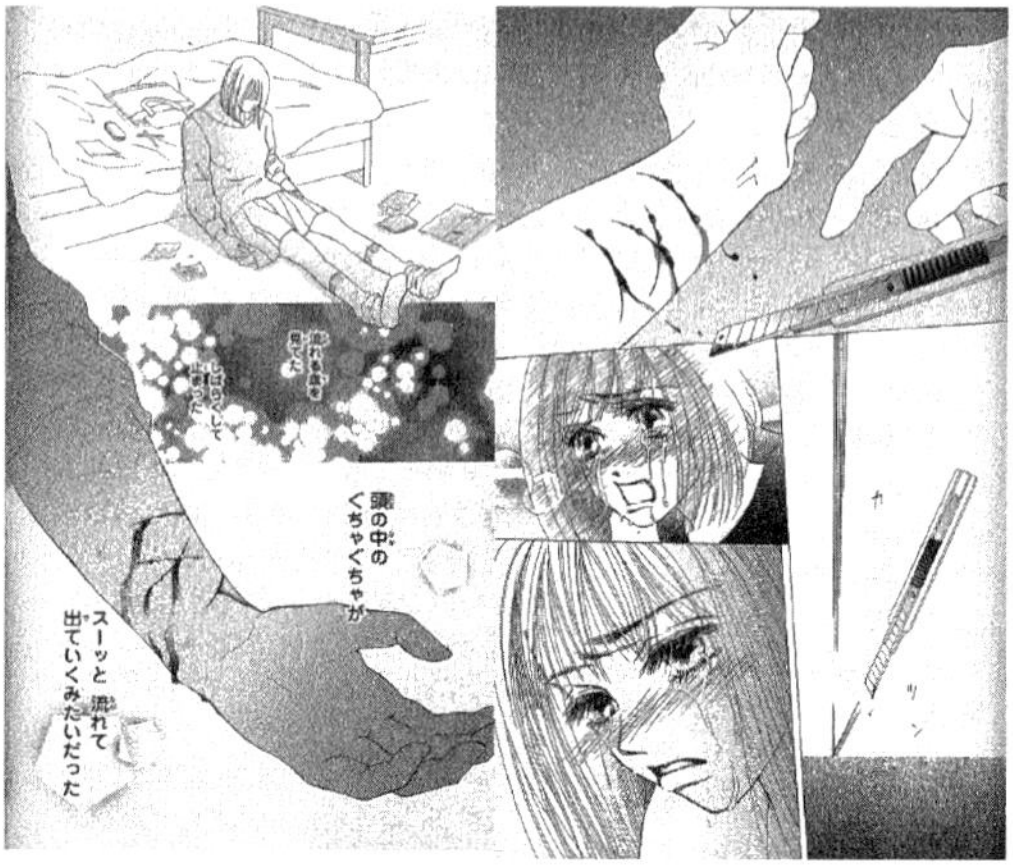

図1　リストカットのシーン描写（すえのぶけいこ『ライフ』第1巻、講談社より）

くの人がいじめと自傷行為との関連については漠然と気づいている。しかし意外なことに、精神医学の文脈でこの問題を論じた文献はほとんどない。

そこで本稿では、この問題を筆者なりに精神医学的な立場から整理したいと思う。

Ⅱ．いじめ被害と自傷行為との関連

いじめ被害と自傷行為との関連を指摘する実証的研究はいくつか存在する。スコットランドで実施された中学生調査[10]では、自傷行為に関連する要因として、喫煙、性的指向性に関する不安、薬物使用、身体的虐待の被害、深刻な恋愛の悩み、友人や家族の自傷行為とともに、いじめ被害は自傷行為の危険因子であることが同定されている。また、通常のいじめと同様、インターネットの掲示板などにおけるいじめも、10代の自傷行為や自殺念慮に強い影響を与えることも明らかにされている。[5]

ここで、いじめと関連する自傷行為の自験症例を呈示しておく。

A子　17歳　女子高校生

小学校時代からクラス全員から無視されるといういじめを受けていた。何度か教師に相談した時期もあったが、事態は全く改善しなかったばかりか、相談したことでかえっていじめが陰湿化してしまった。中学時代は、「自分が遺書にいじめのことを書いて自殺したらどうなるだろう」という空想に耽ってばかりいる内向的な生徒としてすごした。

高校入学を機にA子は、内向的な自分の性格を変えようと決意し、積極的に級友に話しかけるように努めたが、皮肉にもかえって教室で浮いた存在となってしまった。次第に登校に強いストレスを感じるようになるなかで、A子は、「なんとなく」カミソリで自分の前腕を切ってみたところ、不思議なことに、胸のなかにあった「モヤモヤ」「イライラ」が消える効果を自覚した。

以来、A子は、つらい感情を抑えるためにリストカットを繰り返したが、開始3カ月後にはその効果も弱まって、切る際の痛みを感じなくなり、深く切らないと気持ちが楽にならなくなった。受診時、「イライラがたまってきてどうにもならなくなると切ってしまう。やめなきゃと思うけどなかなかやめられない。最近では、生きるために切っているわけだから、無理してやめなくてもいいかなと思うようになった」と語った。

いじめ被害と自傷行為との関連は、女子生徒よりも男子生徒においてより密接である。ホートンら[4]によれば、いじめ被害が自傷行為をもたらすリスクのオッズ比は、女子生徒の場合には

2倍程度であるが、男子生徒の場合には3倍に高まるという。なお、筆者らが行った少年鑑別所の調査[7]では、男子の場合、いじめ被害は、「壁を拳で殴る」「壁に頭をぶつける」といった自傷行為と密接に関連することが分かっている。

次に紹介するのは、いじめを機に自己打撲を開始し、さらに、その後まもなく、自傷行為と等価の行動として有機溶剤乱用へと移行した症例である。

B男　15歳　少年鑑別所男子入所者

母親のみのひとり親家庭で生育した。幼少時より、母親は絶えず交際する男性を変えており、家を留守にすることも多かった。

中学入学後にいじめに遭遇したのを機に不登校となり、これと前後して不眠や、突発的に訪れる不安・焦燥感を自覚するようになった。このような不安感、焦燥感を紛らわすために、火のついた煙草を皮膚に押しつけたり、壁を殴ったりするようになった。

まもなくB男は非行集団との接触を持つようになり、非行仲間から勧められて有機溶剤を使用した。B男は、有機溶剤を吸引すると、突発的な不安感、焦燥感が緩和することから、連日のように単独で有機溶剤を吸引するようになり、逆に自己熱傷や自己打撲といった自傷行為の頻度は著しく減じた。

Ⅲ．いじめはいかにして自傷行為を引き起こすのか

今日、学校におけるいじめは複雑である。まず、いじめの様態自体が見えにくいかたちをと

っている。そもそも、いじめの多くは身体的侵襲を伴うものよりも言語的な攻撃のかたちをとっており、[2] これに加えて近年では、「学校裏サイト」などと呼ばれるインターネット上の掲示板や、個人ブログやプロフといった場所もいじめの舞台となっている。これでは、大人が監視しようにも、おのずから限界がある。

また、学校におけるいじめの場合、被害者と加害者がたえず入れ替わり、教室内での身分秩序はいくつかの価値体系がせめぎ合い、流動するという、複雑な生態学的秩序[8]が成立している。そこでは、勉強やスポーツができるからといって、被害に遭わないための絶対的な保証とはならず、むしろ秀でていることが、「調子に乗っている」という非難の対象とならないとも限らない。このような錯綜した状況を生き残るためには、たえず「空気」や「ノリ」を読むという、コミュニケーションの反射神経が必要であり、それができないと、持続的ないじめ被害の餌食となってしまう危険が高まる。

中井[9]によれば、持続的ないじめは「孤立化」「無力化」「透明化」の3段階を経て成立するという。いじめが成立するのは、まず誰かが対象として選ばれ、後付けの理由として癖や態度、美醜、学力といった特徴を根拠に、「その対象がいかにいじめられるに足る存在であるか」というキャンペーンが展開される。その際、「自分が選ばれなくてよかった」と安堵している集団心理の存在は、消極的共犯者としての傍観者を生み出し、被害者の孤立を促進する（孤立化）。そして、世論形成に成功した加害者は、暴力や権威を用いたあからさまな方法で被害者の征圧を繰り返す。仮に被害者が反抗すれば、圧倒的な力の差を誇示することで、被害者を萎縮させていく（無力化）。

無力化され、自己価値感を深刻に損傷された被害者は、いつしか自分が置かれた状況を当然のこととして受け入れるようになってしまう。こうなると、周囲に助けを求めないどころか、なぜか加害者の意向に沿うかのごとくいじめの隠匿に努めたり、加害者からの金品の要求に応じるために犯罪行為に手を染めたりする。その結果、被害者と加害者とのあいだには奇妙な共犯関係が成立し、加害が日常化しているにもかかわらず、共犯関係性の外部からは見えない――仮に見えたとしても和やかな「ごっこ遊び」程度としか見えなくない――事態を呈するようになるのである（透明化）。

筆者は、いじめに関連する自傷行為は、上述した三段階の進行に伴って二つのパターンをとりうると考えている。比較的初期の段階であれば、力において敵わない相手に直接向けられない攻撃性を自ら向ける、という単純な機序による自傷行為が生じる可能性がある。攻撃性を直接相手に向ければ報復の危険があるが、自身に向けるのであればその危険性は低い。うまくすれば、自傷行為が発覚することで、自身の怒りを加害者や傍観者を含む周囲に伝え、事態を変化させることができるかもしれない。

しかし、進行した深刻ないじめの場合、被害者はもはや外界の事態を制御することを断念してしまっている。すると、代わりに、自らが体験する内的苦痛を制御することを考えるようになり、そのために自傷行為を用いられるようになる。その生理学的機序には不明な点が多いものの、自傷行為がもたらす「身体の痛み」には「心の痛み」を一時的に抑える効果がある、という仮説がある。[11] 事実、習慣性自傷者では、自傷直後には脳内モルヒネ様物質エンケファリン代謝産物の血中濃度が上昇しているという報告もある。[1] つまり、この段階では、エンケファリンが「心の痛み」に対する鎮痛を発揮するようになっている可能性が考えられるのである。

この仮説に従えば、自傷行為が苛酷ないじめによる心理的苦痛を緩和するのに有用なのは当然といえるかもしれない。何よりもその「鎮痛効果」はきわめて迅速に発現し、加害者に対して「やめてくれ」と訴えるよりも容易であり、そして、教師や親に相談してかえって自分が責められたり、加害者の怒りを引き起こしたりする心配もない。しかも、「自分の感情は制御できている」として無力感を否認し、つらい記憶や感情を意識から切り離して選択的無関心の彼方に追いやるのにも役立つ。ギャリッシュら[3]は、いじめ被害と自傷行為を媒介する要因として失感情状態の存在を明らかにしているが、このタイプの自傷行為の背景には確かに失感情状態がある。

しかしこのタイプの自傷行為は、所詮、根本的な解決にはほど遠い、一時しのぎでしかない。厄介なことに、苦痛への対処として自傷行為が繰り返される過程で、当初と同じ切り方では「心の痛み」を鎮めるのに不足するようになり、効果の持続時間も短くなる。つまり、まさしく依存症における「耐性獲得」と同じ現象が起こってしまうのである。結果として、何回も自分を傷つけたり、より深く切ったりしなければ、かつてと同じ効果が得られなくなり、ついには、いくら切っても「心の痛み」に追いつかない状態——いわく、「切ってもつらいが、切らなきゃなおつらい」——となって、自己制御困難な事態に陥ることもある。

さらに、好ましくない兆候として注意しなければならないのは、自傷行為を繰り返していたいじめ被害者が、状況が何ら改善していないにもかかわらず、あるとき急に自傷行為を手放すという現象である。この場合、自傷行為の「鎮痛効果」は消失してしまった可能性が高い。そして、もはや何ものにも頼ることができなくなった被害者は、「透明化された悲劇」を明るみにする唯一の方法として、自殺を決意していることがある。

なお、まだいくらか「鎮痛効果」が残っていても、あまりにもその行為がエスカレートした結果、自傷行為が周囲に発覚してしまうと、被害者をこれまでとは別の、新たな困難へと導く場合もある。次に示すのはまさにそうした症例である。

C子　15歳　女子中学生

多忙な両親を持つC子は、12歳頃から「淋しさ」を紛らわすために隠れてリストカットを繰り返していたが、学校では、そうした部分は決して出さなかった。生徒会役員を務め、所属する部活動でもリーダーシップを発揮し、教諭からの信頼も篤かった。

しかし、両親の離婚話が進むなかで、C子のリストカットはエスカレートしていき、洋服で隠れない部位も切ってしまうようになり、ついに級友の知るところとなってしまった。当初、級友は心配してC子にかかわり、「私との友情が大事なら『もうリストカットしない』って誓って」と要請した。しかし、C子のリストカットは止まらず、級友は次第に対応に疲弊し、C子のことを「キモい」「気を惹くためにやっている」などと非難するようになった。最終的にC子は教室で孤立し、ますますリストカットは激しくなってしまった。

Ⅳ．いじめ被害が増幅される背景要因

いじめに関連する自傷行為の背後には、いじめ以前の段階で、子どものコミュニケーション能力の発達を阻み、周囲に援助を求める能力を萎えさせる環境が存在していることが少なくない。それはたとえば、幼少期から、親のアルコール問題やドメスティックバイオレンスといった、「外で話してはいけない家族の秘密」を抱えた家庭の状況、あるいは、大人に助けを求め

表1　精神科通院中の成人女性自傷患者データの再分析：学校でのいじめ体験の有無による比較

	学校でのいじめ体験（N=81） あり	なし
調査登録時年齢（歳±SD）	26.6 ± 6.9	25.0 ± 6.8
自傷開始年齢（歳±SD）	20.0 ± 7.7	19.7 ± 6.4
自傷継続期間（年±SD）	6.6 ± 6.3	5.2 ± 4.7
17歳以下の親からの身体的暴力	37.7%	17.9%
17歳以下の肉親からの性的暴力*	26.4%	3.6%
17歳以下の他人からの性的暴力	34.0%	17.9%
強姦の被害（18歳以降）	24.5%	10.7%
親のネグレクト	15.1%	25.0%
親の言語的虐待	47.2%	28.6%
配偶者からの身体的虐待*	26.4%	3.6%
ADES（点±SD）*	5.2 ± 2.3	4.1 ± 2.4
追跡期間3年以内における自傷行為・過量服薬の出現**	80.0%	45.5%

* P<0.05, ** P<0.01
ADES: Adolescent Dissociative Experience Scale（青年期解離体験尺度）

ても、「おまえが悪い」「やられたらやり返せ」と叱責するだけの養育者をはじめとする周囲の態度である。

筆者らが精神科に通院する成人の女性自傷患者を対象として行った調査では、その65・4％に学校におけるいじめ体験が認められることが分かっている。[6] 今回、本稿執筆のために改めてデータを再分析したところ、いじめ体験を持つ自傷患者は意外にも重篤な病態であることが判明した（**表1**）。すなわち、そのような自傷患者は、17歳以下における養育者からの性的虐待を受けた経験が多く、青年期解離体験尺度（Adolescent Dissociative Experience Scale）の得点も高かったのである。この結果は、彼らが様々な被害体験がもたらす苦痛を生き延びるために、「感情を切り離す」という対処をしてきた可能性を示唆している。

以下に、そのような特徴を持つ自傷患者の典型症例を提示する。

D子　23歳　女性　接客業

幼少時より両親が不和であり、小学校高学年時に両親が離婚し、父親に引き取られた。しかし、父親があまり仕事をしなかったために生活は苦しく、給食費を払えず、体育の時間で使う体操着も購入できなかった。そのせいで、小学校時代はずっといじめられ通しであった。そうしたなかで、小学校４年時に見かねた男性の担任教諭がD子を引き取って面倒見てくれたが、その教諭から性的いたずらを受け続けた。

D子自身はこうした出来事を長らく忘れていたが、他方で、小学校高学年より自殺願望があり、中学時代には家出を繰り返すなどの問題行動を呈していた。この頃より自傷行為を繰り返すようになった。また、中学卒業後は、年齢を偽って水商売を転々とするようになったが、この頃から「記憶が飛ぶ」、あるいは、「男性が怒鳴る声」の外傷性幻聴が聞こえるようになった。その後、D子は私生児として一子をもうけたが、保育園で自分の子どもがいじめを受けている場面に遭遇したのを機に、小学校時代のいじめや性的虐待の記憶が蘇り、以後、自傷行為が自己制御できないほどの激しさで出現してしまった。

近年わが国では、アジア圏の国々を中心に、仕事を求めて来日した後に日本人と結婚して家庭を持つ外国人が増えている。このような家庭で生育した子どもの場合、いじめに遭遇する可能性は高く、家庭の保護機能にも問題があることも少なくない。なかには、単に自傷行為を呈するだけでなく、重篤かつ複雑な解離を伴う症例もある。

E男　14歳　少年鑑別所男子入所者

フィリピン人の父親と日本人の母親とのあいだに出生した。E男が幼少の頃から、お互いの国の言葉が十分に理解できない両親のあいだには喧嘩がたえず、また父親は、「自分の国ではこれが普通」と主張して、E男に激しい体罰を繰り返した。小学校では、混血児であるために、6年間いじめを受け続けた。

10歳より、突然、級友に向かって刃物を投げつけるなどの危険行動をしては、後にその行動に関する健忘を残す挿話が見られるようになった。13歳になると、同級生からからかわれて、怒りが我慢の限界を超えると、突然豹変して暴力が制御できなくなり、やはり後に健忘を残す頻度が増えた。このときの様子は、普段とは全く別人のような凶暴な状態となり、信じられない怪力を出した。落ち着いているときでもE男は、「生きている感じがしない」などと離人感を訴え、拳で壁を殴ったり刃物で腕を切ったりした。

V．おわりに――いじめ体験が自傷行為からの回復におよぼす影響

学校におけるいじめ体験は、自傷行為の発現を促進するリスク要因であるだけでなく、自傷行為からの回復を阻害する要因ともなりうる。前述した成人の女性自傷患者データを再分析したところ、いじめ体験を持つ自傷患者の場合、3年間の追跡期間中における自傷行為や過量服薬の出現率が高いことが判明した（**表1**）。

なぜであろうか？　実は、いじめ体験を持つ自傷患者の多くが、いじめ以外にも様々な被害に遭遇している。幼少期はもとより、学校を脱出した成人期においても、たとえば配偶者からの暴力のような被害体験に遭遇している者が少なくない（**表１**）。いじめ被害――それもとりわけ、透明化に至る水準のいじめ被害――は、被害者の自尊心や基本的信頼感に深刻なダメージを与え、その後の人生においても、無意識のうちに外傷的な関係を繰り返すという、「生き方の轍」を作ってしまうのかもしれない。

だとすれば、そのような「轍」は当然ながら治療関係にも暗い影を落とす可能性がある。確かに実際の臨床場面でも、自傷患者はなかなか治療者を信頼しようとせず、治療者を試し値踏みし挑発してやまない。たとえば治療者が、自傷行為の背景にある困難を無視して、単に自傷行為という問題行動の管理だけに躍起となれば、患者はそこに圧倒的な力で支配を試みる加害者の姿を見いだして心をかたく閉ざすし、その一方で、管理を諦めてなすに任せれば、傍観する精神科医を単なる「臆病な薬屋」と見限って処方薬乱用へと走ってしまうであろう。

そう考えると、治療者に最低限求められるのは、「押さない、しかし引かない」といった、心の筋肉が痙攣しそうな均衡に耐えるしぶとさであり、同時に、いじめ体験を決して過小評価しない態度なのかもしれない。

■文献

(1) Coid, J., Allolio, B., Rees, L.H.: Raised plasma metenkephalin in patients who habitually mutilate themselves. Lancet, 2; 545-546, 1983.

(2) Delfabbro, P., Winefield, T., Trainor, S. et al.: Peer and teacher bullying/victimization of South Australian secondary school students: Prevalence and psychosocial profiles. Br. J. Educ. Psychol, 76; 71–90, 2006.

(3) Garisch, J.A., Wilson, M.S.: Vulnerabilities to deliberate self-harm among adolescents: The role of alexithymia and victimization. Br. J. Clin. Psychol., 18; 2009.［Epub ahead of print］

(4) Hawton, K., Rodham, K., Evans, E.: By Their Own Young Hand: Deliberate self-harm and suicidal ideas in adolescents. Jessica Kingsley Publisher, 2006.（松本俊彦、河西千秋監訳『自傷と自殺―思春期における予防と介入の手引き』金剛出版、東京、２００８。）

(5) Hay, C., Meldrum, R.: Bullying victimization and adolescent self-harm: Testing hypotheses from general strain theory. J. Youth. Adolesc., 14, 2010.［Epub ahead of print］

(6) 松本俊彦、阿瀬川孝治、伊丹昭他「自己切傷患者における致死的な『故意に自分を傷つける行為』のリスク要因：３年間の追跡調査」精神神経学雑誌、１１０：４７５–４８７、２００８。

(7) 松本俊彦、岡田幸之、千葉泰他「若年男性における自傷行為の臨床的意義について：少年鑑別所における自記式質問票調査」精神保健研究、19：59–73、２００６。

(8) 内藤朝雄『いじめの社会理論―その生態学的秩序の生成と解体』柏書房、東京、２００１

(9) 中井久夫「I．いじめの政治学」『アリアドネからの糸』みすず書房、東京、3–23頁、１９９７。

(10) O'Connor, R.C., Rasmussen, S., Miles, J. et al.: Self-harm in adolescents: Self-report survey in schools in Scotland. Br. J. Psychiatry, 194; 68–72, 2009.

(11) Russ, M.J., Roth, S.D., Lerman, A. et al.: Pain perception in self-injurious patients with borderline personality disorder. Biol. Psychiatry, 32; 501–511, 1992.

第8章　128

⑿　すえのぶけいこ『ライフ』1巻、講談社コミックスフレンド、講談社、東京、2002。

第9章――自傷とボディ・モディフィケーション

I．ボディ・モディフィケーションは自傷なのか

ここ数年のうちに我々は、街を行く若者たちがしているボディ・ピアッシングやタトゥーといったボディ・モディフィケーション（body modification：以下、ＢＭ）にあまり驚かなくなった。確かに現象面だけ見れば、ピアスやタトゥーは、近年になって青年期の臨床現場で増加した自傷と共通する特徴も備えている。だが、今や舌先を裂く「スプリットタン」というＢＭを題材とした小説[5]が話題となり、普通の女性までもがタトゥーを入れたいと望む時代である。[15]若者にとって、ＢＭはファッションや自己表現のあり方の問題にすぎないように思える。

ＢＭに眉をひそめる保守的な者でさえ、こうした時代の影響と無縁ではない。今では若い女性の大半――男性のピアスも珍しくないが――が耳にピアスの穴を開けていることが、何よりの証拠である。たとえば25年くらい前には、イヤリングといえばクリップ式やネジ式が主流で

あり、ピアス式は少数派であったと記憶している。耳に穴を開けるなどとは、それだけで「親からもらった身体に穴を開けるなんて」「不良の始まり」などと非難され、状況によっては自傷ととられかねない時代であった。まして眉、鼻、唇にピアスをつけようものなら、周囲は恐れおののき、場合によっては精神科受診を勧められたかもしれない。

要するに、BMが自傷であるかどうかは、文化依存的な問題なのである。ウォルシュ[13]によれば、1980年代の米国では、タトゥーやボディ・ピアッシングを「自傷」と考える者は80〜90%にのぼったが、2000年以降にはわずか5〜10%へと激減したという。ウォルシュとローゼン[12]は、BMを正常から明らかな精神病までの連続的なスペクトラムと捉え、四つの類型を提唱している（**表1**）。彼らはそのなかで、Ⅲ型（リストカットを典型とする、気分を変えるための習慣的で非致死的な自傷）とⅣ型（幻覚・妄想に基づく重篤で致死的な自傷）だけを、いわゆる「自傷」と捉えた。この分類に従えば、今日流行しているボディ・ピアッシングやタトゥー、さらにはブランディング（焼印による火傷の瘢痕を用いて模様を描く）やスカリフィケーション（ケロイド化・肥厚化した切創の瘢痕によって模様を描く）ですら、自傷とはいえないことになる。

しかしそれでも筆者は、自傷とBMの境界は曖昧であり、両者はしばしば密接に関係すると考えている。10年近く昔のことであるが、担当する男性の自傷患者が過量服薬をして救急外来に搬送され、やむなく解毒処置のために導尿を試みた時のことである。意識のない彼の男性器の尖端には直径3センチほどのピアスがつけられていたのを発見し、筆者はひどく狼狽した経験がある。そこまで極端でないにしても、自傷の臨床においては、耳に十数個にも及ぶピアス——それも痛みに敏感な耳介軟骨部に——をつけ、タトゥーを施している患者は珍しくない。

表1　ボディ・モディフィケーションのスペクトラムと類型（文献12より引用）

類型	行動例	身体損傷の程度	心理状態	社会的認容度
Ⅰ型	耳にピアスをする、爪を噛む、専門家によって行われた小さなタトゥー、美容形成手術	ごく表層～軽度	良性	ほとんどすべての社会的集団において容認される。
Ⅱ型	パンク・ロックに影響された身体ピアス、19世紀プロイセンの学生の間で見られたサーベルによる自傷、ポリネシアやアフリカの部族で行われている儀式的な自傷、船乗りやバイカーたちの間で見られる大きなタトゥー	軽度～中等度	良性～興奮傾向	ある特殊なサブカルチャーの内部においてのみ容認される。
Ⅲ型	手首や身体を切る、火のついた煙草を自分に押しつける、自分で施したタトゥー、傷口を擦ったり、開いたりする	軽度～中等度	精神的危機	一般的にはすべての社会的集団において容認されない。同じ行動をとる少数の仲間内では容認されるかもしれない。
Ⅳ型	自己去勢、眼球摘出、四肢などの切断	重症	精神病的、代償不全	すべての仲間、すべての社会的集団において、全く容認されない。

しばらく自傷が止まっていると思っていたら、いつのまにか耳介のピアスの数が増えていたり、タトゥーを施している患者もいる。こうした場合、BMが自傷と等価の行為として行われた疑いがある。そうした患者では、タトゥー、あるいはスカリフィケーションやブランディングなどによってできあがった模様よりも、身体を彫ったり切り刻んだり焼いたりする行為自体の方が重要であった可能性があるのである。

さて、本稿では文化、世代、社会的集団といった視点からBMの特徴と意味を論じ、最後に、自傷の臨床においてBMに目配りすることの意義について、私見を述べたい。

Ⅱ．文化のなかのBM――ムサファーとファヴァッツァ

近年のBM隆盛は、1970年代に、未開部族の風習である身体ピアスに関心を抱いたジム・ワードが、アメリカ西海岸でボディピアス専用のジュエリーの生産・販売を始めたところに端を発している。だが、ボディピアスにとどまらない様々なBMの普及には、ファキール・ムサファーによる功績を無視することはできない。[7]

ムサファーは、未開民族が行っていた身体を加工する様々な風習を追体験することで、現代人が失ってしまったものが何であるのかを考え、それを回復すべきであるという思想を掲げたモダン・プリミティブ運動を起こし、様々な身体パフォーマンスをセルフポートレートとして発表した。[4,7] ファヴァッツァ[4]は、彼について以下のように述べている。「ファキールのことを、その驚嘆すべき写真の被写体として知っている者――最も有名なのは、胸に突き通された2つの大きなフックによって、彼がポプラの木からつり下げられている写真である――ならば、彼が口先だけの人間ではないことがわかるはずだ。彼と話をすれば、その傑出した知性と精神性を感じることができるし、その優れた美的感覚は、彼自身が1992年に創刊した『ボディ・プレイ・アンド・モダン・プリミティブ・クォータリー』誌の芸術性を見れば明らかである」「ファキールは、精神性は肉体の拘束を飼い慣らすことによって得られる、という普遍的で気高い伝統に従っている。痛みを克服して身体を変形させることで、彼は、光ある道を進んで行

くのである」。

ところで、このようにしてムサファーを紹介し、彼に自著の最終章まで執筆させるファヴァッツァ自身がまた勇敢で独創的な研究者である。彼は、文化精神医学の立場からの自傷の理解を試み、世界中の様々な先住民族で見られるＢＭを検討して、『包囲された身体』（Body Under Siege：邦訳『自傷の文化精神医学』）[4]という大著にまとめたのである（表2）。この一連の研究で彼が注目したのは、死者の再生や病からの回復を祈る呪術として、身体を傷つけ変形させることを選択した民族の存在であった。そして彼は、文化精神医学の立場から自傷が持つ治療的効果を明らかにし、それが、人類がその長い歴史のなかで行ってきた癒しと再生の祈りに通じる行為であることを見出したのである。たとえば彼は、アフリカの先住民族における儀式的スカリフィケーションから、自傷について以下のように類推する。「瘢痕化した組織があることは、傷が癒えたという生理学的な証拠である。したがって、自傷行為にも、その瘢痕組織の形成が心理的な癒しを象徴する場合があるかもしれない」。最終的に彼は、以下のような結論へと至るのである。「ある種の文化的集団において、儀式的な自傷が治療的目的からなされているとするのなら、同様のことは、精神障害を抱える人においても当てはまるのではないだろうか？　カール・メニンガーが主張した、『ある種の自傷は自殺を回避するのに有効である』という考えはいうに及ばず、西欧文化においても、瀉血が神聖な治療行為とされた時代があったことを思い出す必要がある」[4]。

表2（続き）

種類	種族	部位・方法	意味
スカリフィケーション（瘢痕成形）	アフリカ・バテケ族	胸部・上腕・腹部などの瘢痕成形	美的な理由、社会的地位・土地の権利・個人の標識、呪術的医療行為
	カメルーン・バンガ族		
	ナイジェリア・ティブ族		
	南米・グヤキ族	背中全体の瘢痕成形	男性の通過儀礼
	パプアニューギニア・カゴロ族	身体の大部分にわたるワニ様皮膚の瘢痕成形	男性性と強さの誇示
ピアス	ボルネオ先住民族	男性器の亀頭部分を左右に貫通するピアス	性交時の能力を高める
	アフリカの一部の先住民族	動物の骨や角などを鼻中隔に貫通させるピアス	男性性と強さの誇示
	アラスカ・エスキモー	口唇周囲や頬に、竹や木、動物の骨をはめ込むピアス	美的な理由？
身体成形	タイ・カレン族	首輪をつけて首を長く伸張させる	村から逃亡防止と美的な理由？

表2　先住民族におけるボディ・モディフィケーションの例
（文献4の記述をもとに、筆者が作成した）

種類	種族	部位・方法	意味
皮膚の切開	アメリカ・平原インディアン	肩や胸の皮膚切開	宗教的儀式（『太陽の踊り』）
	中東諸国	男性器に対する割礼	宗教的儀式・通過儀礼
	アフリカの一部の民族	女性器に対する割礼	女性の性欲・性感の低減？
身体の切断	ニューギニア・ドゥグン・ダニ族	少女の指の切断	葬儀の生贄
	アフリカ・ホッテントット族		婚約もしくは結婚の証
	オーストラリア先住民族		婚約の証
	北米インディアン・クロー族	自らの指を切断し、髪を切り落とし、身体を切り裂く	若い死者の喪に服するため
	アメリカ・マンダン族	左手の人差し指と薬指を切断	宗教的儀式
	アメリカ・平原インディアン	指を切断	
タトゥー（入れ墨）	ポリネシア・マオリ族	顔全体の入れ墨	個人・社会的地位の標識、敵の威嚇
	パプアニューギニア・モトゥ族	少女の成長に伴って入れ墨の領域を、腹部、胸部、背部、臀部、脚、顔へと広げていく	女性の生殖能力の発達段階を示す
	パプアニューギニア・ロロ族	少女の乳房・臍への入れ墨	婚約もしくは結婚していることを示す
	ボルネオ・カジャン族	手全体の入れ墨	男性の通過儀礼

Ⅲ．現代の一般青年におけるＢＭ

ＢＭに治療的な力があるということは、逆にいえば、ＢＭをした者は何らかのトラブルを抱え、それを癒す必要があったという意味にもとれる。事実、ファヴァッツァ[4]は、多数のピアスとタトゥーを自分の身体に施している人は、多くの精神医学的問題を抱えている可能性が高いと指摘している。この指摘は、ＢＭをたんに若者の流行と捉える見解を牽制する発言である。同様の立場から、香山[6]は、「ピアッシングやタトゥーは自己改造の表れだと考える人がいる。しかし、私はそうは思わない。リストカッターたちが死ぬためではなく、その瞬間に自分が生きていることを実感するために腕や手首を傷つけるように、身体のあちこちに穴を穿ち、墨を流し込む若者たちは、そうすることでその部位を中心とした自己感覚やリアルな身体感覚を手に入れようとしているのではないか」と述べている。多くの研究が、自傷による痛みが解離状態からの回復に有効であることを指摘しているが、ＢＭもまた同じように現実感を取り戻すための行為ではないかと疑っているわけである。

解離との関係は明らかではないものの、ＢＭの心理学的背景に言及した研究は少数ながら存在する。キャロールら[1]は、女子高校生を対象とした調査から、身体ピアスやタトゥーの程度が怒り特性尺度の得点と強い正の相関を示したことを報告している。またドリューら[3]は、大学生を対象とした調査によって、タトゥーの有無による心理的特性の相違を検討している。その結果によれば、タトゥーのある学生は、自分自身のことを冒険心に富み、創造的で、芸術的な才能があり、自分を危険な状況に身をさらす傾向があると捉えていた。彼らは、男女別の解析も行っている。それによれば、タトゥーのある男子学生は性的パートナーの数が多く、逮捕歴のある者や身体ピアスをしている者も多く認められた。一方、タトゥーのある女子学生では、アルコールの他にも違法薬物経験者が多く、万引き経験のある者や耳以外の身体部位にピアスをしている者も多かったという。これらの知見は、一般の青年におけるＢＭと新奇希求的もしくは反社会的な心理学的特徴との関係を示唆している可能性はあるが、特定の精神病理との関係を意味するものとはいえない。

ところで、筆者は、一般青年における耳のピアスでさえも、実は自傷と密接に関係している可能性があると考えている。我々の研究[14]では、女子高校生の14・3％に自分の皮膚を刃物で切るという自傷の経験が見られ、そうした自傷経験者では、高率な飲酒経験とともに、耳にピアスの穴を開けた経験を持つ者が有意に多かった。この結果は、一見すると、ピアスの穴を開けることが自傷のリスク要因であるような印象を与えるが、自傷経験者の自傷開始年齢の平均が12・6歳であったのに対し、最初にピアスをした年齢の平均は15・1歳であったことに注意する必要がある。つまり、ピアスは自傷行為の危険因子ではなく、自傷経験者に特徴的な行動と考えるべきであって、自傷経験者は、ピアスのような身体への侵襲的な行為に対する抵抗感が少ないと解釈すべきなのかもしれない。その意味では、自傷患者が耳介に多数つけているピアスも、自傷患者に見られる多方向性の「自分を大切にしない行為」の一つといえる。

Ⅳ．反社会的集団におけるＢＭ

古くから、ＢＭには反社会的なサブカルチャーとの親和性があることが知られてきた。多くの政府機関が、刑務所に服役した犯罪者たちへの烙印としてタトゥーを用いてきた歴史がある。同時に彼らは、権威への反抗、強さや攻撃性の誇示、さらには集団の結束感を高めるために、自ら好んでタトゥーを入れる傾向もある。こうした犯罪者のタトゥーへの嗜好が、一種の先祖返り的な原始的行動特性と捉えられた時代もあった。わが国で「ヤクザ」と通称される集団においては、タトゥー（「刺青」）の他に、「指詰め」や「玉入れ（女性に与える性感を高めるために、ペニスの皮下に小球を挿入する）」といったBMが見られる。特に後者は、女性を搾取する寄生的生活を意図したものであり、ここからも反社会的な生き方とBMとの密接な関係が窺われる。ちなみに、国内外を問わず、女性のタトゥーは娼婦――わが国においては芸妓など――で広く見られた歴史がある。

非行少年においてもBMは広く見られる行動である。筆者が調査で赴く少年鑑別所や少年院で出会う少年たちのなかには、前腕などに恋人や親友のイニシャルを彫っている者が多い。養育者との希薄な関係を補うように恋人や親友との関係に強烈にのめり込み、その絆を信じることを自らに言いきかせているようにも思える。それだけに、彼らは恋人や親友のささいな背信行為に過敏であり、裏切った恋人や親友に対する怒りは激烈である。

「イニシャル彫り」に関しては興味深い研究がある。ロスとマッケイ[11]は、カナダの女子少年院の調査から、被収容者の86％が自分の皮膚に何かを彫ったことがあり、その平均回数は少女1人当たり8・9回にもおよび、さらにそのエピソードの71％が皮膚に同性の親友のイニシャルを彫るというものであることを明らかにした。こうした行為は、親友への愛情の証として、親友に対する怒りや嫉妬の表現として、あるいは、親友の関心を自分に向ける方法として行われており、全く何も彫ったことのない少女よりも、1回だけ彫ったことのある少女の方が、心理的に健康な特徴が多く認められたという。こうした知見から、ロスとマッケイは以下のように結論している。「彫る行為は、少女たちの独立、自律、個人の自由を表現する手段であった。それは、青年期における独立を勝ちとり、自分たちの自由を侵害する大人に抵抗する方法であり、さらには、周囲の環境を操作するのにきわめて有効な方法でもあった……彫る行為は、少女たちに自分自身の人生と環境をコントロールしているという感覚を与えるものだった」。

北米におけるイニシャル彫りと同じ意義を持つBMとして、わが国では火のついた煙草を皮膚に押しつける「根性焼き」が知られている。なかには、これを有機溶剤酩酊下の痛覚が鈍麻した状態において行う者もいる。根性焼きは、その痛みを伴う行為自体が、一種の通過儀礼として非行集団の結束を高め、仲間の関心を引き寄せる機能を持つが、同時に火傷の痕が、集団への帰属の証としても機能していると考えられ、わが国の非行少年独特のサブカルチャーとして捉えられるかもしれない。

しかし、根性焼きをサブカルチャーの文脈だけで理解するのは危険である。我々は、少年鑑別所入所少年を対象として、「刃物で切るという自傷だけをしたことがある者（自傷群）」と「根性焼きだけをしたことがある者（根性焼き群）」を比較したことがある[8]。その結果、抑うつ傾向、解離傾向、違法薬物使用、被虐待歴、自殺傾向のいずれにおいても、自傷群において著明な精神病理が認められた。一方、根性焼き群では、上述の項目に関しては、いずれの行為をしたことのない者（対照群）とほとんど変わらない水準であった。けれども、自傷と根性焼きの両方を行ったことのある者では、上述の項目に関して自傷群をはるかに凌ぐ重篤な精神病理を呈しただけでなく、突き刺す、壁を殴る、壁に頭をぶつける、皮膚を掻きむしるなどの他の自傷を行い、また、タトゥーや身体ピアスがきわめて高率に認められたのである。この知見は、一部のサブカルチャー集団の中で容認されているＢＭでも、自傷が随伴している場合には、そのＢＭ自体も多岐にわたる自傷の一様態である可能性を示唆している。

Ｖ．青年期臨床におけるＢＭの意義――自傷としてのＢＭ

それでは、ＢＭは新しい精神科領域の臨床症候群なのであろうか？　もちろん、そうではない。この点についてウォルシュ[13]は以下のように述べている。「私自身は、こうした人たちはボディアートや身体改造という未開拓な領域で一風変わった冒険をしているのだと考えるようにしている。ある意味で、我々が彼らから学ぶべきことも少なくなかろうとも思う。彼らは、身体をその限界にまで追い込み、古くからある心身二元論のジレンマに挑戦することによって、何人も到達できない深い洞察を手に入れているかもしれない。いずれにしても、身体改造の限界に挑む人たちが心理学的治療の場に登場することは、きわめてまれなことである。彼らは自分の抱えている問題が相談室を訪れることで解決するとは考えておらず、したがって心理療法家に関心を持つこともなければ、挑戦してくることもない」。

しかし、これはあくまでも原則論である。ＢＭの他に何らかの自己破壊的な行動が併発している場合には、むしろ介入を検討する必要がある。その自己破壊的行動には、自傷行為、摂食障害、物質乱用・依存があり、場合によっては、自暴自棄的な暴力や性非行のような危険行動が含まれる。こうした併発障害がある場合、ＢＭの結果として身体にできる模様よりも、ＢＭの行為自体がもたらす痛みを必要としている可能性、すなわち自傷そのものである可能性がある。このような者は、専門家に依頼せずに自分の手でＢＭを行い、当然ながら感染に対する配慮も乏しいことが少なくない。

とりわけ自傷の臨床においては、BMに注意を払う必要がある。一般にBMを伴う自傷患者は、自傷の方法が多岐にわたり、しかも重篤な解離や違法薬物使用を認める者が多く、自殺企図のハイリスク群と考えなければならない。[8,9] また、治療状況に過剰適応しやすい患者ほど経過中にBMが生じやすい。自傷には、怒り、恥の感覚、あるいは孤立感といった不快感情に対処し、解離状態から回復を可能とする機能があるが、自傷を止めたからといって、不快感情が完全に消失したわけではないことを忘れてはならないであろう。過剰適応的な患者は、リストカットを止めようとする痩せ我慢的な努力から、目立ちにくい別の自傷――壁や物（時には自分自身）を殴ったり、爪で手掌を傷つけたりする行為――を使って、密かに不快感情に対処してしまうことがあるが、BMもそうした行動の一つとなりうる。したがって、耳のピアスも含めたBMも慎重にモニタリングしなければ、治療者は標的行動と精神状態のつながりを知るための「導きの糸」を見失ってしまうであろう。

なかには、「タトゥー（あるいは、身体ピアス）を入れたら自傷が止まった」という者もいる。確かに一定期間、自傷が止まることは少なくない。しかし多くの場合、しばらくすると自傷は再発する傾向がある。自傷を止めていくには何らかの置換スキルの体得が必要であるが、一般には暴力的な行動（例：サンドバッグを殴る、ボールを握りつぶす、大声を上げるなど）は短期的には有効な置換スキルであるものの、中長期的にはかえって自傷のトリガーとなってしまうことが多い。むしろマインドフルネスのように覚醒度を低下させ、気分を鎮静させる置換スキルが望ましいといわれている。[13] その意味で、BMが暴力的な置換スキルとなりうることに注意したい。もちろん、例外的にタトゥーによって自傷が止まった者もいないわけではない。筆者自身の臨床経験でも、タトゥーという、親世代が眉をひそめる永久的刻印づけを施すことによって、過干渉かつ支配的な養育者からの心理的自立を実現した患者に遭遇したことはある。

自傷やBMが突然出現して短期間のうちに急速に悪化する事例には、ことに慎重な対応が必要である。このような患者の場合、その背景に精神病性の代償不全が生じている可能性があり、自殺や他害的暴力などの危険が高まる。以下にそうした症例を呈示したい。

【症例A】15歳　男性

周産期異常はなく、発達も正常である。小学校時代に、肥満を理由に級友からひどいいじめを受けたことがある。誘因は明らかでないが、中学2年頃よりAは、急に権威的人物に対し反抗的な態度をとるようになった。学校では教師に暴言を吐いて授業を抜け出し、連日夜遊びをしては喧嘩を繰り返した。家庭では、親の干渉に爆発的に逆上して壁や家具を壊し、こうした行動の後に健忘を残した。まもなく暴力団員に喧嘩をふっかけて相手を負傷させたために逮捕され、最終的に保護観察処分となっている。

保護観察中のAは、自分なりに「暴れないように」努めるべく、怒りを感じた際には腕や脚をカッターで切ることで対処するようになった。また、「心が落ち着く」という理由から、短期間のうちに自ら耳介、鼻翼、眉、唇などの顔面各所に多数のピアスの穴を開けるようになった。その際、痛みはあまり感じなかったという。こうした対処は、他害的暴力を抑えるのには一定の効果があったものの、前回逮捕から3カ月後に起こった、知人に恋人を奪われるという事態には無効であり、激しい怒りに駆られたAは、その知人を角材で殴打して重傷を負わせ、少年鑑別所入所となった。

少年鑑別所入所にて筆者が診察した際、Aは、「以前は、頭に来ると記憶が飛んで暴れてしまったが、自傷するようになってからは、『キレる』ことは少なくなり、記憶も飛ばなくなった」と述べた。しかし他方で、自傷の範囲は拡大し、その頻度も増加しており、自分で開けたピアスの穴は化膿していた。Aの腕には自傷創の痕だけでなく、恋人のイニシャルを彫り込んだ痕がみられ、「今度は本格的なタトゥーを入れる」と語っていた。なおAは、摂取カロリーを気にして意図的に食事摂取量を制限しており、少年鑑別所入所中の日記には自殺を仄めかす言葉があった。

その後Aは、移送先の少年院で幻聴などの精神病状態を呈し、医療少年院に転院となった。

Aは、青年期に暴力的で危険を顧みない行動を呈し、その後、他害的暴力への対処として自傷を開始すると、短期間で重篤なエスカレートを示して、身体ピアスによる痛覚刺激をも必要とした症例である。解離症状や食行動異常の併発も含め、Aには矯正施設における男性自傷者の臨床的特徴[9]が認められたが、医療少年院での最終的な診断は統合失調症であった（ただし、筆者は解離性同一性障害の可能性も否定できないと考えている）。

自傷には、不快感情や内的混乱や干渉・競合する思考を一時的に抑制する効果がある。本症例でも、病的過程に対抗するために無意識のうちに自傷やBMが用いられたと推測されるが、急激な病勢には不十分であり、最終的に代償不全に陥ったのであろう。

Ⅵ．おわりに――ＢＭとしての自傷

最後に、自傷患者の治療過程でしばしば遭遇する問題に触れておきたい。一定期間自傷が止まっている患者が、「腕の傷痕を消したい。良い形成外科医を紹介してもらえないか」と訴えてくることがある。この訴え自体は決して悪い兆候ではない。なぜならこれは、基本的信頼感の毀損から、「自傷さえあれば誰の助けもいらない」「他の誰のものでもない、自分の身体なのだからかまわない」と思い込んで、他者への直接的な感情表出を諦めていた患者が、その自傷肯定的な価値観を手放したことを意味する発言だからである。

しかしこのような場合、筆者は傷痕を消すことに婉曲に反対することが多い。というのも、傷痕を消す努力を始めた患者は、なぜかその後まもなく自傷が再発するからである。再発した理由の一部は、自分の過去を切り捨てて性急に社会復帰（半袖の制服を着る仕事に就くことが多い）を試みるなかで対人葛藤に巻き込まれたことであったり、あるいは、「どうせまた切るから手術はしない」というにべもない形成外科医の言葉に傷ついたことであったりする。だがそれ以上に、理由が不明であることの方がずっと多い。

筆者は、ファヴァッツァ[4]と同様に、自傷の傷痕には「瘢痕組織の形成が心理的な癒しを象徴する」機能があるのではないかと考えている。いいかえれば、ＢＭには痛みをもたらす自傷としての機能があるが、同時に、自傷痕にもスカリフィケーションの瘢痕模様と同じ機能があるように思えてならないのである。不思議なことであるが、「傷痕を見ると安心する。でも、傷が治って消えてくると、また切りたくなる」と語る自傷患者は少なくない。傷痕には、祈りや呪術と同じように、癒しと再生を象徴する「お守り」の役割があるのかもしれない。

自傷する者の不安定な対人関係や葛藤処理のあり方を要約した表現として、cut away（「切り捨てる」）というものがある。[2] 自傷の治療は、問題行動の消失ではなく、新しい生き方の確立——嗜癖臨床にならってこれを回復といいかえてもいいだろう——を目標とすべきであるが、そうであればこそ、自傷患者は、苦しかった疾風怒濤の過去を否定して「切り捨てる」のではなく、過去を統合しつつ、時間をかけて他者との親密な関係を築くという生き方を学ぶ必要がある。傷痕は大切に守られるべきである、と筆者が考えるのは、まさにそうした理由からである。

■文献

(1) Carroll, L. & Anderson, R.: Body piercing, tattooing, self-esteem, and body investment in adolescent girls. Adolescence, 37; 627–637, 2002.

(2) Conterio, K. & Lader, W.: Bodily Harm. Hyperion, New York, 1998.

(3) Drew, D.R., Allison, C.K. & Probst, J.R.: Behavioral and self-concept differences in tattooed and non-tattooed college students. Psychol. Reports, 86; 475–481, 2000.

(4) Favazza, A.R.: Bodies Under Siege: Self-mutilation and body modification in culture and psychiatry, 2nd ed. The Johns Hopkins University Press, Baltimore, 1996.（松本俊彦監訳『自傷の文化精神医学』金剛出版、東京、２００９。）

(5) 金原ひとみ『蛇にピアス』集英社、東京、２００３。

(6) 香山リカ『多重化するリアル――心と社会の解離論』廣済堂出版、東京、２００２。
(7) 間宮栄三『ピアッシング・バイブル』コアマガジン、東京、１９９８。
(8) Matsumoto, T., Yamaguchi, A., Chiba, Y. et al.: Self-burning versus self-cutting: Patterns and implications of self-mutilation; A preliminary study of differences between self-cutting and-burning in a Japanese juvenile detention center. Psychiatry Clin. Neurosci., 59; 62–69, 2005.
(9) Matsumoto, T., Yamaguchi, A., Asami, T. et al.: Characteristics of self-cutters among male inmates: Association with bulimia and dissociation. Psychiatry Clin. Neurosci., 59; 319–326, 2005.
(10) Menninger, K.A.: Man against Himself. Harcourt Brace Jovanovich, New York, 1938.
(11) Ross, R.R. & McKay, H.B.: Self-mutilation. Lexington Books, Lexington, 1979.
(12) Walsh, B.W. & Rosen, P.M.: Self-mutilation. Guilford Press, New York, 1988.（松本俊彦、山口亜希子訳『自傷行為――実証的研究と治療指針――』金剛出版、東京、２００５。）
(13) Walsh, B.W.: Treating Self-injury: A practical guide. Guilford Press, New York, 2005.
(14) 山口亜希子、松本俊彦「女子高校生における自傷行為――喫煙・飲酒、ピアス、過食傾向との関係――」精神医学、47：５１５–５２２、２００５。
(15) 山下柚実「『後戻りできない身体』を求め――女の子がタトゥーを入れる理由」読売ウィークリー、２００６、６・４号、81–83頁。

第10章　思春期・青年期のうつと破壊的行動
――不快感情の自己治療の試み

I．様々な問題の背景にある気分障害

思春期・青年期の臨床において、古典的な意味でのうつ病や躁うつ病の中核的症例は比較的めずらしい部類に入る。しかし、それは10代における気分障害が稀少であることを意味しない。たとえば、ハリントンの総説[3]において、一般人口における思春期・青年期年齢の者におけるうつ病性障害の有病率は2・0〜8・0％と報告されていることを踏まえれば、むしろ比較的ありふれた病態であるといえよう。

実際の臨床場面において思春期・青年期における気分障害は、しばしば他の精神医学的診断や多彩な行動化を伴って登場し、操作的診断における重複障害の一つとして診断名が併記されていることが少なくない。事実、傳田ら[2]は、児童・青年期の気分障害患者の63％に何からの重複障害が認められ、しかも、その半数以上を摂食障害が占めていたと報告している。筆者自身

の臨床経験を振り返っても、自傷行為や自殺企図を繰り返す若年患者の多くが、境界性パーソナリティ障害の診断とともに、気分障害の診断がなされていた。それから、若年者の気分障害と非行や触法行為との関連も忘れてはならない。国内にはこれを検証した研究はないものの、海外の研究では、10代の気分障害に併存する診断名として最も多いのは行為障害といわれている。[1]

そう考えてみると、清水[7]が「成人よりも激しい行動化が多い」と指摘した通り、思春期・青年期の気分障害は自他に対する様々な破壊的行動と密接に関連しているのかもしれない。いいかえれば、自己破壊的行動には、摂食障害――自覚的には自傷的な意図はないが、反復されることで結果的に健康を損なう行動という意味で、無意識的な自己破壊的行動である――から明らかな自殺企図までが含まれ、一方、対他的破壊的行動には、他人の身体や財産に危害を加えたり、共同体の規範を逸脱したりする行動が含まれる。そして、今回、筆者が本稿で取り上げたいのは、後者の場合には精神保健的支援から漏れやすいという事実である。

本稿では、まず、筆者がここ数年関与している少年鑑別所で遭遇した、思春期・青年期の気分障害症例を提示し、そのうえで、気分障害が思春期・青年期の若者の行動に与える影響について論じてみたい。提示するのが少年鑑別所入所者の症例であることは、その大半が行為障害と診断可能な症例であることを意味しており、国内研究がカバーし切れていない部分を補足する意義がある。

なお、提示する症例は、複数の典型例をつなぎ合わせた架空症例である。

Ⅱ．うつ病性障害の症例

【症例1】16歳　男性
診断：大うつ病性障害，行為障害，アルコール乱用
生育歴：幼少時には両親間の暴力を連日のように目の当たりにしながら生育し，本人自身も両親から激しい体罰を繰り返し受けていた。
現病歴：両親離婚後の中学1年時より，本人は意欲減退を自覚し，それまで非常に熱心に取り組んできた部活動や学業を放擲するようになった。まもなく「消えてしまいたい」「死んでしまいたい」という自殺念慮や，「胸を圧迫されるような，耐えられない」苦悶感を自覚するようになり，こうした不快感情を緩和するために，拳で壁を殴ったり，前腕を切ったりした。中学3年の終わり頃には，自殺の意図から市販薬を過量服用し，救急病院に入院した。これを機に精神科クリニックへの通院を始めるも，薬物療法の効果発現前に治療中断となった。その後，抑うつ気分と不眠を軽減する意図から，アルコール乱用を呈するようになった。こうした状況を憂慮した実父が本人を厳しく叱責したところ，突然，本人は家出をし，以後数カ月間にわたって野宿生活を送ることとなった。この野宿生活のなかで，空腹をしのぐために食料品の窃盗を行っていたのが発覚し，少年鑑別所入所となった。

【症例2】18歳　女性
診断：気分変調性障害，幻覚剤乱用

生育歴：幼少時に先天性心疾患の手術目的の入院を数回経験している。また、中学では、級友からのいじめを受けて教室で孤立したが、登校は続けた。

現病歴：高校入学直後（15歳）に、友人とのささいな仲違いを機に、気分の落ち込みを自覚し、不登校となった。この頃より手首の自己切傷、あるいは、皮膚をつねったり、自身の身体を殴ったりするという自傷行為を呈するようになった。こうした行動は、自身の苛立ちを軽減する意図から行われていた。高校2年時（16歳）には高校を中退し、以後2年以上にわたって自宅に閉居し、昼夜逆転かつ過眠気味の生活を送りながら、自室でパソコンに向かってネットサーフィンをして過ごした。両親から就労を急かされたものの、意欲低下や「身体が鉛のようにだるい」という理由から就労を拒んだ。そのような生活のなかで、鬱屈した気分を緩和する目的から、インターネットを介して入手した、ＭＤＭＡやゴメオ（5-MeO-MIDP）などの規制薬物を乱用するようになったところ、麻薬及び向精神薬取締法にて逮捕され、少年鑑別所入所となった。

うつ病性障害の2症例について

症例1では、幼少時から直接的および間接的に暴力に曝露される生育歴を持っており、思春期に入ってまもなく、両親の離婚を機に意欲低下を呈し、不快感情への対処として自傷行為やアルコール乱用を呈している。また、自殺行動も呈している。なお、思春期・青年期における家出は、自殺のサインとしてよく知られている行動である。

一方、症例2では、ささいな誘因から慢性持続性の抑うつ状態となり、社会的なひきこもりを呈しているが、その一方でインターネット上の知り合いと活発にコミュニケーションをとり、様々な情報を収集するなど、その活動性は状況依存性に変化している。睡眠障害のパターンや身体のだるさに関する訴えから、非定型うつ病やディスチミア親和型うつ病との近縁性も想定されよう。ちなみに、この症例でもまた、不快感情への対処として、自傷行為や物質乱用が認められている。

Ⅲ．双極性障害の症例

【症例3】15歳　男性

診断：双極性Ⅱ型障害、アルコール乱用

生育歴：幼少時に両親が離婚し、実母に養育された。小学校低学年時には、実兄から理不尽な暴力による虐待を受けていた。小学校では、教室で落ち着かない児童として教師から繰り返し叱責を受けていたが、中学年になると、教師に対する反抗的・挑戦的態度が目立つようになった。中学入学後には、不良交遊がはじまり、集団万引き、けんか、飲酒・喫煙などの非行行動が見られるようになった。なお、実母にうつ病による精神科治療歴がある。

現病歴：中学3年（15歳）になってからほとんど睡眠をとらずに夜遊びをし、そのなかで大量のアルコールを摂取するようになった。また、攻撃性が顕著となり、「嫌いな教師への復讐」という理由から学校の窓ガラスを割り、ささいなことで激昂して友人に暴力をふるって傷害を負わせた。しかし、その後まもなく、特に誘因なく悲哀感を自覚し、特に誘因なく涙が出てしまうようになり、対人場面を避けて不登校となった。また、漠然とした自殺念慮が高まってマンションの高層階から飛び降りることを空想したり、「自分でも気がつかないうちに」、自らの上腕を切っていたりする現象も見られた。このため、精神科クリニックに受診し、抗うつ薬の投与を受けてこうした状態は改善へと向かったが、その矢先にアルコール酩酊下で傷害事件を起こし、少年鑑別所入所となった。

【症例4】15歳　女性

診断：双極性Ⅱ型障害

生育歴：幼少時に両親が離婚し、母親から体罰を伴う過度に厳格な養育を受けた。小学校時代、級友からのいじめに遭い、暗く無口な児童として過ごした。なお、実母にはうつ病による精神科治療歴がある。

現病歴：小学校6年時（12歳）に意欲低下と食欲不振を自覚し、体重が著減したが、約1カ月後には自然軽快した。中学入学後は、部活動に非常に熱心に取り組み、最終的に部長を務めたが、中学3年時（15歳）に、再び意欲低下や食欲不振を呈するとともに、絶望感や自殺念慮を自覚するようになった。また、対人恐怖・外出恐怖を呈し、不登校となった。さらには、「電話の音がずっと鳴っている」という要素性幻聴が出現し、「死なないために」という意図から前腕を自傷した。しかし、この挿話も半年後には自然軽快し、保健室登校が可能となり、食欲が亢進して体重が増加した。さらに、外出が頻繁となり、夜遊びのなかでアルコール乱用を呈し、異性交遊が活発化するなかで不特定多数の異性との逸脱的な性交渉を呈した。こうした生活の結果、虞犯として少年鑑別所入所となった。

双極性障害の2症例について

症例3と症例4は、虐待体験と気分障害の遺伝負因の存在に関して共通点があるが、その行動には性差による表現型の違いもある。男性例である症例3では、典型的なDBD（disruptive behavioral disorder：破壊的行動障害）マーチ[5]の発達プロセスを経た後に、攻撃性・不機嫌を前景とする混合状態を経て、自殺念慮を伴ううつ病エピソードを呈している。

一方、女性例である症例4の場合には、12歳時に比較的軽症のうつ病エピソードからはじまり、中学入学後に一旦、正常範囲内の過活動を経て、誘因なく自殺念慮を伴ううつ病エピソードが半年間続いている。そのエピソード期間にわたって不快感情への対処としての自傷行為も見られ、その極期には一過性に要素性幻聴が出現して、その後、軽躁エピソードに一致して性的逸脱行動を呈している。

大井[6]は、児童期・青年期の双極性障害について、非定型もしくは混合病像をとりやすく、短期間の病相を比較的頻回に反復する傾向があると述べているが、この2症例はそうした特徴を備えていると思われる。また、いずれの症例も、軽躁エピソードにおける破壊的もしくは逸脱的行動は、パーソナリティ障害の範疇でも捉えうるような行動である。全体の経過を知って、そこでようやく、「あれは軽躁エピソードだったのか」と後方視的に理解されるところに、診断の難しさがある。

Ⅳ．非行少年の症例から見えてくるもの

今回提示した4症例は、思春期・青年期の気分障害を代表するものとはいえないが、少年鑑

別所入所者の気分障害としては、しばしば遭遇するタイプの症例である。

この4症例に共通する特徴は次の2点である。一つは、幼少時期における苛酷な養育環境やいじめ被害など、自身の存在を否定される体験をしていることである。こうした被害体験は、自尊心や自己効力感に深刻なダメージを与えるだけでなく、子どもの基本的信頼感を破壊し、精神的苦痛にさらされた際の援助希求能力に抑制的に作用する可能性がある。また、今回提示した症例では明らかではないものの、様々な被害体験の影響が、気分障害の病態に解離性の修飾をする可能性もある。

もう一つの特徴は、精神的苦痛に対して自傷行為やアルコール・薬物の乱用によって、一種の自己治療を行っていることである。非自殺性の自傷行為がしばしば不快感情を軽減する目的で行われていることはよく知られているが、物質乱用にも同じ効果がある。カンツィアン[4]は、若年者のアルコール・薬物依存者の多くが、気分障害や不安障害の症状を緩和するために物質を使用していると述べている。

こうした自己治療の背景には、基本的信頼感の欠如や援助希求能力の乏しさにもとづく、「誰にも頼れない、自分で何とかしなきゃならない」という「背水の陣」的な信念がある。けれども皮肉なことに、こうした自己治療的な対処は、かえって本人から様々な支援を遠ざけてしまう。というのも、こうした対処は、いたずらに人騒がせな行動、あるいは、道徳に背いた反社会的な行動と見なされがちである。また、自分で苦痛を一時的に軽減してしまっているせいで、周囲にもその苦痛の深刻さが伝わりにくいという問題もある。それだけに、気分障害に罹患する非行少年は、その破壊的行動が示す意味が精神保健的文脈で理解されにくく、保健福祉的支援から外れてしまいやすいのである。

筆者は、非行少年の気分障害に注目し、これに対して精神医学的もしくは精神保健的介入を行うことは、単に彼らのメンタルヘルスに資するだけではなく、その犯罪性の進展を抑止し、社会安全に貢献する可能性もあると考えている。

V. おわりに――思春期・青年期の援助のために

本稿では、思春期・青年期の気分障害を論じるために、非行少年の気分障害症例を取り上げた。これらの司法症例は、一見すると、一般の精神科臨床・心理臨床の現場には縁遠いように思えるかもしれない。しかし、冷静に自身の臨床経験を振り返ってみてほしい。少なくない援助者が、1~2回の面接で治療が途切れた若年者のなかに、これらとよく似た症例が混じっていたことに思いいたるのではなかろうか？

ここで述べたことは何も非行少年だけにかぎらない、というのが筆者の考えである。児童期よりはいくらかましとはいえ、一般の思春期・青年期の若者のなかにも、抑うつ気分や不快感情の言語化能力がいまだ不十分な者は少なくない。とりわけ精神科臨床において自傷行為と遭遇することが増えた近年、気分障害と不快感情の自己治療という文脈から、思春期・青年期における様々な問題行動を読み解く試みには、一定の臨床的意義があるように思われる。

■文献

(1) Angold, A., Costello, E.J.: Depressive comorbidity in children and adolescents: Empirical, theoretical,

and methodological issues. Am. J. Psychiatry, 150; 1779–1791, 1993.

(2)　傳田健三、佐々木幸哉、朝倉聡他「児童・青年期の気分障害に関する臨床的研究」児童青年精神医学とその近接領域、42：277–302、1997。

(3)　Harrington, R.: Affective disorders. In: (ed.), Rutter, M., Taylor, E., Hersov, L. Child and Adolescent Psychiatry: Modern approaches, 3rd ed. Chapter 19, Blackwell Science, Oxford, p.330–350, 1994.

(4)　Khantzian, E.K.: Self-regulation and self-medication factors in alcoholism and the addictions: Similarities and differences. In: (ed.), Galanter, M. Recent Developments in Alcoholism, Plenum, New York, p.251–277, 1990.

(5)　Lahey, B.B., Loeber, R.: Framework for a developmental model of oppositional defiant disorder and conduct disorder. In: (ed.), Routh, D. K. Disruptive Behavior Disorders in Childhood, Plenum, New York, p.139–180, 1994

(6)　大井正已「若年者のうつ状態に関する臨床的研究―年齢と病像の変遷との関連を中心に―」精神神経学雑誌、80：431–469、1978。

(7)　清水將之「児童期、青年期の躁うつ病」大熊輝雄（編）『躁うつ病の臨床と理論』医学書院、239–253頁、1990。

第11章 トラウマ、自傷、反社会的行動
――少年施設男子入所者の性被害体験に注目して

I．はじめに――男性の性被害という闇

最近10年間のうちにトラウマに関連する問題は、精神医学・心理学研究者の関心を集めるようになり、災害によるトラウマだけではなく、様々な虐待による慢性的なトラウマに関する研究も進歩を見せている。なかでも性的虐待は、「レイプ被害後の外傷後ストレス障害（posttraumatic stress disorder：ＰＴＳＤ）発症率は自然災害後の発症率の約5倍高い」という報告[11]からも明らかなように、トラウマ臨床の最重要課題の一つである。また性被害体験は、自傷や自殺企図などの激しい行動化を呈する境界性パーソナリティ障害の女性患者にも見出されることがあり[14,16,30,33]、一般精神科臨床でも看過してはならない問題である。

このようにして精神医学の文脈のなかで市民権を得た性的虐待であるが、実はそれも女性を被害者とする場合に限られている。事実、女性の性被害が注目を浴びる一方で、男性の性被害

に関しては、いまもって議論されること自体がまれである。もちろん、90年代後半以降、アイスレイとゲーレンベック＝シム[9]が、レイプ被害者の5〜10％が男性であることを報告し、ケスラーら[12]が、レイプ後のＰＴＳＤ発症率は女性よりも男性の方が高いことを明らかにするなど、次第にこの問題への関心は高まってはいる。とはいえ、男性の性被害は、いまだ精神医学・心理学領域の「暗黒大陸」といってよい。

もっとも、精神医学・心理学において男性の性被害体験が取り上げられなかったのには、ある意味、無理からぬ事情もある。というのも、男性の性被害が問題として認識されたのは、医療機関ではなく、司法関連機関においてであったからである[3]。たとえばジョンソンら[11]は、刑務所の成人男性受刑者の59％に児童期における性的虐待の被害体験が認められたことを報告し、ウォルフら[32]は刑務所内における受刑者同士の性加害・被害行動が釈放後に他害的行動に繋がる可能性に警鐘を鳴らしている。この男性における性被害体験とその後の他害的行動との関係については、すでにわが国の杉山と海野[27]も指摘している。すなわち、レイプ被害を受けた場合、女性はＰＴＳＤ症状など内在化を示す傾向が見られるのに対し、男性の場合には、性的加害などの性化行動として外在化されやすいというのである。こうした特徴も男性性被害者が司法機関で多く見られる理由なのかもしれない。

だが、本当に司法関連機関に入所している男性には、性的虐待の経験者が多いのであろうか？

Ⅱ．少年施設における性的虐待の経験率

司法関連機関における男性の性被害の実態を明らかにするために、筆者らは、無記名の自記式アンケートによる調査を行った。[18] 性被害については、「これまでセックスを強要されたことがありますか？」という質問文で、性行為の強要被害の体験を尋ねる方式をとった。対象は、某県のA少年鑑別所収容中の男女少年２４１名、ならびにB少年院収容中の男子少年50名であり、対照群として、同じ某県２カ所の公立高校の生徒３１６名にも同じ調査を実施した。

その結果を**表1**に示す。性被害体験は、女子において56・7％ときわめて顕著であるものの、男女ともに少年施設（少年鑑別所・少年院）入所者は、一般高校に比べて著しく性被害体験を持つ者が高率であった。**表1**の下の段には、少年施設群と一般高校群の年齢を一致させたサンプルで比較を行った結果が示してある。この知見は、少年施設入所者――その多くが「非行少年」である――の場合、女子はいうに及ばず、男子の場合にも、性被害体験の割合が高いことを意味している。

少年施設男子入所者の性被害体験率として9・3％という数値は、筆者らが以前、20代前半の少年刑務所成人男性被収容者を対象とした調査[17]における数値11・8％と近似している。また、一般高校生男子の0・6％という性被害経験率については、わが国の男子高校生・大学生における性被害体験率（レイプ未遂・既遂率）に関する先行研究（内山らの[29]0・5％、中嶋らの[22]2・7％、小西らの[13]1・5％）と比べて、著しく逸脱した値ではない。その意味で、概ね妥当な結果といえるであろう。

表1　少年施設（少年鑑別所．少年院）入所者と一般高校生における性的虐待の経験率の比較

各集団全体での比較	男性 少年鑑別所入所者 n = 220	男性 少年院入所者 n = 50	男性 一般高校生 n = 116	χ^2 or t/F	女性 少年鑑別所入所者 n = 22	女性 一般高校生 n = 200	χ^2 or t
年齢（歳± SD）	16.9 ± 1.6	19.3 ± 0.8	16.2 ± 0.7	112.90***	15.7 ± 1.6	16.4 ± 1.6	4.20***
性行為の強要被害	9.1%	12.0%	0.6%	14.70**	56.7%	4.3%	22.84***
	9.3%						

各集団の年齢を一致させたサンプルでの比較	男性 少年施設 n = 113	男性 一般高校生 n = 116	χ^2 or t	女性 少年鑑別所入所者 n = 22	女性 一般高校生 n = 200	χ^2 or t
年齢（歳± SD）	16.2 ± 0.8	16.2 ± 0.7	0.28	16.4 ± 1.4	16.4 ± 0.6	0.276
性行為の強要被害	8.6%	0.6%	11.10**	59.1%	4.3%	65.06***

* p<0.05, ** p<0.01, *** p<0.001

一方、海外の知見と比較してみると、たとえば米国における調査[11]でも、矯正施設男性被収容者では一般人口に比べて性被害体験を持つ者の割合が高いことが明らかにされている。もっとも、海外の先行研究での場合、男性の性被害体験率について、一般人口では7・2%、[25]34%、[26]矯正施設男性被収容者では59%と、[10]いずれの集団でも段違いに高い数値が報告されており、これが「性被害体験」の定義の相違によるものなのか、あるいは文化的背景の相違によるものなのかは、容易には判断がつかない。

それにしても、なぜ矯正施設に収容されている男性では、一般人口に比べて、性被害体験率が高いのであろうか？　これにはおそらく三つの理由が考えられる。第一に、異性との性的接触が制限されている矯正施設内では、男性被収容者による他の男性被収容者に対する性的加害行為が問題となることがあり、[3]結果的に被害体験を持つ者が生じる可能性がある。第二に、矯正施設被収容者のなかには、虐待や早期からの不適応行動により幼少期を養護施設で過ごした者も少なくないが、すでに指摘されているように[29]、養護施設内で他児や職員による性被害に遭遇している者がおり、これが性被害体験者の割合を押し上げている可能性がある。そして最後の理由として、海外の研究[12]が指摘しているように、性被害体験が様々な非行や犯罪を促進する可能性も否定できない。

いずれにしても、強調しておかねばならないのは、一般高校生、少年鑑別所、少年院という順に、非行性・犯罪性・社会逸脱傾向が重篤な集団になるにしたがって、その集団における性的虐待の被害経験率が高い、ということである。この事実は、各集団の年齢分布に差があることを差し引いても、性的虐待と反社会性との関連を推測させる結果といえないであろうか？

Ⅲ．性被害体験を持つ少年施設男子入所者の自傷・自殺

冒頭でも述べた通り、性的虐待経験を持つ女性患者のなかには、自傷や自殺企図などの激しい行動化を繰り返す者が少なくなく、しばしば重篤な抑うつや解離といった精神医学的症候も認められる[14,16,30,33]。それでは、はたして性的虐待経験を持つ男性の場合にも、同じような特徴は認められるのであろうか？　このことを明らかにするために、筆者らの調査では、少年施設男子入所者に対して、自己切傷や自殺念慮・自殺企図といった自殺関連行動の経験を尋ねるとともに、うつ病に関する自記式評価尺度であるＫ10[6]、ならびに、若年者の解離性障害に関する自記式評価尺度である青年期解離体験尺度（Adolescent Dissociative Experience Scale：ＡＤＥＳ）[16]も実施している。

表2　少年施設（少年鑑別所・少年院）男性入所者における被虐待体験と自殺関連行動の関係に関する単変量比較

	養育者による暴力の反復被害 n = 46 (+)	n = 224 (−)	dF	χ2 or t	性行為の強要被害 n = 25 (+)	n = 245 (−)	dF	χ^2 or t
自己切傷の経験	32.6%	11.2%	1	13.9***	40.0%	12.0%	1	14.2***
自殺念慮の経験	52.2%	20.5%	1	19.9***	44.0%	25.2%	1	4.0**
自殺企図の経験	21.7%	7.1%	1	9.3**	20.0%	9.0%	1	3.0
K10	22.6 ± 10.7	18.7 ± 8.6	221	2.5**	18.9 ± 6.8	19.4 ± 9.4	213	0.3
ADES	2.2 ± 2.1	1.1 ± 1.2	239	4.6***	2.1 ± 1.6	2.2 ± 1.4	231	2.7**

IES-R: Impact of Experience Scale Revised, Japanese version
ADES: Adolescent Dissociative Experience Scale
* p<0.05, ** p<0.001, *** p<0.001

表2は、少年施設男子入所者を、それぞれの被害体験の有無で2群に分けて、単変量比較を行った結果である。表からも明らかなように、養育者による暴力の反復被害（身体的虐待）を受けた経験のある者は、自己切傷、自殺念慮、自殺企図の経験を持つ者が有意に多く、K10得点およびADES得点が有意に高かった。一方、性行為の強要被害の経験を持つ者では、自己切傷と自殺念慮の経験を持つ者が有意に多く、ADES得点が有意に高かった。

続いて、交絡因子の影響を除去して、それぞれの被虐待体験に直接的に関係する要因を明らかにするために、ロジスティック回帰分析を行った。具体的には、養育者による暴力の反復被害および性行為の強要被害の経験をそれぞれ従属変数とし、**表3**の単変量比較において有意差の見られた項目を独立変数として強制投入し、適切なロジスティック・モデルを求めたわけである。その結果が**表3**である。表から明らかなように、養育者による暴力の反復被害に有意に関係する要因はAD

表3　少年施設男性入所者における被虐待歴と自殺関連行動に関する多変量解析

	養育者による暴力の反復被害			性行為の強要被害			
	B	Odds ratio	95%CI	B	p	Odds ratio	95%CI
自己切傷の経験	0.648	1.912	0.896−4.081	**1.402**	**<0.001**	**4.065*****	**1.916−8.624**
自殺念慮の経験	0.662	1.940	0.943−3.991	0.464	0.221	1.591	0.757−3.346
自殺企図の経験	0.911	2.487	0.979−6.316				
K10	0.008	1.008	0.968−1.049				
ADES	**0.233**	**1.262***	**1.027−1.551**	0.129	0.230	1.138	0.922−1.405

IES-R: Impact of Experience Scale, Revised
ADES: Adolescent Dissociative Experience Scale
CI: Confidential Interval
* p<0.05, ** p<0.001, *** p<0.001

ES得点のみであり、一方、性行為の強要被害に関係する要因は自己切傷の経験のみであった。

さらに、養育者による暴力の反復被害と性行為の強要被害の両方の経験のある者、いずれか1つだけ経験のある者、いずれもない者という3群間で、様々な自殺関連行動、および抑うつや解離の程度に関する比較を行った（**表4**）。すると、2つの被害体験を持つ者では、自己切傷、自殺念慮、自殺企図のいずれも高率に認められただけでなく、ADESの平均得点が3・5±1・6と、英語版の解離性障害のカットオフ[1]に近い高得点を示したのである。以上の結果は、身体的および性的虐待の経験を持つ少年施設男子入所者は、自傷行為、自殺念慮、自殺企図といった自殺関連行動の経験を持つ者が多く、解離傾向も著明であることを示しており、先行研究[14,16,30,33]において指摘されている、女性の性被害体験者と同様の特徴があるといえる。

得られた結果をもう少し詳しく検討してみた

表 4　少年施設男性入所者における被害体験の多種性と自殺関連行動および抑うつ・解離に関する比較

	被害体験なし	1 つの被害体験（CPA or CSA）	2 つの被害体験（CPA+CSA）	df	χ^2 or F
	n=197	n=54	n=8		
自己切傷の経験	7.8%	24.6%	75.0%	2	47.0***
自己頭部打撲の経験	18.7%	24.6%	62.5%	2	10.0**
自殺念慮の経験	19.5%	41.5%	75.0%	2	26.2***
自殺企図の経験	4.6%	13.8%	37.5%	2	20.0***
K10	18.7 ± 8.8	21.3 ± 10.6	22.1 ± 6.9	2,212	1.8
ADES[a]	1.1 ± 1.2	1.7 ± 1.9	3.5 ± 1.6	2,230	13.8***

p<0.05, ** p<0.001, *** p<0.001
CPA: Childhood Physical Abuse, CSA: Childhood Sexual Abuse
[a] Bonferroni's post hoc test, 2 つ > なし , p<0.001; 2 つ >1 つ , p=0.003; 1 つ > なし , p=0.019

い。それぞれの虐待経験単独で見た場合には、自殺関連行動は性的虐待よりも身体的虐待でより顕著であった。ただし、いずれの場合も、自殺念慮や自殺企図との関連は単変量解析では有意ではあったものの、多変量解析では有意な因子としては残らず、身体虐待は解離傾向と、また性的虐待はリストカットのような自己切傷と密接に関連するという結果であった。おそらく身体的・性的虐待の経験は、それ自体が直接的に自殺行動に関係するというよりも、他要因との複合や時間経過のなかで間接的な影響を与えている可能性がある。

　とはいえ、性的虐待と関係することが示された自傷行為は、仮にそれが自殺の意図を欠いた非致死的な身体損傷であったとしても、中長期的にはきわめて重要な自殺の危険因子であることが指摘されている。[22] また、身体的虐待と関係する解離傾向についても、自己破壊的行動を促進する重要な因子であることが指摘されている。[15,30,32] その意味でとりわけ注意すべきなのは、身体的虐待と性的虐待双方を受けた経験のある者である。本研究では、身体的・性的虐待双方の経験のある男性入所者の場合には、自傷・自殺などの自殺関連行動がきわめて広範に認められている。

宮地[21]によれば、男性性被害者に広く見られる心理的問題として、「こんな目に遭うのは自分が悪いからだ」という自己嫌悪や恥辱感、あるいは「打ち明けても誰にも信じてもらえない」という人間不信、さらには、「助けを求めてはいけない」という援助希求行動の障害が挙げられるという。これらはいずれも、ホートンら[7]が強調する、若年者の自殺行動における危険因子である。実際、宮地[21]の総説にも、見知らぬ男性に強引に射精させられた半年後に自殺した男性性被害者のエピソードが紹介されている。男性性被害者は自殺のハイリスク集団である、という認識が必要かもしれない。

Ⅳ．性被害体験の内容と心的外傷の重症度

男性が受ける性被害の内容は一体どのようなものであろうか？　筆者らは、少年施設男子入所者における「性行為の強要被害」経験者25名について、その性被害体験に際しての加害者、ならびに具体的な行為の内容を調べた（**表5**）。それによれば、加害者は、女性の友人・先輩が最も多く、次いで男性の友人・先輩であり、近親者をあげている者は少なかった。女性の性被害の多くが、男性を加害者とするのと比べ、男性の場合には、男女いずれもが加害者となり

表5　少年施設男性入所者25名における性被害の強要被害体験の内容

性行為を強要した加害者（回答者25名：複数回答あり）		強要された行為の内容（回答者25名：複数回答あり）	
女性の教師	1	性交（肛門性交を含む）	11
男性の友人・先輩	5	口腔性交の強要	14
女性の友人・先輩	16	性器を触られる	21
見知らぬ男性	1	相手の性器を触らされる	13
見知らぬ女性	3	その他	3
その他	2		

うる可能性が示唆された。なお、強要された行為の内容としては、「性器を触られる」が最も多く、次いで「口腔性交を強要される」「相手の性器を触らされる」「性交（肛門性交を含む）」という順であった。

では、性被害体験を男女間で比較した場合、その重症度には何らかの相違があるのであろうか？　筆者らは、男性性被害者の臨床的特徴を明らかにするために、女性性被害者との比較も行っている。すなわち、少年施設入所者における性行為の強要被害体験のある男性25名と、同じく少年施設入所者における性行為の強要被害体験のある女性17名とのあいだで、自殺関連行動および抑うつ・解離に加えて、自身の性被害体験に関する日本語版ＩＥＳ-Ｒ（Impact of Event Scale Revised）[2]得点の比較も試みたのである（**表6**）。すると、男女間で年齢に関して有意差が認められたものの、自己切傷、あるいは自殺念慮や自殺企図の経験率、および、ＩＥＳ-Ｒ、Ｋ10、ＡＤＥＳの各得点に関しては、全く差が認められず、ＩＥＳ-Ｒ平均得点は、男女いずれの性被害体験者の場合も、ＰＴＳＤのカットオフである25点[2]を超える高得点であった。

以上の結果は、男性の性被害体験が、その精神保健的問題の重篤さにおいて、女性のそれよりも軽症であるとはいえないこ

表 6　少年施設入所者における性行為の強要被害体験者の男女間比較

	男性 n=25	女性 n=17	df	χ^2 or t
年齢（歳）	17.6 ± 1.8	15.5 ± 1.2	40	4.322***
自己切傷の経験	55.6%	44.4%	0.206	1.000
自己頭部打撲の経験	60.0%	40.0%	1	0.002
自殺念慮の経験	55.0%	45.0%	1	0.324
自殺企図の経験	45.5%	54.5%	1	1.224
IES-R	27.3 ± 15.4	28.4 ± 16.5	31	0.199
K10	18.9 ± 6.8	19.8 ± 8.1	33	0.366
ADES	2.1 ± 1.6	1.9 ± 1.8	34	0.335

IES-R, Impact of Experience Scale, Revised; ADES, Adolescent Dissociative Experience Scale

* $p<0.05$, ** $p<0.001$, *** $p<0.001$

とを意味している。

V. 男性性被害者の性的嗜好

性被害に遭遇した男性は、その後の性的嗜好に何らかの影響を受けるのであろうか？　筆者らは、少年施設男子入所者全員に対する性的嗜好に関する質問の回答を、性被害体験の有無によって比較する、という分析も試みている（**表7**）。その結果、表から明らかなように、性行為の強要被害のある者では、自らがフェティシズム、窃触症、性的マゾヒズム、性的サディズム、窃視症などに該当すると回答した者が有意に多く認められた。また、性体験に関しては、性体験の経験者、ならびに、両性と性体験を持ったことがあると回答した者が多かった。

この結果をどのように解釈すればよいであろうか？　まず、男性性被害者に比較的多く見られた両性愛傾向については、そもそも性被害体験の加害者が男性であったために、結果的に両性愛とも

表7　少年施設男性入所者における性行為の強要被害体験と現在の性嗜好の関係

		性行為の強要被害あり n＝25 (＋)	n＝245 (－)	df	χ^2
露出症		0.0%	0.9%	1	0.2
フェティシズム		36.0%	16.7%	1	5.6 *
窃触症		8.0%	0.9%	1	7.6 **
小児性愛		0.0%	0.0%	1	—
性的マゾヒズム		4.0%	0.0%	1	9.4 **
性的サディズム		16.0%	5.6%	1	4.0 *
服装倒錯		0.0%	0.9%	1	0.2
窃視症		8.0%	0.9%	1	7.6
獣愛		0.0%	0.0%	1	—
性体験	女性とのみ性体験あり	75.0%	82.3%	3	41.3 ***
	男性とのみ性体験あり	4.2%	0.0%		
	両性とも性体験あり	16.7%	0.4%		
	性体験なし	4.2%	17.3%		

* p<0.05, ** p<0.001, *** p<0.001

とれる回答となったものが少なくなかったのであろう。ただし、性被害を受けた男性は、自分なりに被害体験を合理化するために「自分は同性愛者なのだ」と思い込んでいたり、自身の性的同一性に混乱を来したりする者がまれではないという指摘もあり[6]、結果の解釈には慎重を要する。

それでは、性的マゾヒズムや性的サディズム、あるいはフェティシズム、窃触症や窃視症といった性的嗜好に関しては、どう考えるべきであろうか？　もちろん、これらはあくまでも正常範囲内の「性的嗜好」であり、その結果に、しばしば重篤な性犯罪に結びつく小児性愛が含まれていない以上、目くじらを立てる必要はないのかもしれない。とはいえ、窃触症や窃視症についていえば、十分に犯罪を構成する行動であり、藤岡[8]が指摘する、強姦殺人や快楽殺人へと至る進行性の性加害行為スペクトラムにおいては、窃触症や窃視症は最も軽症の極に位置する性加害行為であり、また、性的サディズムは強姦の心理的背景を準備する性的嗜好である。

このように考えると、我々の調査結果は、被害と加害の連鎖という観点からきわめて興味深いといえる。男性性被害の研究においては、「性的虐待を受けた男児は、他人に性的虐待をくりかえす」というのは神話――宮地[21]によれば、「吸血鬼神話」と呼ぶそうである――は、一応否定されている。その根拠としてしばしば引用されるのが、リサーク[15]による米国における調査結果――性的加害者の8割に被害歴があるが、被害者のうちで加害に回るのは2割にすぎない――である。けれども裏を返せば、リサークの指摘は、少数とはいえ一部の被害者は確実に加害者となっていることを意味している。現に杉山と海野[27]も、性被害を受けた男児の加害行動を報告するなかで、「被虐待児が加害者となって虐待状況を反復することで自らが受けた衝撃を緩衝する」というマステリーという現象に言及している。

それにしても、性被害を受けながら性加害者になった者とならなかった者とでは、一体何が異なるのであろうか？　宮地[21]は、被害者が加害者になるかどうかの分岐点は、「被害体験を誰かに話すことができ、その話を相手に信じてもらい、支援を受けることができるかどうかにある」と述べている。

Ⅵ．性被害体験は男性の反社会性を促進するのか？

ここまで、筆者自身が行った少年施設や高校での調査にもとづいて、男性における性被害体験と自殺関連行動や非行や性加害行為との関係について論じてきた。もちろん、これらの結果をもって、「性被害体験があらゆる反社会的行動の原因である」などと結論するつもりはない。事実、海外の研究では、性被害体験と攻撃的行動との関連を肯定する研究[4]もあれば、身体的虐待とネグレクトが暴力犯罪と関連することは認めても、性的虐待との関連については否定的な研究[19]もある。また、そもそも反社会的集団への所属自体が、様々な被害のリスクを高める可能性があり、トラウマは非行・犯罪の原因ではなく結果である、という反論もありえよう。

けれども、いくつかの先行研究[15,21,27]は「被害と加害の連鎖」という現象を支持している。たとえば、養育者からの身体的虐待を繰り返し受けた者は、ある段階から加害者の信念に同一化して他害的な暴力をくりかえすようになるという[20,24]。また、性的虐待を受けながらも、適切な情報や支援が与えられなかった子どものなかには、いつしか「弱音を吐いてはいけない。表出を許されるのは怒りの感情だけだ」と思い込むようになり、加害行為や暴力をくりかえし、他者との親密な関係の構築が困難となる者がいる、という指摘もある[21]。そして、我々の調査結果もまた、性的嗜好の偏奇という間接的なかたちではあるが、性被害者が性加害者へと発展しうる要因があることを示している。

そう考えてみると、少年施設における男性の性被害者に対する支援が持つ意義は大きいように思われる。すでに海野と杉山[28]は、将来の加害行為防止という観点から、児童養護施設における性的被害男児への治療的介入を実践し、そうした実践が社会安全維持に資する可能性を指摘している。実際、成人男性の場合でも、刑務所内での他の受刑者による男性受刑者の性的被害が少なくなく、こうした体験が出所後の地域における加害行動や逸脱行動に影響する、という報告がある。[31]

筆者自身、少年鑑別所で出会った印象的な男子のことを思い出さずにはいられない。彼は、養護施設のなかで、年下の男子にフェラチオを強要したり、性器を擦って射精させたりするという行為を繰り返して、少年鑑別所入所となった。後に明らかになったのは、彼自身がかつて両親による虐待から逃れた一時保護所で、同様の性被害に遭遇していたことであった。そして、その記憶が自生的かつ侵入的に回想されるたびに、他の少年に対する性加害衝動が突発的に高まるということであった。このような少年に対する矯正教育は、性被害体験を取り扱うことなしには、十分な再犯予防効果を上げないのではなかろうか？

Ⅶ．おわりに――非行少年の被害と加害

少年施設に入所している少年たちは実に様々なトラウマ体験を抱えている。たとえば、筆者が少年院で出会ったある少年は、毎晩消灯後の暗闇のなかで様々な外傷体験のフラッシュバックに苦しめられていた。それは、幼少時、何時間にもわたって父親から殴られながら、一種の「無感覚状態」に陥っている自分の姿であったり、唯一の親友が、目の前で、バイクごと大型トラックのタイヤの下敷きになって血まみれの肉片となる場面であったりした。彼はかつて地元の暴走族の「総長」を務め、少年院では模範的な集団寮のリーダー的存在であったが、少年

院職員には決してそうしたフラッシュバックのことを相談しなかった。その理由について、彼は筆者に次のように語っていた。

「小学校2年生のとき、腫れ上がった顔で学校に行ったら、不審に感じた担任の先生から、『絶対に内緒にするから正直にいってほしい』と懇願された。だから、先生を信用して、父親から毎日殴られていることを話した。すると、すぐに先生は自宅を訪れ、親に注意をした。その夜、父親から、『余計なことをいうな』とめちゃくちゃに殴られた。そのとき、『絶対に話してはいけない。話すと裏切られる。かえって悪い結果になる』と思った。以来、誰も信じないようにしてきたし、正直な気持ちは話さないようにしてきた。気持ちがつらくなったときには、とにかく覚せい剤とマリファナで頭を麻痺させていた」。

精神分析家ミラー[20]は、多くの犯罪者が、子ども時代に何らかの虐待を受けながらも、その怒りと痛みの記憶を抑圧・封印し、心に鎧を被せていると述べている。なかでも性的虐待は、様々な苦痛に満ちた記憶のなかで、最も語ることが困難な記憶である。そして、そのようにして自分の痛みに無感覚になった結果、他人の痛みも感じることができなくなって、成人後に自傷行為や薬物乱用、あるいは暴力行為を繰り返すという。

こうしたミラーの考えは、現在、米国アリゾナ州を本拠地とする犯罪加害者支援の民間団体アミティ[24]――スタッフ自身も受刑経験者であり、治療共同体にもとづく刑務所プログラムの再犯率は、通常の刑務所出所者の3分の1以下である[31]――に引き継がれ、現在、そのプログラムに生かされている。アミティでは、犯罪加害者のトラウマ体験を積極的に扱っている。それは、他人の痛みに気づけるようになるには、まずは自分自身の封印された痛みを感じることができる必要がある、という考えにもとづいたものである。ちなみに、アミティに取材したドキュメンタリー映画『ライファーズ』には、自らの性被害体験を語る、男性の終身刑受刑者が登場している。

わが国では、男性の性被害体験に関する研究はようやく端緒についたばかりである。筆者は、この領域の研究から、犯罪者の更生に資する何らかの知見が得られるのではないかと期待している。

■文献

(1) Armstrong, J., Putnam, F.W., Carson, E.B.: Development and validation of a measure of adolescent dissociation: The Adolescent Dissociative Experience Scale (A-DES). J. Nerv. Ment. Dis., 185; 491–497, 1997.

(2) Asukai, N., Kato, H., Kawamura, N. et al.: Reliability and validity of the Japanese-language version of the impact of event scale-revised (IES-R-J): Four studies of different traumatic events. J. Nerv. Ment. Dis, 190; 175–182, 2002.

(3) Awofeso, N., Naoum, R.: Sex in prisons: A management guide. Aust. Health Rev., 25; 149–158, 2002.

(4) Conner, D.F., Melloni, R.H. J., Harrison, R. J.: Overt categorical aggression in referred children and adolescents. J. Am. Acad. Child Adolesc. Psychiatry, 37; 66–73, 1998.

(5) Furukawa, T.A., Kessler, R.C., Slade, T. et al.: The performance of the K6 and K10 screening scales for psychological distress in the Australian National Survey of Mental Health and Well-Being. Psychol. Med, 33 (2); 357–362, 2003.

(6) グループ・ウィズネス（編）『性暴力を生き抜いた少年と男性の癒しのガイド―性虐待を生きる力に変えて―大切な存在であるあなたへ』明石書店、東京、２００５。
(7) Hawton, K., Arensman, E., Townsend, E. et al.: Deliberate self-harm: Systematic review of efficacy of psychosocial and pharmacological treatments in preventing repetition. B. M. J., 317; 441–447, 1998.
(8) 藤岡淳子「第2章　性犯罪少年はモンスターか」藤岡淳子『非行少年の加害と被害：非行心理臨床の現場から』誠信書房、東京、15–59頁、２００１。
(9) Isely, P.J., Gehrenbeck-Shim, D.: Sexual assault of men in the community. J. Community Psychology, 25; 159–166, 1997.
(10) 岩崎直子「日本の男女学生における性的被害―date/acquaintance rapeの経験および被害者にとっての〝重要な他者〟としての体験―」こころの健康、15（２）：52–61、２０００。
(11) Johnson, R.J., Ross, M.W., Taylor, W.C. et al.: Prevalence of childhood sexual abuse among incarcerated males in county jail. Child Abuse Negl., 30; 75–86, 2006.
(12) Kessler, R.C., Sonnega, A., Bromet, E. et al.: Post-traumatic stress disorder in the national comorbidity survey. Arch. Gen. Psychiatry, 52; 1048–1060, 1995.
(13) 小西吉呂、名嘉幸一、和氣則江他「大学生の性被害に関する調査報告―警察への通報および求められる援助の分析を中心に―」こころの健康、15（２）：62–71、２０００。
(14) Lipschitz, D.S., Kaplan, M.L., Sorkenn, J.: Childhood abuse, adult assault, and dissociation. Compr. Psychiatry, 37; 261–266, 1996.
(15) Lisak, D., Hopper, J., Song, P.: Factors in the cycle of violence: Gender rigidity and emotional constriction. J. Traumatic Stress, 9; 712–743, 1996.

(16) Matsumoto, T., Azekawa, T., Yamaguchi, A. et al.: Habitual self-mutilation in Japan. Psychiatr. Clin. Neurosci., 58; 191–198, 2004.

(17) Matsumoto, T., Imamura, F.: Association between childhood attention-deficit-hyperactivity symptoms and adulthood dissociation in male inmates: Preliminary report. Psychiatr. Clin. Neurosci., 61; 444–446, 2007.

(18) 松本俊彦、堤敦朗、井筒節他「矯正施設被収容少年における性被害体験の経験率と臨床的特徴」、精神医学、51：23–31、２００９。

(19) Maxfield, M.G., Widom, C.S.: The cycle of violence revisited 6 years later. Archives of Pediatrics and Adolescent Medicine, 150; 390–395, 1996.

(20) Miller, A.: Am Anfang war Erziehung. Suhrkamp Verlag, Frankfurt, 1980.（山下公子訳『魂の殺人―親は子どもに何をしたか』新曜社、東京、１９８３。）

(21) 宮地尚子「男児への性的虐待：気づきとケア」小児の精神と神経、46：19–29、２００６。

(22) 中嶋一成、宮城由江『心への侵入』本の時遊社、東京、１９９９。

(23) Owens, D., Horrocks, J., House, A.: Fatal and non-fatal repetition of self-harm: Systematic review. Br. J. Psychiatry, 181; 193–199, 2002.

(24) 坂上香／アミティを学ぶ会（編）『アミティ「脱暴力」への挑戦―傷ついた自己とエモーショナル・リテラシー』日本評論社、東京、２００２。

(25) Sorenson, S.B., Stein, J.A., Siegel, J.M. et al.: The prevalence of adult sexual assault: The Loss Angeles epidemiologic catchment area project. Am. J. Epidemiology, 126; 1154–1164, 1987.

(26) Struckman-Johnson, C., Struckman-Johnson, D.: Men pressured and forced into sexual experience.

Arch. Sexual Behavior, 23; 93–114, 1994.
(27) 杉山登志郎、海野千畝子「性的虐待の治療に関する研究　その１：男性の性的虐待の臨床的特徴に関する研究」小児の精神と神経、47：263–272、2007。
(28) 海野千畝子、杉山登志郎「性的虐待の治療に関する研究　その２：児童養護施設の施設内虐待への対応」小児の精神と神経、47：273–279、2007。
(29) 内山絢子、及川里子、加門博子「高校生・大学生の性被害の経験」科学警察研究所報告防犯少年編、39：32–43、1998。
(30) Van der Kolk, B.A., Perry, J.X., Herman, J.L.: Childhood origins of self-destructive behaviors. Am. J. Psychiatry, 148; 1665–1671, 1991.
(31) Wexler, H.K., De Leon, G., Thomas, G. et al.: The Amity prison TC evaluation. Criminal Justice and Behavior, 26; 147–167, 1999.
(32) Wolff, N., Blitz, C.L., Shi, J. et al.: Sexual violence inside prisons: Rates of victimization. J. Urban Health, 83; 835–848, 2006.
(33) Zlotonick, C., Shea, T., Recupero, P. et al.: Trauma, dissociation, impulsivity, and self-mutilation among substance abuse patients. Am. J. Orthopsychiatry, 67; 650–654, 1997.

第12章――解離と反社会的行動

I．はじめに――解離性障害と暴力の関係

解離性障害は暴力犯罪と密接な関係があり、特に解離性同一性障害（dissociative identity disorder：DID）もしくは多重人格性障害については、すでに多くの専門家によって暴力との関連が指摘されている。パトナムは、[9]「女性の多重人格患者が暴力を自分自身に向けるのに対して、男性の多重人格患者は暴力を外に向けるために、精神保健システムではなく司法システムに入ってしまう」と述べ、またクラフトも、[2]「男性多重人格患者は暴力を外に向けてしばしば攻撃的に表現する傾向があり、一方、女性患者は不安に陥りやすく、暴力を自分自身に向ける傾向があり、それは身体症状の形をとるか、自殺／自己破壊行為の形をとる」と指摘している。事実、男性多重人格患者の73％、女性患者の27％に殺人を含む暴力犯罪の既往が認められた、という報告もある。[1]

多重人格患者に見られるこうした暴力のほとんどは、患者の内部に存在する暴力的な交代人格に由来している。レーベンスタインとパトナム(4)は、多重人格患者自験例のうち、男性患者の90％、女性患者の72％に暴力的な交代人格が存在し、男性患者の35％、女性患者の32％に殺人者人格が存在したと報告している。また、男性患者の19％、女性患者の7％が殺人に関与した経験があり、男性の47％、女性の35％が、暴力犯罪にかぎらない、何らかの犯罪に関与した経験があったとも述べている。彼らの報告は、多重人格患者の暴力行動は必ずしも男性にかぎらないことを示している。なお、パトナム(9)によれば、交代人格の数が多い多重人格患者は、交代人格数が少ない患者よりも、反社会的行動や暴力、あるいは自殺企図などを起こしやすいという。

こうした海外の先行研究を見るかぎり、刑務所をはじめとする司法関連機関には、実は、解離の病理を持つ被収容者がかなり存在するのではないかという予測が立つ。残念ながら、このことを検証した研究は存在しないが、本稿では、筆者自身の臨床経験にもとづいて、自分なりに解離性障害と犯罪の関係について論じてみたい。

Ⅱ．少年施設における解離性障害

最近数年間、筆者は、少年鑑別所や少年院といった少年施設で診察や調査面接を行ってきたが、自身の経験を振り返るかぎり、解離性障害に罹患している被収容者は決して珍しくない。医療機関におけるよりもはるかに遭遇頻度が高いかもしれない。おそらくそれには、少年施設被収容者における虐待被害経験者の多さが関係しているのだろう。いうまでもなく、被虐待体験は、解離性障害の主要な病因である。

なかには、たんに解離性障害に罹患しているだけでなく、その症状が、直接、犯罪行動に結びついた者もいる。たとえば、養護施設において年少男児へのわいせつ行為を繰り返していたある男子被収容者の場合、かつて両親の虐待から難を逃れて身を寄せた一時保護所のなかで性被害に遭遇していた。彼の場合、その外傷記憶が自生的かつ侵入的に回想されるたびに、解離状態のなかで性的加害行動におよんでいたのである。また、ある女子被収容者は、「酩酊した父親が暴れる場面」という侵入的回想が出現するたびに放火衝動が高まり、解離状態のなかで放火を繰り返していた。

ＤＩＤの診断基準を満たす者にも何人か遭遇した。その多くは、施設内で自傷行為や他害的暴力を繰り返す、いわゆる処遇困難者であった。なかには、「幻聴」を訴えていたことから「統合失調症」を疑われ、医療少年院に移送された少年もいた。ちなみに、後で知ったのだが、医療少年院では、「堅い枠組みの処遇」という趣旨からその少年の衝動行為や多彩な愁訴は「力で征圧」され、最終的にその少年は、「『もう一人の自分』の話は嘘でした」と嘘の告白をさせられる羽目になった。さらに驚くべきことに、その発言を根拠に「詐病」との判断がなされて一般少年院へと戻されたのだ。その結果、今度は一般少年院で暴力的人格が出現し、職員暴行などが噴出したという。

ここで、少年施設における典型的なＤＩＤ事例を提示しておこう。なお、事例のプライバシーを保護するために、個人が特定できないように細部の改変を行っている。

【事例1】15歳　男性

生活歴：症例は、両親からの理不尽な体罰や暴言を受けながら生育した。小学校ではいじめを受けていたが、10歳頃に、同級生のからかいに激昂して粗暴行為におよび、後に健忘を残すといった挿話があった。また13歳より「生きている感じがしなくなる」などの離人症を体験するようになり、無意識のうちに自傷行為におよぶようになった。14歳時には、犬や猫をビルの高層階から落下させるといった動物虐待や、実弟を嗜虐的な方法でいじめるなどの問題行動を呈した。対応に苦慮した家族が児童相談所に相談し、虞犯を理由に少年鑑別所に入所した。

診察時現症：症例は、「ときどき意識が真っ白くなり、知らないうちにすごく時間が過ぎてしまっている」「自分のなかにもう一人の凶暴な自分がいて、前に出ることを要求している。その人格は、飲酒しては弟や動物を虐待している」と述べた。また、「死ね」「腕を切れ」「殺せ」などという命令性幻聴が聞こえてきて、「自分が乗っ取られて消されてしまう」とも訴えた。その後、症例は、突然、全身を緊張させたかと思うと、苦悶しながら頭を壁に打ちつけるなどの自傷行為を行った後、睡眠へと移行した。約30分後に覚醒すると、穏やかな態度に回復したものの、先刻の状態について健忘を残した。その後の面接のなかで主人格とは別に3つの交代人格の存在を確認し、そのうちの一つは暴力的な人格であった。なお、青年期解離体験尺度の得点は72点であった。

【事例2】15歳　女性

生活歴：症例は、実父母から日常的に体罰を受けながら生育した。また、小学校では6年間一貫していじめを受け続けた。そうしたなかで、8歳頃から「死にたい」と漠然と考えるようになり、11歳からは自傷行為を繰り返すようになった。中学入学後には、夜遊びを繰り返すかでレイプ被害に何度か遭遇した。やがて援助交際や万引き、アルコール乱用を呈するようになった。14歳頃には、健忘が頻発し、突然、聴力や視力が低下したり、「目の前が真っ白になる」という奇妙な視覚変容も体験した。さらに、「もう一人の自分がいる感じ」を自覚し、「頭の中で誰かが話しかけてくる声」の幻聴が出現した。15歳時に原付バイクの窃盗を行い、少年鑑別所入所となった。

診察時現症：診察の途中、話題が性被害に及んだときに言葉を詰まらせ、しばらく表情を失って茫乎とした態度のまま動きを止め、ややあってから再び話しはじめるという奇妙な現象が見られた。また話題が、「もう一人の自分」に及ぶと、突然、頭を抱えて苦悶し、皮膚を強くつねるなどの自傷行為をしながら過呼吸を呈しはじめた。しばらくすると、睡眠に移行し、数分後に覚醒すると、面接当初とは異なる軽佻な態度で、「あれ、私、いま何してたんだろう？」と屈託なく笑った。その後の面接のなかで、誘惑的で軽佻な女性人格、および暴力肯定的な男性人格が確認された。

この2事例には特に重要な共通点が二つある。一つは、幼少期より家庭の内外における多彩な外傷体験の既往である。ちなみに、提示事例では明らかではなかったが、なかでも性的虐待歴のある男性被収容者には注意する必要がある。少年施設や少年刑務所の9・8～12・4％に性被害の既往を持つ男子被収容者が存在するが、その多くが身体的虐待歴も重複して認められ、自傷・自殺や暴力行動のリスクが高いだけでなく、青年期解離体験尺度も高得点である。この一群のなかに気づかれないＤＩＤが潜在している可能性がある。事実、レーベンスタインとパトナムは、[4]ＤＩＤの男性患者自験例の62％に、幼少期における性的虐待の挿話が認められたと報告している。

　もう一つは、暴力的な交代人格の存在である。いずれの事例も、虞犯や窃盗という非暴力的な非行が少年鑑別所入所の理由であったが、暴力的な交代人格の存在は将来における暴力犯罪を予測する重要な危険因子といえよう。こうした暴力的な人格は、虐待の加害者に同一化した部分であったり、あるいは虐待に抵抗し回避するために生まれた部分であったり、虐待被害に際しての怒りや憎悪といった感情の記憶を担っている部分であったりするのだろう。

　ところで、少年施設をはじめとする司法関連施設の堅牢な管理体制は、こうした暴力的人格をさらに悪化させる可能性がある。一般に権威的、管理的、支配的な対応は外傷記憶を賦活するリマインダーとなりやすく、したがって、司法関連施設の体制のなかでは、ＤＩＤ被収容者の解離症状は悪化し、暴力的人格による職員暴行や、迫害者人格による主人格への攻撃行動として自傷行為や自殺企図を呈することが少なくない。こうした、嗜癖的・衝動的行動による気紛らわしができない刺激の乏しい管理的環境では、被収容者が唐突に深刻な自殺念慮を抱くこともある。

　当然ながら、司法関連施設においては、こうした自他に対する攻撃的行動は圧倒的な人的および物理的パワーによって抑え込まれることとなる。もちろん、なかにはこれに屈することなく、想像を絶する頑固さで拒食を続けるという命懸けの抵抗を試みたり、転換性もしくは虚偽性の身体症状産出によって医療関連施設への移送を求めたりする者もいる。だが、大多数は、その管理的環境に適応的で従順な交代人格を作り出し、残りの収容期間を一見平穏に過ごすこととなる。

けれども、そうした一見落ち着いた施設生活のなかで、抑圧された怒りや憎悪の感情はひそかに暴力的人格を肥大させている。そして悲劇は、施設を出て地域に戻って起こるのだ。鎖を解き放たれた内面のモンスターは増強された暴力性を爆発させ、より深刻な重大事件へとつながる場合がある。残念なことではあるが、筆者の知るかぎり、このことを理解している司法精神科医は、わが国にはきわめて少ない。

Ⅲ．被害と加害の分水嶺と解離

この数年間、少年施設にかかわるなかで驚いたことがある。それは、実に多くの被収容者たちが様々な虐待や心的外傷を体験しており、それによって基本的信頼感と援助希求能力を破壊されている、ということだ[6]。そして少なくない者が、過酷な環境に適応するために「解離」という生き残り術を体得している。うまく解離できない者のなかには、アルコールや薬物を乱用して「化学的に」解離するようになる者もいる。

ある被収容者はこんな風に筆者に語った。「小学校2年生のとき、腫れ上がった顔で学校に行ったら、不審に感じた担任の先生から、『絶対に内緒にするから正直にいってほしい』と懇願された。だから、先生を信用して、父親から毎日殴られていることを話した。すると、すぐに先生は自宅を訪れ、親に注意をした。その夜、父親から、『余計なことというな』とめちゃくちゃに殴られた。そのとき、『絶対に話してはいけない。話すと裏切られる。かえって悪い結果になる』と思った。以来、誰も信じないようにしてきたし、正直な気持ちは話さないようにしてきた。気持ちがつらくなったときには、とにかく覚せい剤とマリファナで頭を麻痺させて

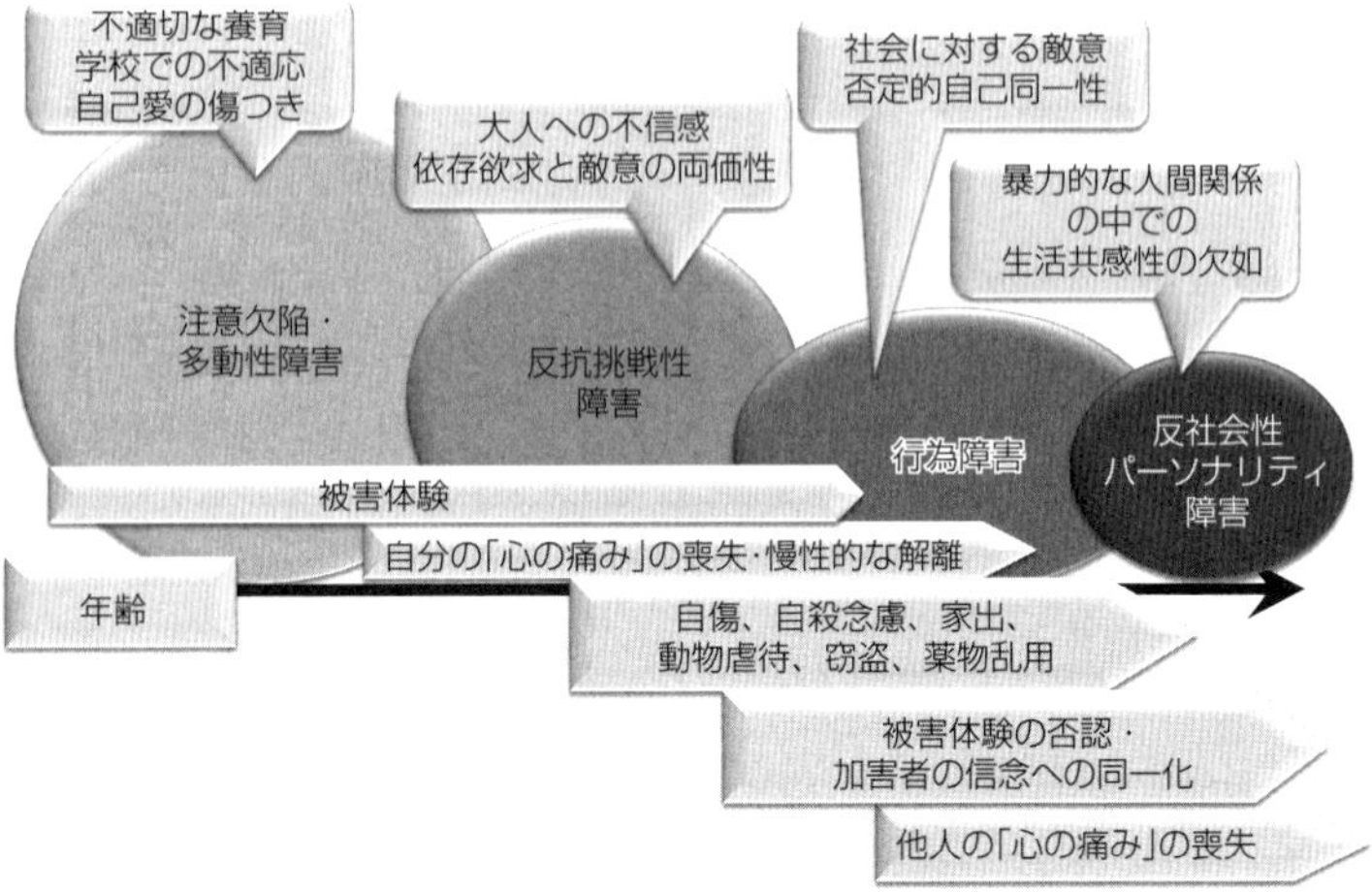

図1　破壊的行動障害マーチにおける被害と加害の分水嶺

いた」。

DBD（disruptive behavioral disorder：破壊的行動障害）マーチと呼ばれる，有名な反社会的行動の発達論的仮説がある（**図1**）[3]。これは，ある種の非行少年を理解するにはきわめて都合のよい仮説である。すなわち，注意欠陥・多動性障害の子どもは虐待の被害に遭遇しやすいが，同時に，虐待被害を受けている子どもは，幼少期には過覚醒と知覚過敏のために一見すると多動のように見えることに注意する必要がある。いずれにしても，その多動はさらなる虐待を呼び込んでしまう。そして彼らは，自分を被害者の立場から救い出してくれない養育者や権威的な大人に対する信頼感を失っていく。その結果，敵対的，反抗的態度をとる学童期（反抗挑戦性障害）を経て，青年期になって非行集団に属することで被害者の立場から脱出し，最終的に，「これ以上，自分が被害者とならないように」，反社会的なパーソナリティという鎧を身にまとって加害者の信念に同一化していくのだ。

すべての犯罪者に当てはまるとはいえないが、このような段階を経て反社会的なパーソナリティを獲得してしまう者は確かに存在する。筆者は、この発達論的仮説を、虐待を受けた子どもが「心の痛み」を喪失するプロセスと読みかえて理解している。すなわち、虐待被害を受け、過覚醒と知覚過敏によって多動を呈する子どもは、解離することでつらい現実を逃れ、「消えたい」「いなくなりたい」という感情を意識から遠ざける。その状態が注意欠陥として観察されるだろうし、うまく心が麻痺しないときには化学物質の力を借りるかもしれない。自傷行為におよぶ者も多いが、いくら自分を傷つけても痛覚を感じないのが特徴である。「心の痛み」だけではなく、「身体の痛み」も分からなくなっているからだ。

これと前後して、虐待的な環境を逃れるために家出を試み、そのなかで窃盗や援助交際を繰り返し、あるいはアルコールや薬物に耽溺するようにもなる。なかには、外傷記憶を反復強迫するかのように動物虐待や弱い者いじめに夢中になる者もいる。やがて彼らは非行集団に所属することで、「自己の痛み」を感じないまま、再び「殴る／殴られる」という暴力的な生き方に曝露されるようになるのである。そのなかで、彼らは次第に「他者の痛み」にも鈍感な人間――反社会的なパーソナリティ――へと変化していく。筆者から見ると、そのような彼らの共感性や内省の欠如は、慢性解離状態によってもたらされたものではないかと疑いたくなるほどだ。

マックウィリアムズ(5)も同様のことを指摘している。彼によれば、サイコパシー（精神病質者：反社会性パーソナリティ障害に罹患する者のなかでも、特にその肥大した自己愛、虚言癖、操作性、共感性の欠如、冷淡さ、内省の欠如といった特徴が顕著な者）と解離は密接な関連があると述べている。さらに、サイコパシーにおける、「だましたことではなく、捕まったことに対する後悔」という典型的な責任回避の態度を、「個人的責任を解離している」と捉えて、「サイコパシーの解離性防衛」と呼んでいる。

誤解を避けるためにいっておくが、マックウィリアムズ[5]は決して解離性障害とサイコパシーを同義と捉えているわけではない。あくまでも「共通した部分がある」といっているに過ぎないが、その指摘には、解離性障害と犯罪のあいだをつなぐ秘密が含意されているように思えてならない。

Ⅳ．解離性障害の刑事責任能力

これまで見てきたように、解離性障害は直接的もしくは間接的に反社会的行動と関係している可能性があるが、ひとたび実際に犯罪を起こせば、裁判所にとってこれほど悩ましい問題もない。法廷において被告人が「（犯行の）記憶がない」と供述すれば、裁判は振り出しに戻り、犯罪事実の認定からやり直さなければならないかもしれない。あるいはまた、精神鑑定の結果、被告人が「ＤＩＤに罹患している」となれば、今度はＤＩＤの刑事責任能力という困難な問題に頭を抱えることとなる。なぜなら法律は、一人の人間には一つの人格――歴史的に連続した意識システム――しか存在しないことを前提として作られている。同じ一つの身体を持つ者について、ある人格を罰して別の人格を罰しない、というのは、どう考えても無理がある。

米国では、すでに30年も前からこうした法廷論争が繰り広げられてきた。なかでも、１９７

7年のミリガン事件や1979年のビアンキ事件は有名である。とはいえ、DIDの刑事責任能力に関する裁判所の判断は一貫したものではなく、ある事件では、わが国でいうところの心神喪失と同等に見なされて無罪判決が出され、また別の事件では、完全責任能力ありと見なされて有罪となるといった状況だ。もっとも、近年は、犯行時の人格が何であれ、その人格に、是非善悪を弁識し、その弁識に沿って行動を制御する能力があったのであれば、厳しく刑事責任を問う傾向がある。

DIDと診断された者に対する厳しい判決の背景には、1980年頃に出された、幼少期の虐待記憶をめぐる衝撃的な判決が関係しているのかもしれない。その判決は、「蘇った記憶」にもとづいて患者に告訴された家族が、「『偽りの記憶』を植えつけた」と治療者を告訴して勝訴したのだった。DIDの病因として幼少期の虐待被害は無視できないものであり、そうした被害歴の存在は診断に際しても重要な情報となる。しかし多くの場合、虐待の事実を証明する客観的な証拠はなく、本人の供述に頼るしかない。いや、それどころか、DIDを抱える当の本人さえもがその記憶を抑圧しており、むしろ治療の過程で偶然にその記憶が想起されるのが通常である。

こうした米国の事情が影響しているのか、わが国の精神科医のなかには、いまだにDIDに対して慎重な――いや懐疑的な態度をとっている者が少なくない。たとえば中谷は[8]、米国のDID研究が偏った対象にもとづいた一般化できない知見であり、その診断方法も誘導的であると指摘したうえで、「1980年前後から急増した、北米での多重人格の報告例のかなりの部分は過剰診断の初産である」と断じている。さらに続けて、「DIDを探そうとしない臨床家は多重人格を見いださないであろう」というパトナムの言葉[9]――DIDの臨床経験がある者にとっては、実に納得のいく言葉である！――まで逆手にとって、その診断がいかに誘導的で医原性であるかを示す傍証としている。

こうしたわが国の状況において精神科医が患者をＤＩＤと診断するのは、実に勇気を要することだ。まして、それが刑事事件の精神鑑定であれば、なおさらである。世論から精神科医としての診断能力に疑義を呈されるだけでなく、精神医学という学問そのものが批判や非難にさらされるリスクもある。

結局のところ、ＤＩＤの存在を信じるか否かは、その精神科医がＤＩＤ患者に遭遇し、ＤＩＤという見立てによって治療に一定の成功を収めた経験があるかどうかで決まるのだ。ここで告白をすれば、筆者は、殺人事件被告人の精神鑑定においてＤＩＤという診断を下したことがある。その被告人は若い男性で、幼少時より両親からのすさまじい虐待を受けながら生育し、小学校就学以降には見知らぬ成人からの性的虐待を持続的に受けていた。彼は精神科病院や医療少年院で、あるときには統合失調症という診断のもと効果の乏しい薬物療法を強要され、またあるときにはパーソナリティ障害という診断のもと隔離室のなかで行動制限されていた。だが、いずれも本質的な治療とはいえなかった。たんに被告人のなかのモンスターを肥大化させたという点では、彼が受けてきた様々な外傷体験と同質のものというべきであった。

裁判所は筆者の鑑定結果を採用した。だが、そのプロセスは紆余曲折を経た長い道のりであった。最終的に裁判官や検察官がその診断を受け入れるには、法廷で被告人本人が人格交代や意識消失発作を呈し、法廷に救急隊が駆けつけ、傍聴席が騒然とするというハプニングが必要であった。この一件には、実際に自分の目で確かめなければ信じることができない、というＤＩＤならではの性質が如実に示されている。

V.　おわりに――犯罪者の更生のために

精神分析家ミラーは、多くの犯罪者が、子ども時代に何らかの虐待を受けながらも、その怒りと痛みの記憶を抑圧・封印し、心に鎧を被せていると述べている。そして、そのようにして自分の痛みに無感覚になった結果、他人の痛みも感じることができなくなり、成人後に自傷行為や薬物乱用、あるいは暴力行為を繰り返すと主張している。

このようなミラー[7]の考えは、現在、米国アリゾナ州を本拠地とする犯罪加害者支援の民間団体アミティ[10]――スタッフ自身も受刑経験者であり、治療共同体にもとづく彼らの刑務所プログラムの再犯率は、通常の刑務所出所者の3分の1以下である――に引き継がれ、回復プログラムに生かされている。アミティでは、犯罪加害者のトラウマ体験を積極的に扱っている。それは、「他者の痛み」に気づけるようになるには、まずは封印された「自己の痛み」を感じることができる必要がある、という考えにもとづいたものだ。ちなみに、アミティに取材したドキュメンタリー映画『ライファーズ』には、自らの性被害体験の「痛み」を語る、男性の終身刑受刑者が登場している。

「自己の痛み」を封印すること――要するに、解離とはそういった現象であり、封印された「痛み」がひとまとまりの意識システムとして形をなせば交代人格となる。まちがっているかもしれないが、筆者は勝手にそう理解している。そして、解離という現象は犯罪と密接な関係があり、その研究の進歩は犯罪者の更生に資すると信じている。

■文献

(1) Allison, R.B.: Multiple personality and criminal behavior. Am. J. Forensic Psychiatry, 2; 32–38, 1981.

(2) Kluft, R.P.: The natural history of multiple personality disorder. In: (ed.), Kluft, R.P. The Childhood Antecedents of Multiple Personality, American Psychiatric Press, Washington, D.C., 1985.

(3) Lahey, B.B., Loeber. R.: Framework for a developmental model of oppositional defiant disorder and conduct disorder. In: (ed.), Routh, D.K. Disruptive Behavior Disorders in Childhood, Plenum, New York, p. 139–180, 1994.

(4) Loewenstein, R.J., Putnam, F.W.: The clinical phenomenology of males with MPD: A report of 21 cases. Dissociation, 3; 135–143, 1990.

(5) MacWilliams, N.: Psychoanalytic Diagnosis: Understanding and personality structure in the clinical process. The Guilford Press, New York, 1994.

(6) 松本俊彦「トラウマと非行・反社会的行動―少年施設男子入所者の性被害体験に注目して―」トラウマティック・ストレス、7：43–52、２００９。

(7) Miller, A.: Am Anfang war Erziehung. Suhrkamp Verlag, Frankfurt, 1980.

(8) 中谷陽二『司法精神医学と犯罪病理』金剛出版、東京、２００５。

(9) Putnam, F.W.: Diagnosis and Treatment of Multiple Personality Disorder. Guilford Press, New York, 1989.

(10) 坂上香、アミティを学ぶ会編『アミティ「脱暴力」への挑戦―傷ついた自己とエモーショナル・リテラシー』日本評論社、東京、２００２。

第13章――自傷の嗜癖性に関する研究

I．はじめに

自傷行為は、海外では「故意に自分の健康を害する行為」（deliberate self-harm behavior: DSH）[28]と呼ばれ、青少年の精神保健分野における重要な問題の一つである。[14]近年わが国でもマスメディアによって自傷行為が取り上げられる機会が多くなり、[21,26]筆者らが実施した自傷行為の生涯経験率の調査からも、男女大学生の6・7～6・9％、[38]女子高校生の14・3％、[39]男女中学生の8・3～9・0％、[16]少年鑑別所女子入所者の61％[23]という結果が得られている。これらは自傷行為が医療、教育、矯正という広い分野にまたがる焦眉の問題であることを示すものといえよう。

さてファヴァッツァは、自傷に関する大著『包囲された身体』（Body Under Siege：邦訳『自傷の文化精神医学』[10]）のなかで、自傷行為を「明確な自殺目的を持たずに、意図的に身体の一部に損傷を負わせることであり、しばしば気分を変えるために行われる」と定義し、さらにその嗜癖としての特徴を指摘している。たしかに近年の拡大された嗜癖概念[33]では、「気分を変えるために」繰り返し精神活性物質を用いることは「物質嗜癖」として、また特定の行動を繰り返すことは「プロセス嗜癖」として捉えられており[33]、その文脈では、気分を変えるためにDSH行動を繰り返すことは、いうまでもなく嗜癖の範疇に入る。

筆者の臨床経験を振り返っても、自傷行為の嗜癖性を実感する場面は少なくない。たとえば患者が「気持ちがスッキリするから」「イライラを解消するために」と自傷する理由を語ることは稀ではなく、なかには「生きるうえで必要なもの、精神安定剤みたいなもの」と言い切る患者さえいる。また「止めたいけど止められない」「切っているうちにエスカレートする」「癖みたいなもの、暇だとつい切ってしまう」というように、はっきりとその嗜癖性、習慣性を訴える患者もいる。しかしいずれも印象にとどまっており、果たして自傷者のどれくらいが自傷行為を嗜癖であると認識しているかは不明であるだけでなく、そもそもわが国にはそのような観点から検証した研究もない。

そこで今回筆者は、自傷行為の嗜癖性に関する調査を実施し、その臨床的意義を検討したので、ここに報告したい。なお先行研究[10,12]によれば、病的な自傷行為（self-injury）は以下の3つの様式に分類することができる。(1)重症型自傷行為（major injury）：眼球摘出、去勢などの重篤かつグロテスクな自傷行為のことであり、多くの場合精神病（急性精神病挿話、統合失調症）に関連している。(2)常同型自傷行為（stereotypic injury）：精神遅滞、自閉症などの患者に多く見られる規則的、常同的な自傷行為である。(3)表層型／中等症自傷行為（superficial/moderate self-injury）：刃物で身体表面を切る、火のついた煙草を皮膚に押しつけるなどの行為を含み、必ずしも自殺を目的とはせず、気分を変える目的から繰り返し行われるとされている。本研究では、「刃物などで身体表面を切る」行為を取り上げ、そのなかで⑴および⑵を除外した自傷行為について調査を行った。

Ⅱ．研究対象と研究方法

1．対象

対象は、２００４年6～7月の2カ月間に、神奈川県内のＡクリニック外来に受診した女性患者1、４７3名のうち、各担当医によってこれまで「身体の表面を刃物などで切る」形式の自傷行為を1回以上行ったことがあると認識された者81名である。対象の年齢は15～46歳（平均26・1歳［標準偏差6・9歳］）であった。

2．方法

⑴自記式質問票と評価尺度

調査は、独自に作成した自傷行為の様態に関する自記式質問票を用いて実施した（**表1**）。特に質問票の嗜癖性に関する項目（⑤⑥）については、ＤＳＭ-Ⅳ[1]の物質依存の診断基準やファヴァッツァとコンテリオ[8]の研究において使用された質問を参考にして作成した。なお年齢に関する質問を除いては、すべての質問で「はい／いいえ」による回答を求め、調査時点で最後に自傷した年齢と最初に自傷した年齢の単純な差から自傷期間を算出した。

自傷行為の臨床的意義を検討するために、いくつかの既存の評価尺度を用いた調査も実施し

表1　自記式質問票の内容

①あなたが最初に自傷行為（わざと自分の身体を切る）を行ったのは何歳ですか？また、最後に自傷したのは何歳ですか？（「最初に自傷をした年齢」「自傷をしていた期間」）

②あなたはこれまで10回以上、自傷行為をしたことがありますか？（「10回以上の自傷経験」）

③あなたは自傷した傷の治療のために、病院で「縫合処置」を受けたことがありますか？（「自傷創の縫合処置を受けた経験」）

④あなたはこれまでに自傷行為を止めたいと思ったことがありますか？（「自傷を止めたいと思ったことがある」）

⑤あなたは「もう自傷は止めよう」と自分自身に誓ったのに、つい自傷してしまったことがありますか？（「止めようと誓ったのに自傷してしまったことがある」）

⑥あなたは自傷行為は「癖になりやすく、エスカレートしやすい、いわば依存症のようなものである」と思いますか？（「自傷は癖になると思う」）

⑦あなたは「自傷行為は自分が生きる上で必要なもの、できれば止めたくない」と思いますか？（「生きるためには自分には自傷が必要である」）

た。評価尺度の選択にあたっては過食傾向、[18,22]衝動性、[7,18]解離傾向[5,19,20,22,28]など、これまで報告されてきた自傷者の精神医学的特徴を反映するものを採用した。過食傾向の評価には大食症質問票（Bulimia Investi-gatory Test of Edinburgh：BITE）[15]、衝動性の評価にはバラット衝動性尺度（Barratt Impulsiveness Scale, 11th ver-sion：BIS-11）[32]、解離傾向の評価には青年期解離体験尺度（Adolescent Dissociative Expe-rience Scale：A-DES）[2]を用いた。このうちBITEおよびBIS-11については、それぞれ日本語版の信頼性と妥当性がすでに確認されているが、[27,34]A-DESについては若干の説明を要すると思われる。

A-DES[2]は、解離体験尺度（Dissociative Experience Scale：DES）[3]を改良したものであり、30項目の質問からなり、各々の項目に対し0〜10の11段階の階層的な数値で回答する方式を採用している。A-DESの有用性と妥当性はすでに証明されており、その得点を10倍した数値はほぼＤＥＳ得点と一致し、Ａ‐ＤＥＳ得点4点以上の症例では全例に病的な解離症状が認められるといわれている。[2] しかし現在のところ標準化された日本語版Ａ‐ＤＥＳはないため、本研究では筆者が独自に日本語訳したものを用いた。なお、筆者が作成した日本語版については、すでに優れた内部一貫性（Cronbach's α係数、０・９４４）が示されている。[22,23] また日本語版Ａ‐ＤＥＳを用いた筆者らの研究[22]は、オリジナル版Ａ‐ＤＥＳを用いた海外の研究[2]と同様に心的外傷体験と解離症状の密接な関係を明らかにしており、これはわれわれの日本語版の交差妥当性を示すものと考えられる。

(2)実施方法

本調査は、自傷行為の臨床的特徴とその転帰に関する研究における調査登録時の情報収集として計画され、研究協力者への説明と同意はこの研究全体を包括する形で行われた。具体的には、条件を満たす通院患者に対して、各担当医が転帰調査も含めた研究全体の趣旨を説明し、署名による同意を得られた者に対して自記式質問票と評価尺度を渡し、次回の外来で回収した。本研究の対象候補者は83名おり、その全例から同意を得られたが、実際に質問票を回収できたのは81名であった（回収率97・6％）。回収後には、各担当医によってその患者において最も主要なＤＳＭ‐Ⅳ[1]のⅠ軸障害の診断を1つだけ質問票の担当医記入欄に記入してもらった。なおⅡ軸診断については、現時点では観察期間が不十分であるために診断困難な症例も存在し、今回の調査項目からは除外した。

3．統計学的分析

統計学的分析には、SPSS Version 11.0J for Windows（SPSS Inc., Chicago, IL）を用いて、

自傷行為の様態に関する項目とＢＩＴＥ、ＢＩＳ-11、Ａ-ＤＥＳの得点の相関について検討した。２変量間の相関については、ピアソンの相関分析を実施した。またその他の「はい／いいえ」の形式で回答された名義尺度の変数は２段階の順位尺度と捉え、それらと各評価尺度の得点との間の相関を、スピアマンの順位相関分析によって検討した。いずれも両側検定で５％未満の水準を有意とした。

Ⅲ．結果

対象81例の主要Ⅰ軸診断は、気分障害（38例、46・9％）が最も多く、次いで不安障害（12例、14・8％）、解離性障害（12例、14・8％）、摂食障害（7例、8・6％）、他のどこにも分類できない衝動制御の障害（5例、6・2％）、身体表現性障害（3例、3・7％）、精神病性障害（2例、2・5％）、物質使用障害（2例、2・5％）という順であった。また対象全体における各評価尺度の平均得点は、ＢＩＴＥ 21・4点［標準偏差12・1点］、ＢＩＳ-11 72・6点［標準偏差11・6点］、Ａ-ＤＥＳ 4・83点［標準偏差2・40点］であった。

表2に自記式質問票の結果を示す。対象における最初の自傷年齢は平均19・9歳［標準偏差7・2歳］であり、自傷行為をしていた期間は平均6・1年［標準偏差5・8年］であった。また「10回以上の自傷経験」がある者は全体の72・8％、「自傷創の縫合処置を受けた経験」のある者は30・9％、「自傷を止めたいと思ったことがある」と答えた者は79・0％、「止めようと誓ったのに自傷してしまったことがある」と答えた者は76・5％、「自傷は癖になると思う」と答えた者は84・0％、「生きるためには自分には自傷が必要である」と答えた者は21・0％であっ

表2　自記式質問票の回答

	N＝81
最初に自傷をした年齢（歳［標準偏差］）	19.9［7.2］
自傷をしていた期間（年［標準偏差］）	6.1［5.8］
10回以上の自傷経験	59（72.8%）
自傷創の縫合処置を受けた経験	25（30.9%）
自傷を止めたいと思ったことがある	64（79.0%）
止めようと誓ったのに自傷してしまったことがある	62（76.5%）
自傷は癖になると思う	68（84.0%）
生きるためには自分には自傷が必要である	17（21.0%）

た。

表3に、自記式質問票の回答と各評価尺度得点との間の相関分析の結果を示す。自傷行為の程度とその主観的印象と評価尺度との間で有意な相関がみられたのは、「10回以上の自傷経験」とA-DES得点（r_s＝0・244、p＝0・029）、「生きるためには自分には自傷が必要である」とA-DES得点（r_s＝0・347、p＝0・002）の間においてであった。

Ⅳ．考察

1．自傷経験者の精神医学的特徴

本研究の対象は、1回以上の自傷経験がある精神科クリニック通院患者という条件を満たした者である。その主要なⅠ軸診断は、気分障害をはじめとして、不安障害、解離性障害、摂食障害など多岐にわたり、対象が自傷経験という共通点がありながらも、主訴や主症状が様々に異なる患者から構成されていることが推測される。

それにもかかわらず、本研究の結果は対象が一定の偏りを持つ一群であることを示していた。すなわち対象全体のBI

表3　自記式質問票の回答（自傷行為の様態）と各評価尺度得点の相関分析

		BITE	BIS-11	A-DES
自傷期間（年）	r	−0.087	0.156	0.020
	p-value	0.455	0.178	0.863
10回以上の自傷経験	r_s	−0.064	0.078	0.244*
	p-value	0.569	0.490	0.029
自傷の縫合処置を受けた経験	r_s	0.189	0.101	0.115
	p-value	0.091	0.371	0.311
自傷を止めたいと思ったことがある	r_s	−0.022	−0.005	0.036
	p-value	0.842	0.965	0.750
止めようと思ったのに，つい自傷してしまった	r_s	0.069	0.183	0.090
	p-value	0.538	0.102	0.427
自傷は癖である	r_s	0.006	0.079	0.164
	p-value	0.957	0.487	0.149
自傷は生きる上で必要	r_s	0.150	0.183	0.347**
	p-value	0.180	0.102	0.002

BITE, Bulimia Investigatory Test of Edinburgh; BIS—11, Barratt Impulsiveness Scale, 11th version; A—DES, Adolescent Dissociative Experience Scale; r, Pearson's correlation coefficient; rs, Spearman's rank correlation coefficient; *, $p < 0.05$; **, $p < 0.01$

TE平均得点21・4点〔標準偏差12・1点〕という数値は、DSM-Ⅳにおける神経性大食症のカットオフ[27]に近い高得点であり、またA-DES平均得点4・83点〔標準偏差2・40点〕という数値は、解離性障害のカットオフである4点[2]を超える高得点であった。BIS-11平均得点72・6点〔標準偏差11・6点〕という数値も、わが国の女子大学生の平均39・3点〔標準偏差13・6点〕[34]と比較すると、著しく高いものといえた。海外の多くの先行研究が自傷者における高率な摂食障害の合併[9,18]、および解離症状[4,19,20,35]、衝動性[7,8,18]を指摘しており、筆者らもまた習慣性の女性自傷者では高度な過食症傾向（BITE平均得点25・8）[22]と解離傾向（A-DES4・4）[22]がみられ、多衝動性過食症[18]を典型とする相互変換性の衝動的傾向を報告している。[22]したがって、これらの結果は、本研究の対象が自傷者として典型的な特徴を持っていることを示している。同時にこれらのことは、その多くが境界性パーソナリティ障害（borderline personality disorder: ＢＰＤ）の診断を満たす可能性も示している。実際、自傷行為、過食、解離症状の存在だけでもＢＰＤの操作的診断基準のかなりの項目を満たしてしまい、その意味ではガンダーソンとザナリーニ[13]が指摘するように、自傷行為はＢＰＤの一症候にすぎないのかもしれない。しかしその一方で、横断的な状態像でＢＰＤの基準を満たす自傷者は多いが、縦断的にも満たす者は50％にすぎないと指摘するファヴァッツァら[9]のような立場の研究者もいる。[31]本研究ではⅡ軸診断の評価を実施していないためにこの点を検証することはできないが、今後研究が求められる興味深いテーマといえよう。

2．自傷行為の嗜癖性

本研究では「1回以上の自傷経験者」という条件で集められた対象のうち「10回以上の自傷経験」がある者が72・8％にもおよび、多くの者が習慣的にその行為を行い、本研究が調査対象とした自傷行為が、表層型／中等度自傷行為としての特徴を持つものであることが示唆された。また「自傷を止めたいと思ったことがある（79・0％）」「止めようと誓ったのに自傷してしまったことがある（76・5％）」「自傷は癖になると思う（84・0％）」と答えた者も高率であった。このことは、自傷行為の嗜癖性を考えるうえで重要な知見である。というのもこれらの結果は、自傷経験者の大半がその嗜癖性を自覚し、意志による制御に限界を感じていることを示すものだからである。これらの質問は、ＤＳＭ-Ⅳ[1]の物質依存の診断基準における「物質使用を中止、または制限しようとする持続的な欲求または努力の不成功のあること」という項目に準拠したものであるが、同時にジェリネック[17]によるアルコホリズム概念の中核的症候である「抑制の失敗／喪失（loss of control）」を踏まえたものでもある。ちなみにこの抑制の失敗／喪失とは、節度を持った飲酒を自らに誓い、あるいは周囲と約束しながら、ほんの少量でも飲酒をしてしまうとただちに飲酒行動の制御が困難となり、泥酔などの結果を呈してしまう現象を指している。

自傷行為の嗜癖性については、これまでも一部の研究者によって指摘されてきた。ファヴァッツァとコンテリオ[8]は、２４０名の習慣的自傷者に対する調査から、その71％が自傷行為を「嗜癖である」と感じていたと報告し、それを嗜癖であることの根拠としている。またフェイエ[11]は、耐性上昇や離脱症状などの生理学的特徴は明らかではないと断りつつも、自傷行為と物質嗜癖は、行為によって一時的に不快感情から解放される一方で、最終的には自尊心の低下、恥の感覚、罪悪感、孤独感をもたらす点で共通した特徴があると主張している。いずれも本研究と同様、当事者のナラティブ（語り）に依拠した知見という限界があるが、抑制の失敗／喪失自体が主観的な概念であることを念頭におく必要があろう。いずれにしても冒頭でも述べたように、近年の拡大された概念においては、自傷行為はすでに嗜癖行動としての条件を備えているが、本研究はそれを一歩進め、抑制の失敗／喪失を招きうるという点でも嗜癖としての特徴を備えていることを明らかにしたといえる。

3．自傷行為の非致死性

本研究の対象では、多くの者が習慣的に自傷を繰り返す一方で、「外科的な縫合処置を受けた経験」のある者は意外にも多いとはいえなかった（30・9%）。これは多くの研究者が習慣性自傷行為の定義として用いる「故意の、非致死的な自己身体の表層への傷害」[9、10]という表現をそのまま反映し、自傷が自殺とは別の目的、たとえば何らかの対処行動もしくは意思表示として、その行為の非致死性を十分に予測したうえで行われている可能性を間接的に示唆しているように思われる。

自傷行為が、自殺以外の様々な目的から行われることについては、すでに多くの先行研究において指摘されている。ニクソンら[28]は、自傷行為が怒りなどの感情など不快気分への対処行動として行われていることを報告しており、ファヴァッツァとコンテリオ[8]もまた、自傷行為によって不快気分を解消し、耐えられない緊張からの解放感が得られることを指摘している。しかしその一方で、自傷行為には、たんに自身の不快気分を解消するだけでなく、他者に対する攻撃的な意思表示としての側面があることも指摘されている。ウォルシュとローゼン[37]は、一般に他者に対する攻撃行動は報復行為を受ける可能性をはらんでいるのに対して、怒りを自傷行為によって表明した場合には、相手からの報復を受ける危険はなく、むしろ罪悪感を抱かせることで相手を操作し、自分の要求を通すうえで有効には働くと述べている。いずれの目的から行われるにせよ、自傷行為が持つこうした性質は、それを行う者に家族関係・対人関係における政治的ヒエラルキーを覆す「パワー」を与え、そのパワーが行動を維持し習慣化を促す強化因子となっていることが推測される。

4. 自傷行為と解離

本研究では、自記式質問票における嗜癖性に関する項目（⑤⑥）は、過食傾向、衝動性、解離傾向との間で有意な相関はみられなかった。その一方で、自傷行為の様態に関する質問のなかでは、「10回以上の自傷経験があること」と「自傷することが生きる上で必要と感じていること」がA-DES得点と有意に相関が認められた。これらの結果は、解離傾向が著明な者ほど対処行動として自傷行為を反復して行っている可能性を示している。

しかしなぜ自傷行為は解離と関係があるのであろうか？　自傷行為と解離の密接な関係を指摘する先行研究は数多く存在する。[4,20,22,28,35] なかでもボーフスら[4]は、自傷者は平常時より疼痛閾値が高く、何らかの心的負荷によって不快気分を体験すると疼痛閾値はさらに上昇し、解離・離人症状態を呈することを実験的に証明している。またスエモト[35]は、不快気分によって惹起された解離状態は、怒りや恥の感覚などの不快気分を遠ざけ、感情爆発や希死念慮の高まりを回避する効果がある一方で、虚無感と死の感覚を引き起こしてしまうと述べ、そのような解離状態から回復するためには、自傷行為によってもたらされる疼痛や鮮血の色といった知覚刺激が有効であると指摘している。言い換えれば、顕著な解離傾向を呈する者にとって、自傷行為はいわば「生ける現実」との接点を保つ「反」解離的行為としての意義がある。その意味で、しばしば自傷者がいう「自傷することが生きるために必要」という発言は、あながち大袈裟な表現とはいえないかもしれない。

ウォルシュとローゼン[37]は、患者が自傷行為を行った際にはその傷を十分に観察し、痛みの有無やこれまでの回数などについて問診することの意義を強調している。というのも解離症状の強い患者では自傷に際して痛みを感じず、不整な傷が多数ある場合が多く、こうした情報が解離の重症度評価に有用だからである。これらに加えて筆者は、「行為の必要性」[20,22]に関する自覚にも注意を払うことを提言したい。解離症状は被虐待経験と密接に関係し、「自傷を止める」

ことを拒む者ほど深刻な生活背景を抱えている可能性がある。さらに解離を自殺の重要な危険因子として指摘する研究もある。[5] その意味でも、自傷行為の様態から解離の程度を把握することには重要な臨床的意義がある。

それにしても解離傾向は行為の反復性と関係していたにもかかわらず、嗜癖性の自覚との関係が見いだされなかったという結果には、不自然な印象を受ける。というのも行為の反復性とはすなわち習慣性を意味するが、これ自体が嗜癖を構成する重要な一要素であり、習慣性の延長上に抑制の失敗／喪失が生じると考えるのが自然だからである。おそらく解離への対処として自傷する者は、「生きるための必要性」もあってその行為を「止めよう」とは考えておらず、そのためにまだ抑制の失敗／喪失に直面していないか、さもなければそれを否認しているのではなかろうか。

5．自傷行為の嗜癖化過程とその臨床応用

では、治療者は、解離傾向を改善させるための対処行動、あるいは「生の戦略」であるとして自傷行為を容認すべきなのであろうか？

もちろんわれわれはそのようには考えていない。ファヴァッツァら[9]は、自殺企図を行った女性自傷患者の症例を呈示するなかで、自傷が「生きるために」必要であったとしても、その嗜癖化が進行すれば行為を制御できなくなり、最終的には自殺の危険が高まることに注意を促している。またウォルシュとローゼン[37]は、自傷者は死ぬために自傷することは少ないが、自傷していないときに死の観念にとらわれていることが稀ではなく、あるとき自傷をするのとは別の方法で自殺を試みることを指摘している。筆者らもまた、より多くの身体部位をより多くの方

法で自傷する者ほど解離傾向が顕著であり、自殺企図の頻度が高くなることを明らかにしている[23,24]。この知見は、解離が著明な者ほど「死なないため」に多くの部位を多数の方法で自傷する必要があることを示しているが、同時にこのことは、自傷行為による対処を繰り返すうちにその効果は減じていってしまい、より頻回かつ多種の自傷行為が必要となってしまうことを意味している。

本研究では解離と嗜癖性について明らかな関係は示されなかったが、レヴェンクロン[19]は、自傷行為の進行と解離の関係について興味深い見解を述べている。彼は、自傷行為を解離型と非解離型に分類し、解離型をより重篤で自殺の危険の高い一群と捉える一方で、非解離型の自傷者でも自傷行為を繰り返す過程で解離傾向が進行してしまうことを指摘している。この指摘には、自傷行為が持つ反解離効果には、いわば物質嗜癖における耐性と類似した性質があることが含意されているように思われる。すなわち自傷行為の反解離効果はそれが反復される過程で減弱し、最終的には、自傷者自身の易解離性を高めてしまう可能性である。

筆者らは、自傷行為を嗜癖として理解することはそのまま臨床応用できる可能性があると考え、自傷行為の嗜癖化過程（**表4**）を提唱している[25]。これは、生理学的な依存とは次元が異なり、あくまでも嗜癖行動における「支配／被支配」「コントロールする／される」などの対人力動的側面に注目したものであり、自傷行為の目的が「自分をコントロールする」ことから「周囲をコントロールする」ことへと推移するなかで、最終的には「切っても切らなくてもつらい」という状況に至る一連の過程を示した、一種の作業仮説である。これには信田[30]が嗜癖者について指摘した「セルフコントロールの罠にかかった人たち……（中略）……自分をコントロールしようとしてコントロールを失うパラドックス」と全く同様の現象が含意されている。

表 4　自傷の嗜癖化過程（文献 25 から引用）

1. 絶望の体験
2. 自分をコントロールするための自傷
3. 自傷の効果が減弱
4. 周囲をコントロールするための自傷
5. 自分も周囲もコントロールできなくなり、絶望（自殺企図）

この最終段階は、自殺企図の危険が高まる時期であるとともに、一種の「底つき」を体験する段階でもある。筆者は、初診の診察場面でこのシェーマを示し、自傷行為の進展を予測するようにしている。このような予測には二つの利点がある。一つは予測することによって進展を抑制しうるというものであり、もう一つは進展した場合には比較的早い段階で「底つき感」を自覚できるため主体的な治療意欲の掘り起こしができるというものである。

嗜癖モデルに基づく障害の理解は、従来の医学的な援助モデルにうまくおさまらない他の様々な行動障害——病的賭博や浪費など——にも援用できる可能性があり、[29] そのような試みの一つとして、鈴木[36]が実践している嗜癖モデルに基づく摂食障害治療を挙げることもできる。そして本研究から得られた知見は、自傷行為に関しても嗜癖モデルによる援助の可能性を示唆するものといえるであろう。

最後に、本研究の限界について述べておきたい。本研究には多くの限界があるが、特に重要なものは、(1)単一施設における調査であり、(2)自記式質問票による主観的な印象に基づく調査であり、(3)II軸診断に関する情報がない、ということが挙げられる。また本稿における嗜癖概念は、「抑制の失敗／喪失」という症候に依拠したものであり、渇望、耐性、離脱などに依拠した生理学的概念とは異なり、内因性オピオイドが関与する嗜癖性[6]とも直接には関係しないことに注意する必要がある。今後はこれらの概念との関係についても明らかにする必要があろう。

■文献

(1) American Psychiatric Association: DSM–Ⅳ Diagnostic and Statistical Manual of Mental Disorders. APA, Washington, D.C., 1994.

(2) Armstrong, J., Putnam, F.W. & Carson, E.B.: Development and validation of a measure of adolescent dissociation:The Adolescent Dissociative Experience Scale（A-DES）. J. Nerv. Ment. Dis., 185; 491–497, 1997.

(3) Bernstein, E. & Putnam, F.W.: Development, reliability and validity of a dissociation scale. J. Nerv. Ment. Dis., 174; 727–735, 1986.

(4) Bohus, M., Limberger, M., Ebner, U. et al.: Pain perception during self-reported distress and calmness in patients with borderline personality disorder and self-mutilating behavior. Psychiatry Res., 95; 251–260, 2000.

(5) 張賢徳、竹内龍雄、林竜介他「自殺行為の最終段階についての研究―『解離』仮説の提唱と検証―」脳と精神の医学、10：279–288、1999。

(6) Coid, J., Allolio, B. & Rees, L.H.: Raised plasma metenkephalin in patients who habitually mutilate themselves. Lancet, 2,; 545–546, 1983.

(7) Evans, J., Platts, H. & Liebenau, A.: Impulsiveness and deliberate self-harm:a comparison of “first-timers” and “repeaters” . Acta Psychiatr. Scand., 93; 378–380, 1996.

(8) Favazza, A.R. & Conterio, K.: Female habitual self-mutilators. Acta Psychiatr. Scand., 79; 283–289, 1989.

(9) Favazza, A.R., Derosear, D.O. & Conterio, K.: Self-Mutilation and eating disorders. Suicide Life Threat. Behav., 19; 353–361, 1989.

(10) Favazza, A.R.: Bodies Under Siege: Self-mutilation and body modification in culture and psychiatry, 2nd ed. The Johns Hopkins University Press, Baltimore, 1996.

(11) Faye, P.: Addictive characteristics of the behavior of self-mutilation. J. Psychosoc. Nurs. Ment. Health Serv., 33; 36–39, 1995.

(12) Feldman, M.D.: The challenge of self mutilation: A review. Compr. Psychiatry, 29; 252–269, 1988.

(13) Gunderson, J.G. & Zanarini, M.C.: Current overview of the borderline diagnosis. J. Clin. Psychiatry, 48（Suppl.）; 5–14, 1987.

(14) Hawton, K., Rodham, K., Evans, E. et al.: Deliberate self harm in adolescents: Self report survey in schools in England. Br. Med. J., 325; 1207–1211, 2002.

(15) Henderson, M. & Freeman, C.P.L.: A Self-rating Scale for Bulimia, the "BITE". Br. J. Psychiatry, 150; 18–24, 1987.

(16) Izutsu, T., Shimotsu, S., Matsumoto, T. et al.: Deliberate self-harm and childhood histories of Attention-Deficit/Hyperactivity Disorder（ADHD）in junior high school students. European Child and Adolescent Psychiatry, 14; 1–5, 2006.

(17) Jellinek, E.M.: Disease Concept of Alcoholism. Alcohol Research Documentation, Inc., Piscataway, Reprint version, 1988.

(18) Lacey, J.H. & Evans, C.D.: The impulsivist: A multi-impulsive personality disorder. Br. J. Addict., 81; 641–649, 1986.

(19) Levenkron, S.: Cutting: Understanding and overcoming self-mutilation. W.W. Norton & Company, Inc., New York, 1998.

(20) Lipschitz, D.S., Kaplan, M.L. & Sorkenn, J.: Childhood abuse, adult assault, and dissociation. Compr. Psychiatry, 37; 261–266, 1996.

(21) 毎日新聞「明日会えたら—『リストカットの子どもたち』」http://www.mainichi-msn.co.jp/kurashi/kokoro/ashita/archive/

(22) Matsumoto, T., Azekawa, T., Yamaguchi, A. et al.: Habitual self-mutilation in Japan. Psychiatry Clin. Neurosci., 58; 191–198, 2004.

(23) Matsumoto, T., Yamaguchi, A., Chiba, Y. et al.: Patterns of self-cutting : A preliminary study on differences in clinical implications between wrist-and arm-cutting using a Japanese juvenile detention center sample. Psychiatry Clin. Neurosci., 58; 377–382, 2004.

(24) Matsumoto, T., Yamaguchi, A., Chiba, Y. et al.: Self-burning versus self-cutting: Patterns and implications of self-mutilation; A preliminary study of differences between self-cutting and-burning in a Japanese juvenile detention center. Psychiatry Clin. Neurosci., 59; 62–69, 2005.

(25) 松本俊彦、山口亜希子「嗜癖としての自傷行為」精神療法、31：329–332、2005。

(26) 水谷修「水谷修先生の夜回り日記」http://www. mainichi-msn.co.jp/kurashi/kokoro/yomawari/archive/

(27) 中井義勝、濱垣誠司、高木隆郎「大食症質問表 Bulimic Investigatory Test, Edinburgh（BITE）の有

用性と神経性大食症の実態調査」精神医学、40：７１１-７１６、１９９８。
(28) Nixon, M.K., Cloutier, P.F. & Aggarwal, S.: Affect regulation and addictive aspects of repetitive self-injury in hospitalized adolescents. J. Am. Acad. Child Adolesc. Psychiatry, 41; 1333–1341, 2002.
(29) 信田さよ子『アディクションアプローチ―もう１つの家族援助論』医学書院、東京、１９９９。
(30) 信田さよ子『依存症』文芸春秋、東京、２０００。
(31) Pattison, E.M. & Kahan, J.: The Deliberate Self-Harm Syndrome. Am. J. Psychiatry, 140; 867–872, 1983.
(32) Patton, J.H., Stanford, M.S. & Barratt, E.S.: Factor structure of the Barratt impulsiveness scale. J. Clin. Psychol., 51; 768–774, 1995.
(33) Schaef, A.W.: When Society Becomes an Addict. Harper Collins, New York, 1987.（斎藤学訳『嗜癖する社会』誠信書房、東京、１９９３。）
(34) Someya, T., Sakado, K., Seki, T. et al.: The Japanese version of the Barratt Impulsiveness Scale, 11th version（BIS-11）: Its reliability and validity. Psychiatry Clin. Neurosci., 55; 111–114, 2001.
(35) Suyemoto, K.L.: The functions of self-mutilation. Clin. Psychol. Rev., 18; 531–554, 1998.
(36) 鈴木健二「摂食障害の仮説―嗜癖モデル」石郷岡純編『精神疾患１００の仮説改訂版』星和書店、東京、３５８-３６０頁、２００４。
(37) Walsh, B.W. & Rosen. P.M.: Self-mutilation. Guilford Press, New York, 1988.（松本俊彦、山口亜希子訳『自傷行為―実証的研究と治療指針―』金剛出版、東京、２００５。）
(38) 山口亜希子、松本俊彦、近藤智津恵他「大学生の自傷行為の経験率―自記式質問票による調査―」精神医学、46：４７３-４７９、２００４。

(39)　山口亜希子、松本俊彦「女子高校生における自傷行為―喫煙・飲酒、ピアス、過食傾向との関係―」精神医学、47：515-522、2005。

第14章 教育現場における自傷
――養護教諭研修会におけるアンケート調査から

Ⅰ．はじめに

近年、リストカットなどの自傷行為は、学校保健における主要な問題となっている。わが国の中学生・高校生における自傷行為の生涯経験率は8・0～14・3%[2,4,10]におよび、その約半数に10回以上の自傷経験があるといわれている。[10]マスメディアが、養護教諭が児童・生徒の自傷行為への対応に苦慮している実情を取り上げることも多くなった。[8]こうした状況のなかで、精神科医や臨床心理士といった専門家が、養護教諭から自傷をする児童・生徒の治療や学校での対応についての助言を求められる機会も確実に増えている、という印象がある。その意味では、専門家の側も、学校における自傷行為の実態や、日々の対応のなかで養護教諭がどのような困難と遭遇しているのかといったことを、ある程度把握している必要があるといえるであろう。

ところで、養護教諭を情報源とする、学校における自傷行為の実態調査としては、すでに、文部科学省が日本学校保健会に委託して実施した、「平成18年度保健室利用状況に関する調査報告書（以下、保健室利用状況報告書）」[7]がある。その調査は、計約1、100校の公立学校のうち、小学校の9％、中学校の73％、高等学校の82％で在校生の自傷行為が把握されていることを明らかにしており、学校保健における自傷行為の実態に関する基礎資料として重要な価値がある。しかし残念ながら、養護教諭が自傷をする児童・生徒の対応に際してどのような困難を感じているのかを読み取れるデータに乏しく、その点では不十分な資料といわざるを得ない。

養護教諭は、児童・生徒の自傷行為への対応に際して、いかなる困難に遭遇しているのであろうか？　この疑問を明らかにするために、筆者は、養護教諭を対象として自記式質問票による調査を行い、児童・生徒における自傷行為の実態と対応に際しての困難について検討を行った。よって、ここにその結果を報告するとともに、自傷をする児童・生徒への対応に際して養護教諭が遭遇する困難について、若干の考察を行いたい。

Ⅱ．対象と方法

1．対象

対象は、2006～2008年に、筆者が講師を務めた、4つの地域（東京、群馬、岡山、北海道）で開催された養護教諭の研修会（1つは出版社が主催した商業的な研修会であり、3つは各都道府県の養護教諭協議会が主催した研修会）に参加した養護教諭のうち、調査協力に同意した者である。いずれの研修会も、筆者が「自傷行為の理解と対応」に関する講演を行うという内容で構成され、各研修会の参加者合計は1、239名（東京581名、群馬478名、岡山123名、北海道57名）であった。

2. 方法

各研修会に参加した養護教諭に対して、筆頭著者の講演前に無記名の自記式質問票を実施した。具体的には、「学校保健の現場から見た児童・生徒の自傷行為の実態、ならびに対応に際しての困難を把握したい」という本調査の趣旨に賛同し、協力に同意した養護教諭だけに質問票に回答してもらい、講義終了後に記入済みの質問票を回収するという方法を採用した。

本研究で用いた質問票は、神奈川県の高等学校養護教諭部会総会において実施した予備的調査[3]の結果を参考にして、我々が独自に開発したものである。具体的な調査項目は、以下の通りである。

まず回答者全員に対して、(1)現在勤務している学校の種別（小学校・中学校・高等学校・特別支援学校）、(2)回答者の性別・年齢、(3)養護教諭としての経験年数、(4)自傷をする児童・生徒への対応経験の有無を尋ねた。そして、(4)の回答にて「あり」と回答した者に対しては、さらに以下の項目について質問を行った。(5)最近1年間に対応した自傷をする児童・生徒の数、(6)自傷への対応（複数選択可）、(7)対応に際しての困難（複数選択可）、(8)自傷をする児童・生徒にみられた他の問題（複数選択可）、(9)自傷という現象について最も強く感じられること（択一式質問）である。各質問項目における選択肢の詳細を**表1**に示す。なお、質問票における「対応に際しての困難」の項目の末尾には、自由記載欄を設けた。

表 1　自記式調査票における各項目の選択肢

最近 1 年間に対応した自傷をする児童・生徒の人数	1　最近 1 年間はない 2　5 人未満 3　5 ～ 10 人未満 4　10 人以上
自傷への対応（複数回答可）	1　何もしない 2　継続的に相談に乗った 3　保護者に連絡をした 4　同僚と相談して情報を共有した 5　スクールカウンセラーと連携した 6　児童相談所などの相談機関と連携した 7　精神科医療機関と連携した
対応に際しての困難（複数回答可）	1　どう対応すべきか分からなかった 2　関与によってかえってエスカレートした 3　親に内緒にして欲しいといわれた 4　自分のプライベートな時間まで浸食された 5　職員室で孤立感を覚えた 6　自分が心身の調子を崩した 7　外部機関との連携がうまくいかなかった
自傷をする児童・生徒にみられた他の問題（複数回答可）	1　いじめの被害にあっていた 2　飲酒や喫煙をしていた 3　非行問題がみられた 4　家庭内に問題があった 5　異性問題がみられた 6　友人とのトラブル・葛藤がみられた
自傷という現象について最も強く感じられること（択一式質問）	1　他人の模倣・メディアの影響で行っている 2　周囲の関心を惹こうとしている 3　自殺に関連する行動である 4　精神障害による行動である 5　その他

表２　対象全体、ならびに学校種別による自傷する児童・生徒への対応経験の比較

	合計 N=808	小学校 N=360	中学校 N=217	高等学校 N=210	特別支援学校 N=21	χ^2
自傷をする児童・生徒への対応経験あり	81.1%	60.8%	96.3%	99.0%	90.5%	174.318*

*p<0.001

３．統計学的分析

得られた結果は、養護教諭が勤務する学校種別ごとに分類し、小学校、中学校、高等学校、特別支援学校という4群間での比較を行った。統計学的分析はSPSS ver.15.0にて行い、回答結果の比率を比較するためにピアソンのχ^2検定を用いた。なお、タイプⅠエラーを回避するために、有意水準を両側検定にて p＜0.001に設定した。

Ⅲ．結果

１．養護教諭における自傷する児童・生徒への対応経験

４つの研修会に参加した養護教諭合計１，２３９名のうち、調査協力への同意が得られ、質問票を回収しえた最終的な対象者の人数は、８０８名（同意率65・２％）であった。対象者の大半は女性（女性８０３名、男性５名）であり、平均年齢は40・８歳（標準偏差±10・１歳）、養護教諭としての平均経験年数は17・７年（標準偏差±10・３年）であった。なお、対象８０８名における現在の勤務先は、小学校３６０名（44・５％）、中学校２１７名（26・９％）、高等学校２１０名（26・０％）、特別支援学校21名（2・６％）という内訳であった。

表2に、対象全体、ならびに学校種別による自傷する児童・生徒への対応経験の有無を比較した結果を示す。養護教諭全体の81・1％（657名）に自傷する児童・生徒への対応経験が認められた。学校種別による比較では有意差が認められ、対応経験者は、高等学校（99・0％）と中学校（96・8％）で、小学校（60・8％）に比べて多く認められた。

2．自傷をする児童・生徒への対応状況と困難

表3に、対応経験のある養護教諭657名から回答を得た、自傷する児童・生徒への対応状況とその際の困難に関する結果を示す。対応経験者が最近1年間に対応した児童・生徒の人数としては、「5人未満」がその大半を占めていたが（83・6％）、その一方で、「最近1年間はない」という回答をした者はわずか1・5％にとどまった。

対応の内容について、対応経験者全体の過半数が肯定していたのは、「継続的に相談に乗った」（77・6％）と「同僚と相談して情報を共有した」（69・9％）という項目であった。以下、多い順に、「保護者に連絡した」（42・2％）、「スクールカウンセラーと連携した」（41・4％）、「精神科医療機関と連携した」（19・5％）、「何もしない」（9・6％）、「児童相談所などの相談機関と連携した」（5・3％）という結果であった。

また、対応に際しての困難について、対応経験者の過半数以上が肯定していた回答は、「どう対応すべきか分からなかった」（65・3％）という項目であった。以下、多い順に、「親に内緒にして欲しいといわれた」（33・5％）、「関与によってかえってエスカレートした」（13・9％）、「自分が心身の調子を崩した」（10・2％）、「外部機関との連携がうまくいかなかった」（10・2％）、「職員室で孤立感を覚えた」（8・4％）、「自分のプライベートな時間まで浸食され

た」（7・2％）が続いた。

自傷をする児童・生徒にみられた問題として、養護教諭の過半数が肯定していたのは、「家庭内に問題があった」（81・6％）と「友人とのトラブル、葛藤がみられた」（58・4％）であった。以下、「異性問題がみられた」（30・7％）、「いじめ被害にあっていた」（20・4％）、「飲酒や喫煙をしていた」（18・1％）、「非行問題がみられた」（17・5％）が続いた。

最後に、「自傷という現象について最も強く感じられること」という項目では、自傷という現象についての印象を択一式の質問で尋ねた。その結果、対応経験者の大半（83・6％）が、「周囲の関心を惹こうとしている」と回答しており、その一方で、「自殺に関連する行動である」と回答した者はほとんどいなかった（0・9％）。

3. 学校種別による対応状況と困難の比較

表3に、自傷をする生徒・児童への対応状況とそれに伴う困難について、学校種別ごとに比較した結果を示す。「最近1年間に対応した児童・生徒の人数」で有意差が認められ、高等学校に勤務する者では、他の学校に勤務する者と比べて、最近1年間の対応人数について「5～10人」と回答する者が多かった（22・6％）。

対応の内容については、「継続的に相談に乗った」という項目で有意差が認められ、中学校および高等学校に勤務する者で比較的その割合が高かった（中学校85・2％、高等学校84・6％）。また、「スクールカウンセラーと連携した」という項目でも有意差が認められ、中学校に勤務する者で、他の学校に勤務する者に比べ、突出して高い割合を示していた（中学校67・0％ vs. 小学校26・8％、高等学校32・7％、特別支援学校25・0％）。さらに、「精神科医療機関と

学校種別ごとの自傷をする児童・生徒への対応状況の比較（N=657）

合計 N=657	小学校 N=220	中学校 N=209	高等学校 N=208	特別支援学校 N=20	χ2
1.5%	3.6%	0.5%	0.0%	5.0%	77.749*
83.3%	90.9%	89.0%	69.7%	80.0%	
12.6%	5.0%	10.5%	22.6%	15.0%	
2.6%	0.5%	0.0%	7.7%	0.0%	
9.6%	11.8%	3.8%	13.0%	10.0%	12.027
77.6%	66.4%	85.2%	84.6%	50.0%	37.549*
42.2%	36.8%	45.0%	46.2%	30.0%	5.827
69.9%	67.7%	76.1%	67.3%	55.0%	7.053
41.4%	26.8%	67.0%	32.7%	25.0%	84.395*
5.3%	6.8%	3.8%	5.8%	0.0%	3.107
19.5%	11.4%	15.3%	31.3%	30.0%	31.334*
65.3%	71.4%	61.2%	63.5%	60.0%	5.645
13.9%	11.4%	12.9%	17.8%	10.0%	4.244
33.5%	21.4%	36.8%	42.8%	35.0%	23.674*
7.2%	5.9%	4.3%	11.1%	10.0%	8.081
8.4%	7.3%	7.7%	10.1%	10.0%	1.362
10.2%	5.5%	12.9%	13.5%	0.0%	11.785
10.2%	10.0%	6.7%	13.9%	10.0%	5.989
20.4%	18.2%	17.2%	26.4%	15.0%	7.001
18.1%	12.3%	21.1%	20.7%	25.0%	7.836
17.5%	15.5%	21.1%	16.8%	10.0%	3.309
81.6%	75.0%	84.2%	85.6%	85.0%	9.669
30.7%	18.6%	23.9%	51.0%	25.0%	59.951*
58.4%	48.2%	61.7%	67.6%	40.0%	20.453*
5.6%	4.1%	6.7%	6.3%	5.0%	10.580
83.6%	84.6%	85.2%	81.7%	75.0%	
0.9%	0.5%	1.0%	1.4%	0.0%	
6.4%	7.7%	3.3%	7.7%	10.0%	
3.5%	3.2%	3.8%	2.9%	10.0%	

＊ p<0.001

表 3　対応経験者全体における対応状況、ならびに、

最近 1 年間に対応した自傷をする児童・生徒の人数	最近 1 年間はない 5 人未満 5 ～ 10 人未満 10 人以上
自傷への対応（複数回答可）	何もしない 継続的に相談に乗った 保護者に連絡をした 同僚と相談して情報を共有した スクールカウンセラーと連携した 児童相談所などの相談機関と連携した 精神科医療機関と連携した
対応に際しての困難（複数回答可）	どう対応すべきか分からなかった 関与によってかえってエスカレートした 親に内緒にして欲しいといわれた 自分のプライベートな時間まで浸食された 職員室で孤立感を覚えた 自分が心身の調子を崩した 外部機関との連携がうまくいかなかった
自傷をする児童・生徒にみられた他の問題（複数回答可）	いじめの被害にあっていた 飲酒や喫煙をしていた 非行問題がみられた 家庭内に問題があった 異性問題がみられた 友人とのトラブル・葛藤がみられた
自傷という現象について最も強く感じられること（択一式質問）	他人の模倣・メディアの影響で行っている 周囲の関心を惹こうとしている 自殺に関連する行動である 精神障害による行動である その他

連携した」という項目でも有意差が認められ、高等学校および特別支援学校に勤務する者では、小学校や中学校に勤務する者よりも高い割合を示した（高等学校31・3％、特別支援学校30・0％ vs. 小学校11・4％、中学校15・3％）。

一方、対応に際しての困難については、「親に内緒にして欲しいといわれた」という項目で有意差が認められ、高等学校に勤務する者で高率であった（42・8％）。また、自傷をする児童・生徒にみられた他の問題のなかで有意差の見られたのは、「異性問題がみられた」「友人とのトラブル、葛藤がみられた」という項目であった。具体的には、「異性問題」（高等学校51・0％）や「精神科での治療」（高等学校42・8％）は高等学校勤務者で多く、「友人とのトラブル・葛藤」は中学校および高等学校勤務者で多く認められた（中学校61・7％、高等学校67・6％）。

なお、「自傷という現象について最も強く感じられること」という項目の回答には、学校種別ごとで回答に差は認められなかった。

4．自由記載欄で多く見られた記述

本調査では、「対応に際しての困難」の箇所の末尾には自由記載欄が設けられており、多数の養護教諭がそれぞれに自らが遭遇した困難について記載していた。ここでは、そのなかでも特に目立って多く見られた問題点を以下の4点に集約し、典型的な意見記載とともに以下に提示しておく。

(1) 自傷の伝染による拡大と対応の困難化

「他の生徒に傷口をアピールする生徒がおり、他の生徒への影響が危惧された」「連日、傷の

手当を要求する生徒がおり、手当がかえって自傷をエスカレートさせている不安がいつもあった」「保健室内には常時、複数の自傷する生徒がいる状況。あまりにも自傷する児童・生徒の人数が多く、一人ひとりに丁寧に関わることはできない。保健室に養護教諭1人では無理だし、週1回のスクールカウンセラーでも無理」。

(2)　保護者との連絡・協力

「保護者の理解が得られなかった」「発見後ただちに家庭に連絡したところ、その子は二度と関わりを持ってくれなくなった。保護者への連絡が必要なことは分かっているが、マニュアル通りには行かない」「保護者に伝える時の伝え方が難しい。ただパニックになるばかりの親もいるし、頭ごなしに『止めろ』と叱責するだけの親もいる」。

(3)　専門家との連携

「精神科に受診していた生徒で自傷を繰り返している子がいた。対応に苦慮していたので、主治医に相談したところ、『普通に対応してください』といわれた。いくら聞いてもその『普通』の意味が分からなかった」「精神科に診察を依頼したら、『リストカットする人はお断り』といわれた」「受診させても薬が処方されるだけで、今度は処方薬を過量服薬するようになった」。

(4)　自殺との関連

「自傷がどんどんエスカレートしていって、このまま自殺してしまうのではないかと不安になることがある。自殺の危険の見きわめが難しい」「自傷を繰り返す生徒で、最終的には飛び降り自殺で亡くなってしまった子がいた。遺された教員や生徒に対する心のケアの必要性を痛感した」。

Ⅳ. 考察

1. 養護教諭の自傷への対応経験

本研究では、養護教諭のうち、小学校勤務者の60・8％、中学校勤務者の96・3％、高等学校勤務者の99・0％、特別支援学校勤務者の90・5％に、自傷をする児童・生徒に対応した経験が認められ、中学校と高等学校に勤務する養護教諭で、特に自傷する生徒と遭遇する可能性が高いことが示唆された。このことは、12〜13歳にかけて自傷行為の生涯経験率が高まるという知見[5]からも予測される結果であった。

これらの養護教諭の対応経験率は、保健室利用状況報告[7]が明らかにした、児童・生徒の自傷行為を把握している学校の割合よりも全体的に高く、ことに小学校に勤務する養護教諭の対応経験率が著しく異なる結果となった。その理由は、保健室利用状況調査の場合、調査対象施設として抽出された学校単位での集計を行い、「2006年10月初旬の連続する5日間」という条件で調査を実施したのに対し、本研究の場合には、個々の養護教諭を対象とし、しかも自傷行為に関する研修会への自主的な参加者を対象とした、という違いによるものと考えられる。もっとも、いずれの調査も、中学校と高等学校において自傷行為が重要な問題であることを示している点では共通しているといえるであろう。

2. 自傷をする児童・生徒への対応の実態

本研究では、対応経験のある養護教諭の大半が、過去1年間に5人未満の自傷する児童・生徒に対応していたが、特に高等学校に勤務する者では、過去1年間に5人以上に対応している者の割合が多かった。保健室利用状況報告書[7]では、学校が把握した自傷件数にもとづいて、児童・生徒1、000人あたりの自傷発生率を算出している。それによれば、児童・生徒1、000人あたり、小学生0・2人、中学生3・7人、高校生3・3人の割合で自傷行為が学校内で事例化していることになる。したがって、たとえば平均的な中学校や高等学校――1学年100人、全校生徒300人の中規模校、養護教諭1名配置――を想定した場合、学校が把握している自傷をする生徒は、中学校では3・7人×(300÷1,000)=1・11人、高等学校では3・3×(300÷1,000)=0・99人となる。このように考えれば、本研究における、養護教諭1人につき「過去1年間に5人未満に対応」している者が最も多い、という結果は、少なくとも中学校と高等学校に関しては、保健室利用状況報告書の結果と大きく食い違うものではないと考えられる。

　また本研究では、養護教諭の多くが、自傷をする児童・生徒に対して継続的な相談関係を持っていることも明らかにされた。この結果は、養護教諭が抱える困難の一端を示しているように思われる。というのも、養護教諭の業務には、様々な身体疾患や外傷を理由に保健室を訪れた児童・生徒、あるいは不登校により保健室登校をしている生徒への対応に加え、薬物乱用防止教育をはじめとする様々な学校保健教育もある。にもかかわらず、生徒数500名以上の大規模校を除けば、多くの学校で養護教諭はいまだ各校1名配置の状況にあり[7]、このような状況のなかで、5人未満とはいえ、継続的に相談時間を確保し続けることは容易ではないように思われる。特に高等学校の場合、年間5人以上の自傷をする生徒に対応する養護教諭も少なくないことを踏まえれば、そうした困難はなおさらであろう。

3. 連携の実態

本研究では、自傷をする児童・生徒を支援するにあたって、担任教諭をはじめとする同僚教諭との情報共有に努める養護教諭が多かった一方で、スクールカウンセラーとの連携は意外にも多いとはいえなかった。しかし、この結果を学校種別に検討してみると、中学校の養護教諭の多くはスクールカウンセラーと連携しており、むしろ他の学校において連携率は低かった。この結果は、学校種別間におけるスクールカウンセラーの配置率の違い（中学校90・2％ vs. 小学校24・7％、高等学校41・9％）[7]を反映した可能性がある。すなわち、連携を「しない」のではなく、「できない」という可能性である。小学校はともかく、比較的多数の自傷行為に対応せざるを得ない高等学校においては、こうした状況は、養護教諭が抱える困難をいっそう深刻なものとしているのかもしれない。

それでは、あらゆる学校にスクールカウンセラーを配置すれば、問題の解決には十分なのであろうか？　本研究では、スクールカウンセラー配置率の高いはずの中学校においても、養護教諭の多くは自傷する生徒に対して継続的にかかわっていた。おそらくは、スクールカウンセラーによる面接に併行して、自らも生徒との面接を行ったり、自傷創の処置を行ったりしている可能性が考えられる。自由記載欄においても、「保健室に養護教諭1人では無理だし、週1回のスクールカウンセラーでも無理」という意見があった。これらのことを考えれば、養護教諭の複数配置、ならびに、高等学校におけるスクールカウンセラー配置の拡充とともに、非常勤というスクールカウンセラー体制そのものを見直す必要があるのかもしれない。

一方、精神科医療機関との連携は、全体としては必ずしも高くはないものの、学校種別ごとに見ると、高等学校と特別支援学校で比較的高率であった。特別支援学校の場合、入学以前から精神科医療機関によるフォローを受けている生徒も少なくないと推測され、そのことが連携のしやすさに影響した可能性があろう。一方、高等学校の場合には、自傷行為もしくは付随する精神医学的問題が重篤であるか、あるいは、スクールカウンセラー未配置状況が医療機関への依存度を高めた可能性が考えられる。

ところで、精神科医療機関へとつなぐことで、養護教諭の負担がはたしてどの程度減じたのかについては、別途検討する必要があろう。決して多数とはいえないものの、自由記載欄に書かれた、「精神科に診察を依頼したら、『リストカットする人はお断り』といわれた」「受診させても薬が処方されるだけで、今度は処方薬を過量服薬するようになった」という意見が複数以上あったことは気にかかる。自傷行為に対する理解や治療のあり方について、精神科医の側にも改めて考え直すべき点があるかもしれない。

4. 対応に際しての困難

本研究では、養護教諭の多くが、自傷する児童・生徒に対して、「どう対応したらよいか分からない」と感じていることが明らかにされた。このことは、自傷行為の理解と対応のあり方に関する広範な研修が必要であることを示唆する結果と考えられた。

また、全体における割合は半数に満たなかったものの、「親に内緒にして欲しい」という要求に苦慮した体験は、高等学校の養護教諭で多く認められた。確かにこの種の要求は、つねに援助者が苦しめられるものである。もしもこの要求に応じれば、自殺企図へと発展した場合には責任を問われる可能性があるが、応じなければ、生徒との信頼関係が破綻し、支援の継続が不可能となるかもしれない。いずれにしても、こうした要求の背景に想定されるのは、意思疎通に何らかの問題を抱えた家族関係であるように思われる。このことは、養護教諭の大半が自傷をする児童・生徒に「家庭内に問題」があると感じていたこと、さらには、自由記載欄に「保護者の理解が得られなかった」という意見が見られたこととも、矛盾しないであろう。

ちなみに、自傷をする児童・生徒が抱える困難は、家族との関係性だけにとどまらないようにも思われた。本研究では、養護教諭の多くが、自傷をする児童・生徒に「友人との葛藤・トラブル」を認めており、その割合は中学校・高等学校勤務者で特に多かった。また、高等学校の養護教諭の半数以上が、自傷をする生徒と「異性問題」との関連を認識していた。これらの結果は、自傷をする児童・生徒のなかには、友人、恋人、家族といった重要他者との関係性に困難を抱えている者が少なくなく、そうした人間関係のトラブルは、年齢が上がるほど広範な領域におよぶ可能性を示唆している。こうした様々な関係性の困難に対応するためにも、高等学校へのスクールカウンセラーの拡充を進める必要があるように思われる。

5．自傷行為に対する理解

本研究では、「自傷という現象について最も強く感じられること」という、択一式の質問項目によって、養護教諭の自傷行為に対する理解の検討も試みた。その結果、養護教諭のなかには、「他人の模倣・メディアの影響」というように、自傷行為がはらむ危険性を矮小化して捉える者は少なかったが、その一方で、自殺との関連で自傷行為を捉える者もまた少ないことが示された。もちろん、なかには、「飛び降り自殺で亡くなってしまった子がいた」というように、実際に自殺行動への発展した事例を経験した者も存在したが、多くの養護教諭は、自傷行為を「周囲の関心を惹く」ための行動と捉える傾向があった。また、自由記載欄における「連日、傷の手当を要求する生徒がおり、手当がかえって自傷をエスカレートさせている不安がいつもあった」という意見からは、演技的・操作的に繰り返される自傷行為にとまどい、あるいは辟易としながら、自らの援助に無力感や徒労感を抱く養護教諭の姿が彷彿としてくるようにも思われた。

自傷行為は怒り、あるいは不安や緊張といった不快気分を緩和する目的から行われることが多く[1]、その意図においては、確かに自殺とは峻別されるべき行動である。しかしその一方で、10代における自傷行為の挿話が、将来における自殺死亡のリスクを数百倍に高めるという報告[9]からも明らかなように、長期的には自殺の危険因子である。そして、自傷行為をした児童・生徒は、まずは「傷の手当て」を求めて、スクールカウンセラーよりも先に保健室を訪れる可能性が高いことを考えれば、養護教諭は学校における自殺予防対策のゲートキーパーといえるだろう。２００８年10月に閣議決定された「自殺対策加速化プラン」[6]でも謳われているように、自傷行為を繰り返す者に対する、保健医療機関と教育機関との連携による支援体制の整備が急がれるであろう。

6．本研究の限界

本研究には以下の二つの重要な限界がある。一つは、対象の代表性に関する限界である。すなわち、本研究は、自傷行為に関する研修会への自主的な参加者を対象としており、しかも自記式質問票の回収率も65・2％とさほど高くはない。そのため、対象が自傷行為に対する問題意識が高い養護教諭に偏っている可能性がある。もう一つは、reporting bias に関する限界である。すなわち、本研究では、無記名の自記式質問票による情報収集を行っており、質問票への回答自体は研修会開始前に行っているものの、研修会という状況が回答に影響した可能性は除外できない。

V. おわりに

本研究では、中学校および高等学校の養護教諭の多くが、自傷をする児童・生徒の対応に際して継続的にかかわりながらも、「どう対応してよいのか分からない」と感じていることが明らかになった。また、少なくない養護教諭が、自傷行為が自殺に関連する行動であることを十分に理解できていない可能性があることも示唆された。精神科医や臨床心理士といった専門家は、養護教諭が抱えている困難の現状を理解したうえで、適切な連携が実現できるように努める必要がある。

■文献

(1) Hawton, K., Rodham, K., Evans, E.: Chapter 5. Adolescents, help-seeking, coping strategies and attitudes and relevance to deliberate self-harm. In: Hawton, K. et al. By Their Own Young Hand: Deliberate self-harm and suicidal ideas in adolescents. Jessica Kingsley Publisher, London, p.94–116, 2006.

(2) Izutsu, T., Shimotsu, S., Matsumoto, T. et al.: Deliberate self-harm and childhood histories of Attention-Deficit/Hyperactivity Disorder（ADHD）in junior high school students. Eur. Child Adolesc. Psychiatry, 14; 1–5, 2006.

(3) 松本俊彦、今村扶美「青年期における『故意に自分の健康を害する』行為に関する研究」財団法人明治安田こころの健康財団研究助成論文集　通巻第42号２００６年度、37–50頁、２００７。

(4) Matsumoto, T., Imamura, F.: Self-injury in Japanese junior and senior high-school students: Prevalence and association with substance use. Psychiat. Clin. Neurosci., 62; 123–125, 2008.

(5) Matsumoto, T., Imamura, F., Katsumata, Y. et al.: Prevalences of lifetime histories of self-cutting and suicidal ideation in Japanese adolescents: Differences by age. Psychiat. Clin. Neurosci., 62; 362–364, 2008.

(6) 内閣府「自殺対策加速化プラン」http://www8.cao.go.jp/jisatsutaisaku/taikou/pdf/plan.pdf

(7) 日本学校保健会「保健室利用状況に関する調査報告書18年度調査結果」日本学校保健会、東京、２００８。

(8) 小国綾子『魂の声　リストカットの少女たち―私も「リスカ」だった』講談社、東京、２００５。

(9) Owens, D., Horrocks, J., House, A.: Fatal and non-fatal repetition of self-harm: Systematic review. Br. J. Psychiatry, 181; 193–199, 2002.

(10) 山口亜希子、松本俊彦「女子高校生における自傷行為―喫煙・飲酒、ピアス、過食傾向との関係―」精神医学、47：５１５–５２２、２００５。

第15章——思春期における「故意に自分の健康を害する」行動と「消えたい」および「死にたい」との関係

I．はじめに

自傷行為は、非致死性の予測をもって、故意に自らの身体表層に非致死的な損傷を加える行為である。[20] その様式は、リストカットなどの自己切傷はもとより、身体を殴る、壁に頭を打ちつける、皮膚をつねる、噛む、火のついた煙草を押しつけるといったように、多岐にわたっている。それらの行為は、物質乱用・依存や摂食障害のような、「結果的に健康を害するものの、必ずしも自らを傷つける意図があるとは限らない」行動とも関連があり、[3,15,12] 実際に物質乱用や摂食障害を併発する自傷患者も少なくない。[13] その意味では、ファヴァッツァらが、[3] 自傷行為、物質乱用、摂食障害を一括した概念として、「『故意に自分の健康を害する』症候群（deliberate self-harm syndrome）」を提唱したのは、理に適っている。

自傷行為は、怒りや緊張、不安といった不快感情を緩和する意図からなされることが多く、[20]

それゆえ、その行為は意図において自殺とは異なる行動といえる。しかし、自殺以外の意図から自傷行為を繰り返している者が、あるとき自殺念慮を抱くに至り、ふだん自傷行為に用いているのとは別の方法で自殺行動におよぶのはまれなことではなく[12]、10代における自傷挿話が10年後の自殺死亡リスクを数百倍にまで高めるという報告もある[18]。その意味では、自傷行為は自殺関連行動の一つと見なすことができ、その援助にあたっては、自殺のリスク評価を欠かすことはできない[10]。

けれども、自傷行為をする者における自殺のリスク要因については、まだ十分な知見の集積がなく、そのリスク評価は必ずしも容易ではないのが実情である。すでに我々は、食行動異常や物質乱用の併存が自己切傷患者の自殺リスクを高めることを指摘しているが[12]、そのような併存障害の影響とは別に、自傷行為そのものの様式の違い――決して身体的損傷の重症度ではなく、「切る」「刺す」「殴る」などの方法の違い――が自殺リスクにおよぼす影響については、現在までのところほとんど何も知られていない。また、自傷行為をする者は、しばしば「消えてしまいたい」「いなくなってしまいたい」といった独特の訴えをすることがあるが[10]、こうした訴えについても、その真意を測りかねる場合がある。すなわち、この訴えが、「死んでしまいたい」という自殺念慮の別の表現なのか、あるいは、DSM-Ⅳ-TR[1]における境界性パーソナリティ障害の診断基準にあるような、低い自己評価や慢性的な虚無感を反映したものなのか、にわかには判じがたいことがある。

さて、本研究は、これらの疑問を明らかにする目的から実施された。その際、我々は調査実施施設として中学校を選択した。その理由は二つある。第一に、わが国では、義務教育である中学教育のなかで、公立中学校在籍者は、その年齢層における地域サンプルと近似した集団を構成していると考えられること、そして第二に、いまや自傷行為は学校保健における重要な問題であり、[14]本研究を通じて、教育現場にフィードバックできる知見を得る必要があると考えたことによる。よって、ここにその結果を報告するとともに、「故意に自分の健康を害する」行動、自殺念慮、「消えたい」という言葉に象徴される内的体験との関係についての考察を行いたい。

Ⅱ．対象と方法

1．対象

対象は、生徒対象の薬物乱用防止講演の講師として著者を招聘した、首都圏郊外にある一公立中学校全校生徒254名のうち、当日、薬物乱用防止講演に出席し、かつ、調査協力に同意の得られた生徒245名（全校生徒の96・5％：男子117名、女子128名：年齢分布12〜15歳：平均年齢13・7歳［標準偏差±0・9歳］）である。

なお、今回の講演会は、養護教諭の発案により授業の一環として実施されたものであるが、最近数年間、同校で生徒の薬物乱用が実際に事例化したことはないという。

2．情報収集方法

調査は、無記名の自記式質問票を用いて実施した。質問票の項目および実際に調査で使用した質問文を**表1**に示す。表からも明らかなように、自傷行為・物質使用・食行動異常からなる、ファヴァッツァらのいう意味での「故意に自分の健康を害する」行動、[3]ならびに自殺に関連する思考・行動に関して情報収集することを目的として作成されたものである。以下に、各項目について説明を補足したい。

(1)　自傷行為

自傷行為の様式は多岐にわたるものであるが、今回の調査では、そのなかでも臨床的に比較的よく観察されやすい行動をとりあげて、独自の質問文を作成した。その項目は、刃物などで皮膚を切る（「切る」）、尖ったもので皮膚を突き刺す（「刺す」）、こぶしで自分の身体や硬い壁を殴る（「殴る」）、頭部を壁に打ちつける（「頭を打ちつける」）、皮膚を血が出るほど激しく掻きむしる（「掻きむしる」）、内出血するほど強く皮膚をつねる（「つねる」）、身体を噛む（「噛む」）、自らに火傷を負わせる（「火傷させる」）、という8つの自傷様式を反映している。

(2)　物質使用

喫煙・飲酒の経験、市販薬・処方薬の乱用経験、および、規制薬物を含む依存性薬物の使用経験など、広範な精神作用物質の使用に関する評価を行った。原則として質問文は独自に作成されたものであったが、飲酒に関しては、若年者の問題飲酒の評価で実績のある Quantity & Frequency Scale（ＱＦスケール）[19]を採用した。なお、ＱＦスケール得点が4点以上の場合、「問題飲酒あり」と判定されるが、結果の分析は、連続変数であるＱＦスケール得点ではなく、質的変数化された「問題飲酒」の有無によった。

(3)　食行動異常

大食症質問票（Bulimia Investigatory Test of Edinburgh：ＢＩＴＥ）[6]の日本語版33項目中[17]、摂食障害に広く見られる症状として、現在における「不食」「過食」「自己誘発嘔吐」「緩下剤乱用」「肥満恐怖」に関する症状評価項目を抜粋して用いた。分析に際しては、合計点ではなく、各症状の有無を質的変数として扱った。

(4)　自殺に関する思考・行動

「消えてしまいたい」「いなくなってしまいたい」という感情（以下、「消えたい」）、ならびに「自殺念慮」「自殺の計画」「自殺企図」の経験を尋ねる項目を設定した。いずれも原則として独自に作成したが、「自殺念慮」のみ、内閣府の自記式質問票調査（平成20年度意識調査[16]）と同じ質問文を採用した。

なお、以上の質問項目は、QFスケールを用いた「問題飲酒」に関する項目を除いて、全て「はい／いいえ」で答える方式とした。

3. 調査手続きと倫理的配慮

本調査は、調査実施校における職員会議、ならびにPTA会議での承認を経たうえで、最終的に同校校長の決定によって2008年11月某日に実施されたものである。

調査当日は、筆者自身が生徒に対して、講演終了直後に調査の目的、ならびに結果の公表方法を説明するとともに、「調査への協力は強制ではないこと」「答えたくない質問は回答しないでもよいこと」「教師や保護者が内容を知ることはないこと」を伝えた。その後、各教室において生徒に質問票に回答してもらい、その場で各担任教諭が回収した。その際、調査に同意した者は、記入済みの質問票を封筒に入れて提出し、同意しない者は白紙の質問票を封筒に入れて提出するように依頼した。クラスごとに回収された質問票は、未開封のまま、すみやかに筆者に手渡された。

なお、調査実施にあたって、筆者は生徒全員に自身の連絡先を公開し、調査に関する疑問や

(2) 物質使用	② 飲《の》むときにはどのくらいの量《りょう》を飲《の》みますか？（ビールを飲《の》むとしたとき） 0）コップに 1 杯《はい》，1）コップに 2 杯《はい》，2）コップに 3～6 杯《はい》，コップに 6 杯以上 **（市販薬・治療薬乱用）** あなたはこれまでに、かぜ薬《ぐすり》や痛《いた》み止《ど》めなどのクスリを、病気《びょうき》の治療以外《ちりょういがい》の目的《もくてき》で、わざと多《おお》く飲《の》んだことがありますか？ **（依存性薬物の乱用）** あなたはドラッグを使《つか》ったことがありますか？
(3) 食行動異常	**（不食）** きびしい食事制限《しょくじせいげん》をしていますか？ **（過食）** めちゃめちゃに食《た》べたこと（過食《かしょく》したこと）がありますか？ **（自己誘発嘔吐）** 体重《たいじゅう》を減《へ》らすために、食《た》べ物《もの》を吐《は》いたことがありますか？ **（緩下剤乱用）** 体重《たいじゅう》を減《へ》らすために、下剤《げざい》（便秘《べんぴ》の薬《くすり》）を使《つか》ったことがありますか？ **（肥満恐怖）** 太《ふと》ることがとても怖《こわ》いですか？
(4) 自殺に関連する思考・行動	**（「消えてしまいたい」）** あなたはこれまでに、「消《き》えてしまいたい」「いなくなってしまいたい」などと考《かんが》えたことがありますか？ **（自殺念慮）** あなたはこれまでに、本気《ほんき》で死《し》にたいと考《かんが》えたことがありますか？ **（自殺の計画）** あなたはこれまでに、本気《ほんき》で死《し》にたいと考《かんが》えて、自殺《じさつ》の計画《けいかく》をたてたことがありますか？ **（自殺企図）** あなたはこれまでに、本気《ほんき》で死《し》にたいと考《かんが》えて、実際《じっさい》に行動《こうどう》を起《お》こしたことがありますか？

図 1（続き）

(1) 自傷行為	**(切る)** あなたはこれまでに、わざと、刃物《はもの》や鋭利《えいり》なもので自分《じぶん》の身体《からだ》を切《き》ったことがありますか？ **(刺す)** あなたはこれまでに、わざと、シャーペンやコンパスのような尖《とが》ったもので自分《じぶん》の身体《からだ》を刺《さ》したことがありますか？ **(殴る)** あなたはこれまでに、わざと、自分《じぶん》のこぶしで自《じ》分《ぶん》の身体《からだ》や硬《かた》い壁《かべ》をなぐったことがありますか？ **(頭を打ちつける)** あなたはこれまでに、わざと、自分《じぶん》の頭《あたま》を壁《かべ》にぶつけたことがありますか？ **(掻きむしる)** あなたはこれまでに、わざと、血《ち》が出《で》るほどはげしく、自分《じぶん》の皮膚《ひふ》をかきむしったことがありますか？ **(つねる)** あなたはこれまでに、わざと、内出血《ないしゅっけつ》してしまうほど強《つよ》く、自分《じぶん》の皮膚《ひふ》をつねったことがありますか？ **(噛む)** あなたはこれまでに、わざと、自分《じぶん》の身体《からだ》をかんだことがありますか？ **(火傷させる)** あなたはこれまでに、わざと、火《ひ》のついたタバコを自分《じぶん》の皮膚《ひふ》に押《お》しつけたり、ライターの火であぶったりするような、自分にやけどさせる行動《こうどう》をしたことがありますか？
(2) 物質使用	**(喫煙経験)** あなたはタバコを吸《す》ったことがありますか？ **(問題飲酒：Quantity & Frequency Scale)** ① あなたはお酒《さけ》をどのくらいの頻度《ひんど》で飲《の》みますか？ 0) 飲《の》まない、または、年《ねん》に1～2回《かい》, 1) 月《つき》に1～2回《かい》, 2) 週《しゅう》に1回《かい》, 3) 週《しゅう》に2回以上

図1　「故意に自分の健康を害する」行動と自殺に関連する思考・行動に関する質問項目

生徒自身の健康問題に関する相談に対応することを約束した。

4．統計学的解析

回収されたデータは、男女別に分けて解析された。まず、自殺に関連する様々な思考・行動における相互の関連を明らかにするために、「消えたい」「自殺念慮」「自殺の計画」「自殺企図」という各2変数間のφ係数を求めた。

次いで、男女それぞれについて、対象を「消えたい」という内的体験の有無、ならびに、自殺念慮の経験の有無にしたがって2群に分類し、自傷行為、物質使用、食行動異常の各項目に関する、ピアソンのχ^2検定による単変量解析を行った。さらに、交絡因子の影響とType I errorの混入を除外し、「消えたい」という内的体験および自殺念慮と直接的に関係する「故意に自分の健康を害する」行動を明らかにするために、「消えたい」および自殺念慮を従属変数とし、かつ、単変量解析においてp＜0.05を示した全項目を独立変数として、多変量解析（2項ロジスティック回帰分析）を行った。その際、変数増加法による変数投入を行うことで、単純かつ適切なロジスティックモデルを求め、抽出された各変数のオッズ比（OR）を算出した。

全ての統計学的解析にはSPSS ver. 15.0（SPSS, Chicago, IL, USA）を用い、有意水準は両側検定にて5％未満とした。

Ⅲ．結果

表1に、男女生徒における様々な自殺に関連する思考・行動相互の関連について検討した結果を示す。男子生徒の27・1％に「消えたい」という内的体験、10・2％に「自殺念慮」、1・7％に「自殺の計画」、そして0・8％に「自殺企図」の経験がそれぞれ認められた。また、これらの4つの自殺に関連する思考・行動相互の関係については、「自殺の計画」と「自殺企図」とのあいだを除く全ての2変数間において有意な関連が見られた。さらに、「消えたい」という内的体験の経験者のうち、34・4％に「自殺念慮」、6・3％に「自殺の計画」、そして3・1％に「自殺企図」の経験がそれぞれ見られ、その一方で、「自殺念慮」経験者の91・7％、ならびに「自殺の計画」経験者と「自殺企図」経験者の全員に、「消えたい」という内的体験の経験が認められた。

一方、女子生徒の39・4％に「消えたい」という内的体験、20・5％に「自殺念慮」、7・0％に「自殺の計画」、そして3・9％に「自殺企図」の経験がそれぞれ認められた。また、4つの自殺に関連する思考・行動相互の関係については、全ての2変数間において有意な関連が見られた。さらに、「消えたい」という内的体験の経験者のうち、46・0％に「自殺念慮」、17・6％に「自殺の計画」、そして9・8％に「自殺企図」の経験がそれぞれ見られ、その一方で、「自殺念慮」経験者の88・5％、ならびに「自殺の計画」経験者と「自殺企図」経験者の全員に、「消えたい」という内的体験の経験が認められた。

表2に、男女生徒それぞれに関する様々な「故意に自分の健康を害する」行動の経験率の単純集計を示した。表からも明らかなように、男女ともに最も高頻度に見られた自傷様式は、「殴る」（男子31・7％、女子28・1）であり、次いで、男子では「頭を打ちつける」「噛む」（14・4％）、女子では「噛む」（20・3％）という順であった。

表1　中学校生徒における自殺に関連する思考・行動相互の関連

性別	対象全体における自殺に関連する思考・行動の経験率（%）			他の自殺に関連する思考・行動の経験率（%）			
				「消えたい」	自殺念慮	自殺の計画	自殺企図
男子	「消えたい」	27.1%	%		34.4%	6.3%	3.1%
			φ係数		0.489***	0.215*	0.152
	自殺念慮	10.2%	%	91.7%		16.7%	8.3%
			φ係数	0.489***		0.390***	0.275**
	自殺の計画	1.7%	%	100.0%	100.0%		0.0%
			φ係数	0.215*	0.390***		−0.012
	自殺企図	0.8%	%	100.0%	100.0%	0.0%	
			φ係数	0.152	0.275**	−0.012	
女子	「消えたい」	39.4%	%		46.0%	17.6%	9.8%
			φ係数		0.510***	0.338***	0.248**
	自殺念慮	20.5%	%	88.5%		34.6%	19.2%
			φ係数	0.510***		0.544***	0.399***
	自殺の計画	7.0%	%	100.0%	100.0%		33.0%
			φ係数	0.338***	0.544***		0.418***
	自殺企図	3.9%	%	100.0%	100.0%	60.0%	
			φ係数	0.248**	0.399***	0.418***	

*p < 0.05, **p < 0.01, ***p < 0.001

同じく**表2**には、「消えたい」という内的体験の有無にもとづく、様々な「故意に自分の健康を害する」行動を比較した結果を示してある。男子生徒の場合、単変量解析において、「消えたい」という内的体験は、「刺す」「殴る」「頭を打ちつける」「掻きむしる」「つねる」という自傷行為の経験、ならびに現在の「肥満恐怖」とのあいだで有意な関連が認められた。続いて、上記項目を独立変数とした多変量解析では、「殴る（オッズ比6・9：95％信頼区間、1・4－11・5）」「頭

表 2 「消えたい」に関連する「故意に自分の健康を害する」行動

		男子生徒					
			単変量解析			多変量解析	
		単純集計	「消えたい」		χ^2	Odds ratio	95% C. I.
			あり	なし			
自傷行為	切る	5.9%	9.4%	4.7%	0.993		
	刺す	9.3%	21.9%	4.7%	8.185**		
	殴る	31.7%	61.3%	20.9%	17.166***	6.9**	1.4–11.5
	頭を打ちつける	14.4%	40.6%	4.7%	24.476***	7.6**	1.8–34.2
	掻きむしる	9.3%	21.9%	4.7%	8.185**		
	つねる	5.1%	12.5%	2.3%	5.002*		
	噛む	14.4%	25.0%	10.5%	3.996*		
	火傷させる	0.8%	3.1%	0.0%	2.710		
物質使用	問題飲酒（QF スケール≧4点）	0.8%	0.0%	1.2%	0.375		
	喫煙経験	0.9%	3.2%	0.0%	2.766		
	市販薬・処方薬の乱用	0.8%	0.0%	1.2%	0.375		
	依存性薬物の乱用	0.0%	0.0%	0.0%	—		
食行動異常	不食	3.4%	3.1%	3.5%	0.009		
	過食	12.7%	15.6%	11.6%	0.336		
	自己誘発嘔吐	1.7%	0.0%	2.3%	0.757		
	緩下剤乱用	0.0%	0.0%	0.0%	—		
	肥満恐怖	14.5%	31.3%	8.2%	9.916**	5.9*	1.3–16.3

		女子生徒					
			単変量解析			多変量解析	
		単純集計	「消えたい」		χ^2	Odds ratio	95% C. I.
			あり	なし			
自傷行為	切る	7.0%	17.6%	0.0%	14.616***		
	刺す	16.5%	35.3%	3.9%	21.729***	4.6*	1.0–20.2
	殴る	28.1%	58.8%	7.8%	39.523***	11.1***	3.8–31.8
	頭を打ちつける	11.0%	22.0%	3.9%	10.130**		
	掻きむしる	6.3%	11.8%	2.6%	4.400*		
	つねる	9.4%	23.5%	0.0%	19.992***		
	噛む	20.3%	37.3%	9.1%	15.034***	3.2*	1.0–10.3
	火傷させる	0.8%	2.0%	0.0%	1.522		
物質使用	問題飲酒（QF スケール≧4点）	0.0%	0.0%	0.0%	—		
	喫煙経験	0.0%	0.0%	0.0%	—		
	市販薬・処方薬の乱用	0.8%	2.0%	0.0%	1.522		
	依存性薬物の乱用	0.0%	0.0%	0.0%	—		
食行動異常	不食	0.8%	2.0%	0.0%	1.522		
	過食	14.8%	23.5%	9.1%	5.060*		
	自己誘発嘔吐	0.0%	0.0%	0.0%	—		
	緩下剤乱用	0.8%	2.0%	0.0%	1.522		
	肥満恐怖	33.6%	47.1%	24.7%	6.890**		

QF スケール: quantity & frequency scale, C. I.: confidential interval

表 3　自殺念慮に関連する「故意に自分の健康を害する」行動

		男子生徒				
		単変量解析			多変量解析	
		自殺念慮		χ^2	Odds ratio	95% C. I.
		あり	なし			
自傷行為	切る	8.3%	5.7%	0.138		
	刺す	16.7%	8.5%	0.852		
	殴る	66.7%	27.6%	7.594**		
	頭を打ちつける	41.7%	11.3%	8.050**	7.4**	1.7—22.5
	掻きむしる	16.7%	8.5%	0.852		
	つねる	0.0%	5.7%	0.716		
	噛む	33.3%	12.3%	3.881*		
	火傷させる	8.3%	0.0%	8.909**		
物質使用	問題飲酒（QF スケール≧ 4 点）	0.0%	1.2%	0.375		
	喫煙経験	0.0%	1.0%	0.116		
	市販薬・処方薬の乱用	0.0%	0.9%	0.114		
	依存性薬物の乱用	0.0%	0.0%	—		
食行動異常	不食	8.3%	2.8%	0.997		
	過食	25.0%	11.3%	1.818		
	自己誘発嘔吐	0.0%	1.9%	0.230		
	緩下剤乱用	0.0%	0.0%	—		
	肥満恐怖	25.0%	13.3%	1.180		

		女子生徒				
		単変量解析			多変量解析	
		自殺念慮		χ^2	Odds ratio	95% C. I.
		あり	なし			
自傷行為	切る	19.2%	4.0%	7.323**		
	刺す	38.5%	11.0%	11.204**		
	殴る	53.8%	21.8%	10.466**		
	頭を打ちつける	36.0%	5.0%	19.561***	7.9**	2.0—31.8
	掻きむしる	19.2%	3.0%	9.262**	6.7*	1.1—41.2
	つねる	30.8%	4.0%	17.369***	7.6**	1.7—35.2
	噛む	46.2%	12.9%	14.487***		
	火傷させる	3.8%	0.0%	3.915*		
物質使用	問題飲酒（QF スケール≧ 4 点）	0.0%	0.0%	—		
	喫煙経験	0.0%	0.0%	—		
	市販薬・処方薬の乱用	3.8%	0.0%	3.915*		
	依存性薬物の乱用	0.0%	0.0%	—		
食行動異常	不食	3.8%	0.0%	3.915*		
	過食	30.8%	10.9%	6.422*		
	自己誘発嘔吐	0.0%	0.0%	—		
	緩下剤乱用	3.8%	0.0%	3.915*		
	肥満恐怖	57.7%	26.7%	8.954**	4.0*	1.1—9.9

QF スケール：quantity & frequency scale, C. I.: confidential interval

を打ちつける（オッズ比 7・6：95% 信頼区間、1・8–34・2）」「肥満恐怖（オッズ比 5・9：95% 信頼区間、1・3–16・3）」が、「消えたい」という内的体験と有意に関連する変数として抽出された。一方、女子生徒の場合、「消えたい」は、単変量解析において、「切る」「刺す」「殴る」「頭を打ちつける」「掻きむしる」「つねる」「噛む」との有意な関連が示され、さらに多変量解析により、「刺す（オッズ比 4・6：95% 信頼区間、1・0–20・2）」「殴る（オッズ比 11・1：95% 信頼区間、3・8–31・8）」「噛む（オッズ比 3・2：95% 信頼区間、1・0–10・3）」との有意な関連が示された。

表3に、自殺念慮の経験の有無にもとづく、様々な「故意に自分の健康を害する」行動を比較した結果を示す。男子生徒の場合、自殺念慮の経験と有意に関連を示したのは、単変量解析においては、「殴る」「頭を打ちつける」「噛む」「火傷させる」であった。これらの項目を独立変数とした多変量解析では、「頭を打ちつける（オッズ比 7・4：95% 信頼区間、1・7–22・5）」のみが、自殺念慮の経験と有意に関連する変数として抽出された。一方、女子生徒の場合、単変量解析において、自殺念慮の経験が8種類の様式の自傷行為全て、および「市販薬・処方薬の乱用」「不食」「過食」「緩下剤乱用」「肥満恐怖」と有意に関連していることが示され、さらに多変量解析により、「頭を打ちつける（オッズ比 7・9：95% 信頼区間、2・0–31・8）」「掻きむしる（オッズ比 6・7：95% 信頼区間、1・1–41・2）」「つねる（オッズ比 7・6：95% 信頼区間、1・7–35・2）」「肥満恐怖（オッズ比 4・0：95% 信頼区間、1・1–9・9）」との有意な関連が示された。

Ⅳ．考察

本研究は、自傷する若年者がしばしば「消えたい」という訴えで表出する内的体験を、自殺念慮との関係から検討した最初の研究であり、同時に、様々な「故意に自分の健康を害する」行動を、自殺念慮との関連から検討した最初の研究でもある。以下に、得られた結果にもとづいて、「消えたい」という内的体験、「故意に自分の健康を害する」行動、ならびに自殺念慮との関係について考察したい。

1．「消えたい」と自殺念慮──自殺念慮スペクトラム

ケスラー(9)は、自殺念慮を抱いた者の34％は具体的な自殺の計画を立てており、自殺の計画を立てた者の72％は実際に自殺企図におよんでいたことを明らかにしている。さらに、衝動的に自殺企図におよんだ者の69％が、そして計画的な自殺企図におよんだ者の90％が、その1年以内に自殺念慮を抱いていたともいう。このことは、自殺念慮の存在は自殺行動を予測する重要なリスク要因であり、同時に、自殺念慮→自殺の計画→自殺企図という継時的プロセスが存在することを示している。

さて、本研究では、自傷行為をする若年者の「消えたい」という内的体験が、ケスラーらの指摘と同じ文脈で、自殺念慮や自殺の計画と──女子の場合には自殺企図とも──関連していることが示された。このことは、自殺念慮と同様、「消えたい」という内的体験もまた自殺行動の危険因子として理解できる可能性を示唆している。すなわち、自殺念慮よりもさらに時間

的に先行する兆候として、「消えたい」という内的体験が存在する可能性があり、とりわけ女子の場合には、「消えたい」は、将来的に自殺企図へと至る可能性を内包した、一連の継時的プロセスのなかで捉えられる可能性が考えられる。なお、男子の場合には、自殺企図経験者の絶対数が少なかったために、「消えたい」と自殺企図との関連を統計学的に示すことができなかったが、大きなサンプルを用いれば、男子においても女子と同様の結果を得られるのではないかと予想される。

ところで、この「消えたい」という内的体験は、「本気で死にたいと考える」という内的体験と何が異なるのであろうか？　この疑問に対する答えを考えるうえで、一つヒントになるかもしれない興味深い知見がある。かつて筆者が、同じ地域の中学生に実施した、「死にたいと考えたことがありますか？」という質問文による2つの調査[8,14]では、自殺念慮の経験率は男子27・8％、女子43・0％[8]、あるいは男子32・4％、女子47・3％[14]であった。この経験率は、本研究における、「本気で死にたいと考えたことがあるか」という質問文による経験率（男子10・2％、女子20・5％）の2倍以上にもおよび、むしろ本研究における「消えたい」の経験率（男子27・1％、女子39・4％）に近い数値を示している。

このことが意味しているのは、自記式質問票を用いた自殺念慮の調査では、「本気で」という副詞の有無によってその経験率が大きく異なってしまう、という調査手法上の問題にとどまらないように思われる。すなわち、この「消えたい」という内的体験は、「本気で」付きの自殺念慮と密接に関連するだけでなく、「本気で」抜きの自殺念慮とかなりの部分で重なる体験なのではないか、ということである。少なくとも、「消えたい」という内的体験が、漠然としたものから確信的なものまでの連続的な「自殺念慮スペクトラム」に属する体験と考えるべきではなかろうか？　比率の近似のみをもって性急に結論することには慎重であるべきだが、この推測は仮説としてはきわめて興味深いものである。

2.「故意に自分の健康を害する」行動と自殺念慮との関係

本研究では、男女ともに自傷行為のなかで最も高頻度に見られる様式は「殴る」であり、次いで多いのが、男子では「頭を打ちつける」「噛む」、女子では「噛む」であり、リストカットを典型とする「切る」は、男女とも8つの様式中6番目にすぎなかった。

先行研究は、自傷行為のなかでは、「切る」という様式が最も多いと指摘している。[2] たとえば、ファヴァッツァとコンテリオがテレビ番組を通じて募った習慣的自傷者の調査では、自傷行為の方法は、「切る」72％、「焼く」35％、「殴る」30％と、「切る」様式が最も多かった。また、わが国の大学生を対象とした調査[21]でも、「切る」が48％で最も多く、次いで、「皮膚を刺す」13・5％、「頭を壁にぶつける」「身体を物にぶつける」「皮膚をむしる」が各8・1％という順位であった。しかし、いずれの調査も、そもそも前提として「自傷行為を繰り返す者」として対象を抽出した後に、方法に関する回答を求める、という手法を採用している。したがって、たとえば「壁を殴る」という自傷行為をする者が、それを自傷行為ではなく粗暴行為と捉えている場合には、集計に反映されない可能性がある。

いずれにせよ、わが国では、自傷行為といえば、リストカットをその典型とする自己切傷ばかりに関心が集中する傾向があるが、本研究では、その出現頻度はもとより、「消えたい」という内的体験や自殺念慮との関連といった点からも、「殴る」「頭を打ちつける」などの粗野で暴力的な様式の方がより重要である可能性が示された。このことは、自傷行為の臨床と研究のいずれにおいても、つねに広範な様式を視野に入れる必要があることを意味している。ちなみに、すでに海外では、「リストカット症候群」患者の大半が複数以上の方法を用いて自傷しているることが指摘されており、[2,20]「リストカット症候群」という臨床概念はすでに歴史上のものとなっている。[11]

しかし、一体なぜ、これらの粗野で暴力的な自傷行為の方が、より「消えたい」という内的体験や自殺念慮と関連するのであろうか？　多変量解析の結果に依拠していえば、男子の場合、「消えたい」と自殺念慮の双方に共通して関連する自傷行為は、「頭を打ちつける」という様式であった。一方、女子の場合には、「消えたい」と自殺念慮の双方に共通して関連する自傷様式はなかったが、「消えたい」では「刺す」「殴る」「噛む」であり、自殺念慮では「頭を打ちつける」「掻きむしる」「つねる」であった。

こうした自傷様式に関して男女いずれにも共通してみられる特徴は、手近な文房具を用いる「刺す」を除けば、特別な道具を要しない、ある意味で「原始的」ともいいうる様式ということである。ウォルシュ[20]によれば、「自傷する際に道具を使わない者は、道具を使う者よりも原始的な水準での混乱を経験している傾向がある。こぶしで自らを殴ったり、爪で引っ掻いたり、噛みついたりする者は、道具を使用する者に比べて、衝動的かつ爆発的な精神状態にある」という。この指摘にもとづけば、原始的な様式による自傷行為は、衝動的かつ爆発的な精神状態のなかで行われている可能性があり、だとすれば、それらが「消えたい」や自殺念慮と関連することは、容易に推測できる。

ところで、本研究では、「消えたい」や自殺念慮と関連する、他の「故意に自分の健康を害する」行動として、食行動異常の重要性も示唆された。多変量解析の結果からは、男子生徒における「消えたい」と肥満恐怖、および、女子生徒における自殺念慮と肥満恐怖との関連がそれぞれ示されている。肥満恐怖そのものは内的な信念の一種であって、ただちに客観的な観察可能な狭義の食行動異常とはいえないが、そうした信念の存在が顕現的な食行動異常をもたらし、またそうした否定的な自己イメージが様々な自己破壊的行動を招くことは、十分に考えられることである。

筆者は、自殺行動に関連する精神障害として摂食障害を重要視している。すでに筆者らは、女性の自傷患者における調査でも近い将来の致死性の高い自殺行動の予測因子としてＢＩＴＥ高得点が重要であることを報告し、[12]男性刑務所被収容者において、自傷行為と自殺企図の既往のある者ではＢＩＴＥが高得点であることも指摘している。[15]自殺に関連する精神障害といえば、気分障害との関連ばかりが注目される傾向があるが、ハリスとバラクロウ[4]によれば、自殺による標準化死亡率が最も高い精神障害の診断は摂食障害であることは、改めてここで強調しておく必要があろう。

3．本研究の限界とまとめ

最後に、本研究の限界について述べておきたい。本研究における主要な限界は、以下の三点である。第一に、本研究は単一施設における少数例のサンプルにもとづく調査であるので、その結果を一般化するには一定の限界がある。しかし、我々の対象における自傷の生涯経験率（「切る」：男子５・９％、女子７・０％、「殴る」：男子31・７％、女子28・１％）は、同じく中学生を対象とした井筒ら[7]の調査結果（「切る」：男子８・０％、女子９・３％、「殴る」：男子27・７％、女子12・２％）と大きく変わらない。このことは、本研究の対象がわが国の中学生をある程度代表している可能性の傍証となる。第二に、本研究は自記式質問票にもとづく調査であるために、申告バイアスが混入した可能性は否定できない。しかし他方で、自傷や自殺といった問題はその当事者に恥の感覚を抱かせるため、面接調査では正確な情報収集が困難という指摘[5]もある。そして最後に、本研究は横断的情報収集によっており、今後、前方視的調査による検証が必要である。

以上の限界にもかかわらず、本研究は、思春期における、「故意に自分の健康を害する」行動、「消えたい」という内的体験、自殺念慮との関連を検討した最初の研究として、その臨床的な意義は大きいと思われる。

■文献

(1) American Psychiatric Association: DSM-IV-TR Diagnostic and Statistical Manual of Mental Disorders. Washington, D.C., 2001.

(2) Favazza, A.R., Conterio, K.: Female habitual self-mutilators. Acta Psychiatr. Scand., 79; 283-289, 1989.

(3) Favazza, A.R., Derosear, D.O., Conterio, K.: Self-mutilation and eating disorders. Suicide Life Threat. Behav., 19; 353-361, 1989.

(4) Harris, E.C., Barraclough, B.: Excess mortality of mental disorder. Br. J. Psychiatry, 173; 11-53, 1998.

(5) Hawton, K., Rodham, K., Evans, E.: Investigating deliberate self-harm in adolescents. In: By Their Own Young Hand: Deliberate self-harm and suicidal ideas in adolescents. Jessica Kingsley Publisher, London, p.21-39, 2006.

(6)　Henderson, M., Freeman, C.P.L.: A Self-rating Scale for Bulimia, the "BITE". Br. J. Psychiatry, 150; 18–24, 1987.

(7)　Izutsu, T., Shimotsu. S., Matsumoto, T. et al.: Deliberate self-harm and childhood histories of Attention-Deficit/Hyperactivity Disorder（ADHD）in junior high school students. European Child and Adolescent Psychiatry, 14; 1–5, 2006.

(8)　Katsumata, Y., Matsumoto, T., Kitani, M. et al.: Electronic media use and suicidal ideation in Japanese adolescents. Psychiat. Clin. Neurosci., 62; 744–746, 2008.

(9)　Kessler, R.C., Roger, R., Adams, P.A.: Prevalence of and risk factors for lifetime suicide attempts in National Comorbidity Survey. Arch. Gen. Psychiatry, 56; 617–626, 1999.

(10)　松本俊彦「自傷のアセスメント」臨床心理学、８：４８２–４８８、２００８。

(11)　松本俊彦、山口亜希子「自傷の概念とその研究の焦点」精神医学、48：４６８–４７９、２００６。

(12)　松本俊彦、阿瀬川孝治、伊丹昭他「自己切傷患者における致死的な『故意に自分を傷つける行為』のリスク要因：３年間の追跡調査」精神神経学雑誌、１１０：４７５–４８７、２００８。

(13)　Matsumoto, T., Azekawa, T., Yamaguchi, A. et al.: Habitual self-mutilation in Japan. Psychiat. Clin. Neurosci., 58; 191–198, 2004.

(14)　Matsumoto, T., Imamura, F., Katsumata. Y. et al.: Prevalences of lifetime histories of self-cutting and suicidal ideation in Japanese adolescents: Differences by age. Psychiat. Clin. Neurosci., 62; 362–364, 2008.

(15)　Matsumoto, T., Yamaguchi, A., Asami, T. et al.: Characteristics of self-cutters among male inmates: Association with bulimia and dissociation. Psychiat. Clin. Neurosci., 59; 319–326, 2005.

⒃　内閣府「平成20年度　自殺対策に関する意識調査」（http://www8. cao. go. jp/jisatsutaisaku/survey/report/index. html）

⒄　中井義勝、濱垣誠司、高木隆郎「大食症質問表 Bulimic Investigatory Test, Edinburgh（BITE）の有用性と神経性大食症の実態調査」精神医学、40：７１１-７１６、１９９８。

⒅　Owens, D., Horrocks, J., House, A.: Fatal and non-fatal repetition of self-harm: Systematic review. Br. J. Psychiatry, 181: 193-199, 2002.

⒆　鈴木健二、松下幸生、樋口進他「未成年者の問題飲酒スケール―Quantity-Frequency Scale（QF Scale）」アルコール研究と薬物依存、29：１６８-１７８、１９９４。

⒇　Walsh, B.W.: Treating Self-injury. Guilford Press, New York, 2005.

㉑　山口亜希子、松本俊彦、近藤智津恵他「大学生における自傷行為の経験率―自記式質問票による調査―」精神医学、46：４７３-４７９、２００４。

第16章 非行少年における自殺念慮のリスク要因に関する研究

I. はじめに

わが国の自殺による死亡者数は、平成10年に3万人を超え、以後その水準で推移しており、いまや自殺予防はわが国が国家対策として取り組むべき課題となっている。こうした状況のなかで、中高年や高齢者をターゲットとした自殺予防の取り組みに着手している地域は少なくないが、[13] 全自殺に占める割合の少ない若年者の自殺については、「いじめ自殺」[24]や「ネット自殺」[30]といった、マスメディアの影響を受けた表現が先行し、その実態やリスク要因についてはまだ不明な点が多い。

海外には、若年者の自殺に関する研究が数多く存在し、[3~10] いじめなどの学校問題[2,14]やインターネットの影響[10]の他に、反社会的行動、[8] 精神活性物質の使用、[2,9,28] 摂食障害などの食行動異常、[15,23,29] 被虐待体験[3,4,5,7,33]などのリスク要因が明らかにされている。とりわけ、いわゆる非行少年は、精神活性物質の使用や被虐待歴といったリスク要因を複数認める者が多いことから、若年者における自殺のハイリスク集団として重点的な介入の必要性が指摘されている。[8,10] しかし、こうした若年者の場合、自傷や自殺企図により救急医療にアクセスすることは少なくないものの、その援助希求性の乏しさや、挑戦的態度が引き起こす援助者側の陰性感情などにより、継続的な精神保健的援助へとつながりにくいことも問題となっている。[10]

すでに筆者らが報告しているように、わが国の矯正施設入所者における自傷行為や自殺念慮の経験率はきわめて高い。[18,19,21] このことからも、海外と同様にわが国の反社会的な若年者もまた自殺のハイリスク群であると推測される。しかし、こうした問題はわが国の臨床家には意外に知られておらず、精神科医療や救急医療、あるいは矯正施設において、彼らの自傷や自殺未遂はややもすると「パーソナリティ障害特有の操作的・演技的行動」と見なされてしまう傾向がある。また、非行少年における自殺のリスク要因、ならびにリスク評価のポイントに関する知見も不十分である。

今回、筆者は、反社会的な若年者における自殺行動の解明の一助とするべく、少年鑑別所および少年院の入所者を対象として自殺念慮に関する調査を実施した。よって、ここにその結果を報告し、いわゆる非行少年における自殺のリスク要因について考察したい。

Ⅱ．対象と方法

1．対象

対象は、２００６年９月～２００７年３月のあいだにＡ少年鑑別所に入所した男女少年、および、２００６年９月１日時点でＢ少年院に入所していた男子少年、総計６４１名のうち、同意が得られた６３６名（男子少年５７２名、女子少年64名：同意率99・２％）である。対象の年齢は13歳から21歳に分布し、その平均年齢±標準偏差は17・０±１・９歳であった。

２．方法

調査は、筆者が独自に作成した自記式質問票によって行われた。その質問票は、年齢と性別の他には、**図１**に示すような文章で、生育環境、自傷行為・自殺念慮、暴力、食行動異常、精神活性物質使用に関して尋ねる質問から構成されていた。質問16、17以外の質問には、全て「はい」もしくは「いいえ」で答える方式を採用した。以下に、自記式質問票の項目に設定された各変数について説明する。

⑴　生育環境（図１：質問１〜６）

「Trauma Event Checklist（ＴＥＣＬ）[31]の質問文を参考にして作成した、身体的・性的・情緒的虐待、ネグレクト、家族の問題飲酒、家庭内における暴力場面への反復曝露の目撃に関する質問を設定した。また、これらに加えて、子どもの心理状態への深刻な影響が広く知られている、家族のアルコール問題に関する質問も独自に作成して追加した。

⑵　自傷行為・自殺念慮（図１：質問７〜10）

自傷行為については、わが国で多く見られる３つの様式――自分の身体を切る（自己切傷）、自分の身体を硬い物にぶつける（自己殴打）、自分の身体を火傷させる（自己熱傷）――を調査した。自殺念慮については、「死んでしまいたいと考えたことがありますか？」と過去の経

11. ［**暴力的傾向**］あなたはこれまでに、イライラした気持《きも》ちをまぎらわせるために、人《ひと》に暴力《ぼうりょく》をふるってしまうことがよくありますか？

12. ［**厳しい食事制限**］あなたは、きびしい食事制限《しょくじせいげん》をしていますか？

13. ［**食べることへの罪悪感**］あなたは、もし 1 回《かい》でもダイエットをしないと、失敗《しっぱい》したと感じますか？

14. ［**肥満恐怖**］あなたは、太《ふと》ることがとても怖《こわ》いですか？

15. ［**過食行動**］あなたは、めちゃめちゃに食《た》べたこと（過食《かしょく》したこと）がありますか？

16. ［**飲酒頻度**］あなたはお酒《さけ》をどのくらいの頻度《ひんど》で飲《の》みますか？（現在《げんざい》の施設《しせつ》に入所《にゅうしょ》するまえの生活《せいかつ》について、考《かんが》えてください）
0）飲《の》まない、または、年《ねん》に 1 ～ 2 回《かい》、1）月《つき》に 1 ～ 2 回《かい》、2）週《しゅう》に 1 回《かい》、3）週《しゅう》に 2 回以上《かいいじょう》

17. ［**飲酒量**］飲《の》むときにはどのくらいの量《りょう》を飲《の》みますか？（ビールを飲《の》むとしたとき）（現在《げんざい》の施設《しせつ》に入所《にゅうしょ》するまえの生活《せいかつ》について考《かんが》えてください）
0）（ビールなら）コップに 1 杯《はい》、1）（ビールなら）コップに 2 杯《はい》、2）（ビールなら）コップに 3 ～ 6 杯《はい》、3）（ビールなら）コップに 6 杯以上《はいいじょう》

18. ［**違法薬物の使用経験**］あなたは違法《いほう》なドラッグを使《つか》ったことがありますか？

図 1（続き）

1．［**身体的虐待**］親《おや》や親代《おやが》わりの人《ひと》からくりかえし暴力《ぼうりょく》をふるわれたことがありますか？

2．［**性的虐待**］親《おや》、兄弟《きょうだい》、その他《た》の肉親《にくしん》から性的行為《せいてきこうい》を強制《きょうせい》されたことがありますか？

3．［**情緒的虐待**］あなたは、親《おや》からくりかえしののしられたことがありますか？（例《れい》：「おまえなんかうまれてこなければ良《よ》かった」「おまえなんか死《し》んでしまえ」など）

4．［**ネグレクト**］親《おや》や親代《おやが》わりの人《ひと》から置《お》き去《ざ》りにされたり、食事《しょくじ》を食《た》べさせてもらえなかったことが、しばしばありましたか？

5．［**家庭内の暴力場面への反復曝露**］あなたは、家《いえ》のなかで、父親《ちちおや》が母親《ははおや》（またはその逆《ぎゃく》）に暴力《ぼうりょく》をふるう場面《ばめん》をよく見《み》ましたか？

6．［**家族のアルコール問題**］あなたの両親《りょうしん》のどちらかで、お酒《さけ》を飲《の》み過《す》ぎる人《ひと》、酔《よ》っぱらうと暴力《ぼうりょく》や暴言《ぼうげん》がひどくなる人《ひと》、お酒《さけ》のせいで身体《からだ》を壊《こわ》している人《ひと》はいますか？

7．［**自己切傷**］あなたはこれまでに、刃物《はもの》や鋭利《えいり》なものでわざと自分《じぶん》の身体《からだ》を傷《きず》つけたことがありますか？

8．［**自己殴打**］あなたはこれまでに、自分《じぶん》のこぶしでわざと壁《かべ》をなぐったり、自分《じぶん》の頭《あたま》をわざと壁《かべ》にぶつけたことがありますか？

9．［**自己熱傷**］あなたはこれまでに、火《ひ》のついたタバコをわざと自分《じぶん》の身体《からだ》に押《お》しつけたことがありますか？

10．［**自殺念慮の経験**］あなたはこれまでに、死《し》んでしまいたいと考《かんが》えたことがありますか？

図1　自記式質問紙の内容

験を尋ねた。

(3)　暴力的傾向（図1：質問11）

不快感情への対処として対人暴力におよびやすい傾向について独自に質問文を作成し、その自覚の有無を尋ねた。

(4)　食行動異常（図1：質問12～15）

食行動異常を評価するために、神経性大食症のスクリーニングに用いられる自記式質問票（大食症質問票：Bulimia Investigatory Test of Edinburgh：ＢＩＴＥ）[11]の日本語版[25]における33項目の質問のうち、厳しい食事制限、食べることへの罪悪感、肥満恐怖、過食行動に関して明確に質問している4つの質問を選び出して追加した。なお、分析に際してはその合計点ではなく、個々の項目を質的変数として扱った。また、食行動異常の評価に当たって、今回敢えて神経性大食症の評価尺度を用いた理由は、海外の先行研究において、摂食障害のなかでも特に神経性大食症が自殺念慮や自殺企図に関係していることが指摘されているからである。[15]

(5)　精神活性物質の使用（図1：質問16～18）

精神活性物質のうち、アルコールについては、わが国において若年者のアルコール問題の評価で実績のあるＱＦスケール（Quantity & Frequency Scale）を採用した。[32]このＱＦスケールは2つの質問（質問16、17）からなり、合計得点が4点以上の場合に「問題飲酒あり」と判定される。したがって、分析に際しては、連続変数であるＱＦスケール得点ではなく、質的変数化された「問題飲酒の有無」を分析の対象とした。また、違法薬物の使用経験については、質問17のように尋ねた。なお、若年者で最も広く見られる精神活性物質はタバコであるが、少年施設入所者ではあまりに多くの者が喫煙習慣を持っていることから、分析において意義ある差が認められないと考え、今回の調査項目には含めなかった。

本研究は、各少年施設所長の決裁を得た上で、国立精神・神経センター（現、独立行政法人国立精神・神経医療研究センター）倫理委員会の承認を得て実施された。調査票の配布・回収は、A少年鑑別所においては、新規入所者のうち調査に同意した者に対して入所当日に自記式質問票を渡し、無記名で回答された質問票を配布後3日以内に回収することとし、B少年院においては、2006年9月1日の時点で入所している者のうち、調査に同意した者に対して質問票を配布し、無記名で回答された質問票を、やはり配布後3日以内に回収することとした。いずれの施設の場合でも、調査票の回収にあたっては、入所者の処遇に関与する職員が個々の少年の回答内容を知ることがないように配慮した。

3．統計学的解析

回収された質問票のデータは、「自殺念慮の経験」（質問10）の回答にもとづいて、「自殺念慮の経験あり」群と「自殺念慮の経験なし」群に分類された。そのうえで、生育環境、自傷行為、暴力、食行動異常、精神活性物質使用に関する項目に関して、2群間における比較をピアソンのχ^2検定によって行った。

次いで、交絡因子の影響を除外して自殺念慮と直接に関係する要因を明らかにするために、「自殺念慮の経験の有無」を従属変数とし、上述した単変量解析にて有意差の認められた項目全てを独立変数として、強制投入法による2項ロジスティック回帰分析を行った。なお、統計学的解析にはSPSS ver. 15.0（SPSS, Chicago, IL, USA）を用い、有意水準は両側検定にて5％未満とした。

Ⅲ．結果

調査に同意した636名中、欠損値のない631名分の質問票を分析の対象とした。

表1に、自殺念慮の経験の有無による2群間で生育環境・自傷行為・暴力・食行動異常・物質使用に関して比較した結果を示す。まず性差に関して両群間で有意差が認められ、「自殺念慮の経験あり」群では「自殺念慮の経験なし」群に比べて男性の割合が有意に少なかった。続いて生育環境に関する比較では、「自殺念慮の経験あり」群では、「自殺念慮の経験なし」群に比べて、身体的虐待、性的虐待、情緒的虐待、ネグレクト、暴力場面への反復曝露、家族のアルコール問題というういずれの経験についても、有意に多く認められた。

自傷行為では、「自殺念慮の経験あり」群は、自己切傷、自己殴打、自己熱傷の3つの自傷行為の様式いずれの経験も有意に多く認められた。同様に、「自殺念慮の経験あり」群は暴力的傾向についても有意に多く認められた。また、食行動異常についても、4つの項目全て――厳しい食事制限、食べることへの罪悪感、肥満恐怖、過食行動――において、「自殺念慮の経験あり」群は「自殺念慮の経験なし」群に比べ有意に多く認められた。さらに、「自殺念慮の経験あり」群は、問題飲酒該当者、ならびに違法薬物の使用経験者のいずれも有意に多く認められた。

質問票の項目全てにおいて有意差が認められたことから、全項目と性別に関する変数（女性＝0、男性＝1）を独立変数として、自殺念慮の経験に関するロジスティック回帰分析を行った。**表2**にその結果を示す。ロジスティック回帰分析の結果、自殺念慮と直接的な関連がある

表1　自殺念慮の経験の有無にもとづく生育環境・自傷行為・暴力・食行動異常・物質使用に関する比較

		自殺念慮の経験あり n = 218	自殺念慮の経験なし n = 413	χ^2	df	p
性差	男性の割合（%）	81.7	94.2	24.609	1	< 0.001
生育環境	身体的虐待（%）	27.1	9.3	34.512	1	< 0.001
	性的虐待（%）	1.9	0.2	4.616	1	0.032
	情緒的虐待（%）	26.9	6.3	51.225	1	< 0.001
	ネグレクト（%）	12.9	5.1	11.926	1	0.001
	家庭内の暴力場面への反復曝露（%）	20.8	10.7	11.837	1	0.001
	家族のアルコール問題（%）	25.8	8.5	34.110	1	< 0.001
自傷行為	自己切傷（%）	41.1	11.7	71.654	1	< 0.001
	自己殴打（%）	79.3	49.3	53.103	1	< 0.001
	自己熱傷（%）	46.0	37.9	3.920	1	0.048
暴力	暴力的傾向（%）	48.1	34.5	11.133	1	0.001
食行動異常	厳しい食事制限（%）	2.8	0.7	4.114	1	0.043
	食べることへの罪悪感（%）	11.8	4.9	9.955	1	0.002
	肥満恐怖（%）	30.4	13.8	24.657	1	< 0.001
	過食行動（%）	45.0	32.0	10.387	1	0.001
精神活性物質使用	問題飲酒（QF scale 4点以上）（%）	40.7	22.0	23.806	1	< 0.001
	違法薬物の使用経験（%）	27.3	11.3	25.675	1	< 0.001

ことが明らかにされた変数は、「性別（男性）」（オッズ比２・６７４、95％信頼区間１・３０３-５・４６７）、「情緒的虐待」（オッズ比２・２２５、95％信頼区間１・１２２-４・４１２）、「家族のアルコール問題」（オッズ比２・３１６、95％信頼区間１・２５０-４・３３１）、「自己切傷」（オッズ比３・５５９、95％信頼区間２・１４７-５・９００）、「自己殴打」（オッズ比２・５２５、95％信頼区間１・５７０-４・０６１）、「肥満恐怖」（オッズ比１・８８８、95％信頼区間１・１１２-３・２０５）、「違法薬物の使用経験」（オ

表2　自殺念慮の経験に関係する要因に関するロジスティック回帰分析

		B	p	Odds ratio	95.0% C. I.
性差	**性別（女性＝0，男性＝1）**	**0.984**	**0.007**	**2.674**	**1.308−5.467**
生育環境	身体虐待	0.425	0.191	1.530	0.809−2.895
	性的虐待	1.128	0.401	3.089	0.222−43.063
	情緒的虐待	**0.800**	**0.022**	**2.225**	**1.122−4.412**
	ネグレクト	−0.130	0.764	0.878	0.375−2.054
	家庭内の暴力場面への反復曝露	−0.233	0.474	0.792	0.419−1.499
	家族のアルコール問題	**0.844**	**0.008**	**2.326**	**1.250−4.331**
自傷行為	**自己切傷**	**1.269**	**＜0.001**	**3.559**	**2.147−5.900**
	自己殴打	**0.926**	**＜0.001**	**2.525**	**1.570−4.061**
	自己熱傷	−0.164	0.471	0.849	0.544−1.325
暴力	暴力的傾向	−0.083	0.725	0.920	0.579−1.462
食行動異常	厳しい食事制限	−0.042	0.963	0.959	0.161−5.703
	食べることへの罪悪感	0.047	0.914	1.048	0.450−2.439
	肥満恐怖	**0.635**	**0.019**	**1.888**	**1.112−3.205**
	過食行動	−0.096	0.669	0.908	0.585−1.411
精神活性物質使用	問題飲酒（QF scale 4点以上）	0.184	0.458	1.202	0.739−1.955
	違法薬物の使用経験	**0.762**	**0.008**	**2.144**	**1.225−3.751**

C. I., Confidential Interval

ッズ比2・144、95%信頼区間1・225−3・751）であった。

Ⅳ．考察

本研究は、いわゆる非行少年の自殺念慮に関して、被虐待体験などの生育背景、自傷行為、暴力、食行動異常、精神活性物質使用という多角的な側面から検討したものである。筆者らはすでに矯正施設入所者を対象としたいくつかの研究[18,21,22]において、自傷行為および暴力と自殺念慮とが関係していることを明らかにしている。しかし、それらは単変量解析のみによる予備的な知見に止まるものであった。その意味で、比較的大きなサンプルを用いて多変量解析を実施した本研究は、わが国において重要な臨床的意義があると考えられる。

すでに海外の先行研究によって、反社会的な若年者は自殺のハイリスク群であることが指摘されているが[8,10]、本研究では、その知見をさらに進めて、非行少年において特に自殺のリスクの高い一群の臨床的特徴を明らかにすることを目的とした。その結果、(1)男性、(2)情緒的虐待の既往を持つこと、(3)アルコール問題を持つ家族が存在すること、(4)自己切傷や自己殴打のような自傷行為の既往があること、(5)肥満恐怖の心性があること、ならびに、(6)違法薬物の使用経験があることが、非行少年における自殺念慮と関係する特徴であることが明らかにされた。これらのリスク要因の多く――被虐待歴[5,28]、家族のアルコール問題[1]、自傷行為[9,10,27]、摂食障害[15,23,29]、薬物乱用[2,9,28]――は、それぞれ単独でも、先行研究において若年者の自殺念慮や自殺企図に関するリスク要因であることが指摘されているものであるが、後述する性差に関しては例外的に先行研究[6]と矛盾する結果となった。

1．自己切傷の臨床的意義の性差

若年男性における自殺念慮のリスク要因という視点から、本研究の結果を検討するといくつかの興味深い知見が得られている。まず第一にいえるのは、すでに述べたように、自己切傷の臨床的意義に関する性差の問題である。

本研究では、多変量解析の結果、非行少年における自殺念慮のリスク要因の一つとして、「男性」が抽出された。これは一般人口を対象とする海外の先行研究[6]と矛盾する結果であった。一般に自殺念慮や自殺未遂は女性に多く、自殺既遂は男性に多いといわれており、それは、男性の方が生物学的に高い攻撃性を持つゆえに致死性の高い手段で自分を傷つけることによると説明されている。[10] 本研究でも、単変量解析においては「自殺念慮の経験」は女性に多く認められたが、これを従属変数として多変量解析を行った結果、自殺念慮に関係する変数として「男性」が抽出されたのである。このような分析結果の乖離は、対象における男性の割合が圧倒的に多く、したがって、自殺念慮の経験者に占める男性の絶対数も多くなったことから説明することができる。いいかえれば、多変量解析によって明らかにされた変数は、いずれも男性の自殺念慮経験者に関連するものと理解することができる。

その意味で、本研究において自殺念慮に関連する変数として、「男性」とともに、「自己切傷の経験」が抽出されたのは興味深い結果である。このことは、自己切傷は女性よりも男性において密接に自殺念慮と関連しており、したがって、自己切傷の臨床的意義には若干の性差がある可能性を示唆している。

もっとも、このようにいうと、「そもそも自己切傷そのものが女性に多く、男性にはまれという性差があるではないか」と感じる臨床家も少なくないであろう。しかし、そうした印象はあくまでも医療機関における認識でしかない。わが国の一般生徒を対象とした調査[12,16]によれば、実は自己切傷の生涯経験率に関する性差はさほど顕著なものではない（中学生の調査[12]：男子生徒8・3％ vs. 女子生徒9・0％、中学生・高校生の調査[16]：男子生徒7・5％ vs. 女子生徒12・1％）。こうした臨床的実感と一般生徒における調査結果との乖離は、とりもなおさず、相談機関や医療機関などへの援助希求行動の性差を反映したものであると考えられている。[10] すでにホートンら[10]は、女性に比べると、自己切傷をする男性は、援助希求行動をとらないまま様々な自己破壊的行動をエスカレートさせ、最終的に自殺既遂となる可能性が高いことを指摘し、自己切傷がはらむ自殺リスクは女性よりも男性で高いことに言及している。以上のことから、次のような推測ができるかもしれない。すなわち、本研究で示された、男性における自己切傷と自殺念慮との密接な関連とは、男性――それもとりわけ反社会的な行動特性を持つ若年男性――の援助希求性の乏しさを背景としている可能性がある、と。

なお、自殺念慮を抱いた経験と密接に関係するからといって、必ずしも自己切傷が自殺の意図から行われていることを意味しない。むしろ多くの場合は、自己切傷以外の方法・手段によって自殺未遂を行っている可能性がある。ウォルシュとローゼン[35]は、「自傷患者は『死ぬことを考えて』自分を切ることは少ないが、切っていないときには漠然と『死の考えにとらわれている』ことが多く、あるとき、ふだん自傷に用いている方法とは別の方法で自殺を企図することがある」と述べている。事実、筆者らが行った自己切傷経験者の調査では、自殺の意図から自己切傷を行っていた者は18％にすぎず、多くは（55％）は不快気分の軽減を目的として自己切傷をしていたが、その一方で、自己切傷経験者の48％に自殺企図歴が認められた。[21]

2．自己殴打の臨床的意義

本研究から得られた興味深い知見として第二にあげるべきものは、自己殴打が持つ臨床的意義の重要性である。これまで「壁を殴る」「壁に頭を打ちつける」などの自己殴打は、自殺関連行動というよりも周囲を圧倒・威嚇する粗暴な行動として受け取られやすい。しかしながら、自己殴打は、海外の研究で汎用されている、「意図的に身体表面的に直接的に非致死的な損傷を加える」という自傷行為の定義[34]を十分に満たす行動である。このタイプの自傷行為は、わが国でも矯正施設に入所する若年男性においては、自己切傷よりもはるかに多く見られる自傷行為であるが[18、22]、矯正施設においては、自殺関連行動ではなく暴力と捉えられることが少なくなく、懲罰の対象ともなりうる。

本研究の結果は、この自己殴打が自己切傷と同様、自殺念慮と密接に関連する自殺関連行動として見なされるべきであることを示唆している。自己殴打は、実際の臨床のなかでは看過されやすい行動であると思われるが、今後、自殺のリスク評価を要する臨床場面において、注目されるべき行動であるといえるであろう。

3．男性における肥満恐怖

第三に、男性における肥満恐怖の臨床的意義である。すでに筆者らは、女性の自傷患者においては、神経性大食症症状が過量服薬や重篤な自傷行為と密接に関連していることを明らかにしている。[17, 20] 海外には、摂食障害が自殺念慮や自殺未遂と関連するのは女性においてのみであり、男性では関連が認められないとする報告もあるが、[15] 我々は、少年刑務所における調査から、男性の場合でも自傷行為や自殺企図歴のある者では、病理的水準には達しない程度の潜在的な神経性大食症傾向が認められることを報告している。[19] 本研究の結果は、我々の先行研究の知見を支持するものであると考えられる。

なお、筆者らの先行研究[17, 19, 20]では、自傷行為や自殺未遂とBITE総得点との密接な関係を明らかにしたものの、様々な神経性大食症症状のなかでも、特にいずれの症状が自殺念慮や自殺未遂と関係するかは明らかにしていなかった。しかし、本研究では、若年男性の肥満恐怖が自殺念慮と関連があることを確認しており、その意味では先行研究を一歩進めた知見を得ることができたといえる。

これまで男性については、社会文化的圧力として「痩せていること」が求められている女性と異なり、摂食障害は少ないとされ、ほとんどの臨床家は、男性に潜在する摂食障害傾向を積極的に評価することの必要性を認識していないと推測される。しかし、最近の意識調査[26]によれば、いまやかなりの割合の男性が男性化粧品やエステティックサロンに関心を持っており、美容整形手術を受けることへの抵抗感も減じていることが示されている。こうした時代の風潮を考慮すれば、男性の摂食障害傾向も含めた自殺のリスク評価が必要となってくるかもしれない。

4．生育環境と自殺念慮

本研究では、生育環境の問題として、単変量解析では、あらかじめ設定した6つの項目（身体的・性的・情緒的虐待、ネグレクト、家庭の暴力場面への反復曝露、家族のアルコール問題）全てが自殺念慮に関係する要因であることが示された。これらの項目はいずれも相互に交絡している可能性が高く、結果的に情緒的虐待と家族のアルコール問題が直接的な要因として抽出されたものの、決して他の項目が重要ではないということではないことに注意する必要がある。要するに、たとえ身体に直接に加えられる暴力ではなくとも、情緒的に傷つけられたり、家族のアルコール問題で緊張した家庭内の状況があるだけでも、自殺のリスク要因となりうるということであろう。

なお、性的虐待は、若年女性の自殺関連行動の重要なリスク要因として知られているが[3,4]、本研究では、男性の割合が圧倒的に多かったことから、多変量解析ではリスク要因として抽出されなかったと考えられる。

5．本研究の限界とまとめ

最後に、本研究の限界について述べておきたい。本研究における最も重要な限界は次の二点である。第一に、本研究の結果は、自記式質問紙による情報収集により得られたものであることから、申告バイアスが混入した可能性を完全には否定できない。特に「死にたいと考えたことがありますか？」という質問文への回答が、はたしてどの程度正しく自殺念慮を反映しているのかについては疑問が残る。また、自殺の代理変数としての自殺念慮の妥当性についても、今後の研究のなかで慎重に検討される必要があると思われる。

第二の限界としては、本研究における自殺念慮とは、後方視的に収集された過去の経験を尋ねたものであり、現在および将来における自殺念慮を直接評価したものではないことに注意する必要がある。今後は前方視的手法による自殺関連行動の研究が求められるが、当面の対策を立てるうえでは、このような後方視的情報収集による知見にも一定の意義がある。

以上の限界にもかかわらず、本研究には、若年者の自殺ハイリスク群である非行少年における自殺念慮のリスク要因を明らかにした意義があり、その知見は若年者の自殺予防対策に資するものであると考えられる。

■文献

(1) Arendt, M., Sher, L., Fjordback, L. et al.: Parental alcoholism predicts suicidal behavior in adolescents and young adults with cannabis dependence. Int. J. Adolesc. Med. Health, 19; 67–77, 2007.

(2) Bjarnason, T., Thorolindsson, T.: Manifest predictors of past suicide attempts in a population of Ice-

landic adolescents. Suicide Life Threat. Behav., 24; 350–358, 1994.

(3) Chandy, J.M., Blum, R.W.W., Resnick, M.D.: History of sexual abuse and parental alcohol misuse: Risk, outcomes and protective factors in adolescents. Child and Adolescent Social Work Journal, 13; 411–432, 1996.

(4) Coll, X., Law, F., Tobias, A. et al.: Abuse and deliberate self-poisoning in women: A matched case-control study. Child Abuse and Neglect, 25; 1291–1302, 2001.

(5) Enns, M.W., Cox, B.J., Afifi, T.O. et al.: Childhood adversities and risk for suicidal ideation and attempts: A longitudinal population-based study. Psychol. Med., 36; 1769–1778, 2006.

(6) Evans, E., Hawton, K., Rodham, K.: In what ways are adolescents who engage in self-harm or experience thought of self-harm different in terms of help-seeking, communication and coping strategy? J. Adolesc., 28; 573–587, 2005.

(7) Grossman, D.C., Milligan, B.C., Deyo, R.A.: Risk factors for suicide attempts among Navajo adolescents. Am. J. Public Health, 81; 870–874, 1991.

(8) Hawton, K., Cole, D., O'Gray, J. et al.: Motivational aspects of deliberate self-poisoning in adolescents. Br. J. Psychiatry, 141; 286–291, 1982.

(9) Hawton, K., Rodham, K., Evans, E. et al.: Deliberate self-harm in adolescents: Self-report survey in school in England. BMJ, 325; 1207–1211, 2002.

(10) Hawton, K., Rodham, K., Evans, E.: By Their Own Young Hand: Deliberate self-harm and suicidal ideas in adolescents. Jessica Kingsley Publisher, London, 2006.

(11) Henderson, M., Freeman, C.P.L.: A self-rating scale for bulimia, the "BITE".Br. J. Psychiatry, 150; 18–

24, 1987.

(12) Izutsu, T., Shimotsu, S., Matsumoto, T. et al.: Deliberate self-harm and childhood histories of Attention-Deficit/Hyperactivity Disorder（ADHD）in junior high school students. Eur. Child Adolesc. Psychiatry, 14; 1–5, 2006.

(13) 自殺予防総合対策センターホームページ：http://www.ncnp.go.jp/ikiru-hp/torikumi.html

(14) Kaltiala-Heino, R., Rimpela, M., Marttunen, M. et al.: Bullying, depression, and suicidal ideation in Finnish adolescents: School survey, BMJ, 319; 348–351, 1992.

(15) Kandel, D.B., Raveis, V.H., Davis, M.: Suicidal ideation in adolescence: Depression, substance use, and other risk factors. Journal of Youth and Adolescence, 20; 289–309, 1991.

(16) Matsumoto, T., Imamura, F.: Self-injury in Japanese junior and senior high-school students: Prevalence and association with substance use. Psychiat. Clin. Neurosci., 62; 123–125, 2008.

(17) 松本俊彦、阿瀬川孝治、伊丹昭他「自傷患者の治療経過中における『故意に自分の健康を害する行為』：１年間の追跡調査によるリスク要因の分析」精神医学、48：１２０７–１２１６、２００６。

(18) 松本俊彦、岡田幸之、千葉泰彦他「若年男性における自傷行為の臨床的意義について：少年鑑別所における自記式質問票調査」精神保健研究、19：59–73、２００６。

(19) Matsumoto, T., Yamaguchi, A., Asami, T. et al.: Characteristics of self-cutters among male inmates: Association with bulimia and dissociation. Psychiat. Clin. Neurosci., 59; 319–326, 2005.

(20) 松本俊彦、山口亜希子、阿瀬川孝治他「過量服薬を行う女性自傷患者の臨床的特徴：リスク予測に向けての自記式質問票による予備的調査」精神医学、47：７３５–７４３、２００５。

(21) Matsumoto, T., Yamaguchi, A., Chiba, Y. et al.: Patterns of self-cutting: A preliminary study on dif-

ferences in clinical implications between wrist-and arm-cutting using a Japanese juvenile detention center sample. Psychiat. Clin. Neurosci., 58; 377–382, 2004.

(22) Matsumoto, T., Yamaguchi, A., Chiba, Y. et al.: Self-burning versus self-cutting: Patterns and implications of self-mutilation: A preliminary study of differences between self-cutting and-burning in a Japanese juvenile detention center. Psychiat. Clin. Neurosci., 59; 62–69, 2005.

(23) Miotto, P., Preti, A.: Eating disorders and suicide ideation: The mediating role of depression and aggressiveness. Compr. Psychiatry, 48; 218–224, 2007.

(24) 内閣府世論調査：http://www8.cao.go.jp/survey/h19/h19-jisatsu/2-3.html

(25) 中井義勝、濱垣誠司、高木隆郎「大食症質問表 Bulimic Investigatory Test, Edinburgh（BITE）の有用性と神経性大食症の実態調査」精神医学、４０：７１１-７１６、１９９８。

(26) 日経ＮＥＴ：http://release.nikkei.co.jp/detail.cfm?relID=172246&lindID=5

(27) Owens, D., Horrocks, J., House, A.: Fatal and non-fatal repetition of self-harm: Systematic review. Br. J. Psychiatry, 181; 193–199, 2002.

(28) Rossow, I., Lauritzen, G.: Shattered childhood: A key issue in suicidal behavior among drug addicts? Addiction, 96; 227–240, 2001.

(29) Ruuska, J., Kaltiala-Heino, R., Rantanen, P. et al.: Psychopathological distress predicts suicidal ideation and self-harm in adolescent eating disorder outpatients. Eur. Child Adolesc. Psychiatry, 14; 276–281, 2005.

(30) 渋井哲也『ネット心中』ＮＨＫ出版、東京、２００４。

(31) 四戸智昭、斎藤学「家族内の児童虐待によるＰＴＳＤスクリーニングテストに関する研究—TECL

（Trauma Event Check-List）の開発の試み―」アディクションと家族、19：２４２-２４９、２００２。
(32) 鈴木健二、松下幸生、樋口進他「未成年者の問題飲酒スケール―Quantity-Frequency Scale（QF Scale）」アルコール研究と薬物依存、29：１６８-１７８、１９９４。
(33) Borowsky, I.W., Resnick, M.D., Ireland, M. et al.: Suicide attempts among American Indian and Alaska native youth. Archive of Pediatric and Adolescent Medicine, 153; 573–580, 1999.
(34) Walsh, B.W.: Chapter 2: An overview of direct and indirect self-harm. Treating Self-injury: A practical guide. Guilford Press, New York, p.21–31, 2005.（松本俊彦他訳『自傷行為治療ガイド』金剛出版、東京、２００７。）
(35) Walsh, B.W., Rosen, P.M.: Chapter 2: Distinguishing self-mutilation from suicide: A review and commentary. Self-mutilation. The Guilford Press, New York, p.15–38, 1988.（松本俊彦、山口亜希子訳『自傷行為―実証的研究と治療指針―』金剛出版、東京、２００５。）

第17章

若年男性の自傷に関する研究
――少年鑑別所における自記式質問票調査

I．はじめに

近年、「リストカット」などの自傷行為は、10代の若年者のなかでは薬物非行を凌ぐ問題となっているという。[41]たしかにインターネット上では自傷関連のホームページが数多く掲載され、[26]また活字媒体においても、自傷行為をくりかえしたはてに過量服薬で自殺した少女の日記（『卒業式まで死にません』[43]）が出版され、話題を呼んだことが記憶に新しい。

さて、自傷行為とは、故意に自身の身体に対して非致死的な損傷を加える行為であり、それは気分を変える目的からくりかえし行われることが多い。[8] 1969年にパオおよびグラフとマリンが、[46]自傷行為をくりかえす若い女性患者の一群を報告し、ローゼンタールらはこれを「手首自傷症候群（wrist-cutting syndrome）」と名づけた。[49]この概念は、80年代にはそのまま境界性パーソナリティ障害（borderline personality disorder：ＢＰＤ）にひきつがれ、「自傷行為はＢＰＤの一症候にすぎない」と考えられるようになったが、[13]同時にこのことが、「自傷行為とは、若い女性が手首や腕を切る行為であり、これは演技的、操作的な行動である」という偏見にもつながったことが指摘されている。[10]

しかしその一方で、着実な実証的研究が、こうした偏見を覆している事実は、意外に知られていない。その一つとして、性差に関する問題があげられる。確かに１９６０年代における初期の研究では自傷行為が若い女性に多いことが強調されていたが、[12]70年代以降の研究ではむしろ男性に多いという報告がなされた。[24,64]そして、90年代に行われたメタ分析による結論は、「自傷行為に性差はない。男性の方が重篤な自傷を行っているが、女性の方が心理的治療を受けている。男性は矯正施設において司法的処遇を受けている場合が少なくない」というものである。[60]

自傷行為の様式についても同様である。初期の研究では、手首を切るという様式に関心が集中していたが、パティソンとカハン[47]は、手首自傷者の多くが、手首に限らない様々な身体部位に対して、様々な方法で自傷行為を行っていることを明らかにし、そのバリエーションには、刃物で皮膚表面を切る、火のついた煙草を身体に押しつけたり火で炙ったりする、拳や頭部を壁に打ちつける、鋭利な物で刺す、皮膚を引っ掻く、髪の毛を抜く、異物を飲み込むなどの行為があることを明らかにした。これらの知見にもとづいて、彼らは、従来の「手首自傷症候群」という名称が適切ではないことを指摘し、より広義の自傷概念である、「『故意に自分の健康を害する』症候群（deliberate self-harm syndrome：ＤＳＨ）」という臨床症候群を提唱したのである。

ところで、その出現率に性差はないといわれながらも、男性自傷者の臨床的特徴に関する研究は、海外も含めて数えるほどしかない。[11,17,34]そのようななかでヒルブランドら[17]は、触法精神障害者の専門治療施設において、入院中の自傷行為が施設内における暴力と密接な関係にあることを指摘している。また、フルワイラーら[11]は、刑務所での調査から、男性自傷者は施設内で暴力をふるうトラブルが多いとともに、幼少期に注意欠陥・多動性障害（Attention-deficit/hyper-activity disorder：ＡＤ／ＨＤ）の挿話が高頻度に認められることを報告している。最近になって筆者らも[34]、やはり刑務所における調査から、男性自傷者においても、女性自傷者と同様、高率な被虐待歴、自殺企図、違法薬物使用、暴力的行動と高い親和性があることを報告している。いずれの研究も、司法関連施設では男性の自傷行為がまれなものではなく、しばしば他害的暴力と密接に関係していることを指摘しているという共通点がある。しかしこれらの研究は、自傷行為の定義が曖昧であったり[11,17]、「身体を切る」自傷だけに限定したものであるという問題があり[34]、自傷行為の様式の違いが、どのような臨床的特徴に反映されるのかについても明らかにされていない。

このたび筆者は、少年鑑別所において破壊的行動障害に関する研究を行う機会を得たので、これにあわせて若年男性における自傷行為に関する調査も行った。よって、ここにその結果を報告し、若年男性自傷者の臨床的特徴について考察を行いたい。なお、本研究における自傷行為とは、その多様性を考慮して、身体を切る自傷だけではなく、拳や頭部を壁に打ちつけたり、火のついた煙草を身体に押しつける行為も含むものとした。

Ⅱ．対象と方法

1．対象

本研究は、矯正施設における破壊性行動障害に関する研究の一環として実施された。この研究では、２００４年12月～２００５年2月の期間にA少年鑑別所へ入所した少年３０７名のうち、同意を得られた者３０５名（調査参加率99・3％）を対象としているが、今回報告する研究の対象はそのなかの全男性サンプル２８１名である。対象の年齢は13歳～20歳に分布し、その平均年齢±ＳＤは16・88±１・61歳であった。

2．自記式質問票および評価尺度

調査は、我々が独自に作成した自記式質問票といくつかの既存の自記式評価尺度を用いて実施された。

(1)　自記式質問票

我々の自記式質問票は、次の2つの部分から構成されていた。その前半の部分を**図1**に示す（カッコ内丸数字は質問番号）。その内容には、少年院入所歴（①）、児童自立支援施設（②）、養護施設（③）への入所歴、親の離婚（④）、親との死別（⑤）、親のアルコール問題（⑥）、親の精神障害（⑦）、親の自殺（⑧）、さらには、様々な心的外傷体験（身体的虐待⑨、ネグレクト⑩、精神的虐待⑪、両親間の暴力の目撃⑫、兄弟からの暴力⑬、小学校時代のいじめ被害⑭、殺されると思うような恐怖体験⑮）、身体を切る（⑯）、身体を打ちつける（⑰）、身体を

①これまで少年院《しょうねんいん》（または、女子少年院《じょししょうねんいん》や医療少年院《いりょうしょうねんいん》）に入《はい》ったことがありますか？
②これまで児童自立支援施設《じどうじりつしえんしせつ》（教護院《きょうごいん》）に入《はい》ったことがありますか？
③これまで養護施設《ようごしせつ》に入《はい》ったことがありますか？
④あなたが生《う》まれた後《あと》に、あなたの実《じつ》の両親《りょうしん》は、離婚《りこん》したことがありますか？
⑤あなたが生《う》まれた後《あと》に、実《じつ》の両親《りょうしん》のどちらかが亡《な》くなりましたか？
⑥あなたの両親《りょうしん》のどちらかで、お酒《さけ》を飲《の》み過《す》ぎる人《ひと》、酔《よ》っぱらうと暴力《ぼうりょく》や暴言《ぼうげん》がひどくなる人《ひと》、お酒《さけ》のせいで身体《からだ》を壊《こわ》している人《ひと》はいますか？
⑦あなたの両親《りょうしん》のどちらかで、「心《こころ》の病気《びょうき》」、精神科《せいしんか》の病気《びょうき》の人《ひと》はいますか？
⑧あなたの両親《りょうしん》のどちらかで、自殺《じさつ》した人《ひと》はいますか？
⑨親《おや》や親代《おやが》わりの人《ひと》からくりかえし暴力《ぼうりょく》をふるわれたことがありますか？
⑩親《おや》や親代《おやが》わりの人《ひと》から置《お》き去《ざ》りにされたり、食事《しょくじ》を食《た》べさせてもらえなかったことが、しばしばありましたか？
⑪あなたは、親《おや》から、「おまえが生《う》まれてこなきゃよかった」などとののしられたことがよくありましたか？
⑫あなたは、家《いえ》のなかで、父親《ちちおや》が母親《ははおや》（またはその逆《ぎゃく》）に暴力《ぼうりょく》をふるう場面《ばめん》をよく見《み》ましたか？
⑬あなたは、兄弟《きょうだい》（姉妹《しまい》）からよく暴力《ぼうりょく》をふるわれましたか？
⑭あなたは、小学校《しょうがっこう》のとき、学校《がっこう》でいじめにあったことがありますか？
⑮あなたはこれまでに、「本当《ほんとう》に殺《ころ》される」「死《し》んでしまう」と思《おも》うほど怖《こわ》い思《おも》いをしたことがありますか？
⑯あなたはよく、刃物《はもの》や鋭利《えいり》なもので自分《じぶん》の身体《からだ》を傷《きず》つけたりしますか？
⑰あなたはよく、自分《じぶん》のこぶしで壁《かべ》をなぐったり、わざと自分《じぶん》の頭《あたま》を壁《かべ》にぶつけたりしますか？
⑱あなたはよく、火《ひ》のついた煙草《たばこ》を自分《じぶん》の身体《からだ》に押《お》しつけたりしますか？
⑲あなたはよく、「死《し》んでしまいたい」と思《おも》いますか？

図1　自記式質問表（前半部分）

焼く（⑱）などの自傷行為、さらには「自殺したいとよく思う」（⑲）という項目を設定した。いずれも「はい／いいえ」での回答を求めた。なお、心的外傷体験に関する質問のうち、⑨～⑬についてはトラウマ・イベント・チェックリスト（Trauma Event Check List：ＴＥＣＬ）[55]の項目の一部を改変して用い、⑭、⑮については筆者が独自に作成した。

質問票の後半部分は、ＡＤ／ＨＤや反抗挑戦性障害（oppositional defiant disorder：ＯＤＤ）という破壊的行動障害、さらに行為障害（conduct disorder：ＣＤ）の診断に関係する質問を設定した。これらの質問は、ＤＳＭ-Ⅳ[1]におけるＡＤ／ＨＤ、ＯＤＤ、ＣＤの診断基準をそのまま質問項目へと変える手続きによって作成され、ＡＤ／ＨＤとＯＤＤに関しては小学校時代のことを回顧して、ＣＤに関しては最近1年間の行動について、いずれも「はい／いいえ」で回答するように求めている。参考までに、**図2**にこれらのうちのＣＤ用自己診断チェックリストを示す。

(2) 評価尺度

本研究では、対象に以下の４つの自記式評価尺度を実施した。

(a)ヴェンダー・ユタ評価尺度（Wender Utah Rating Scale：ＷＵＲＳ：**図3**）

これは、ユタ大学のヴェンダーらのグループによって作成された、25項目からなる自記式評価尺度であり、養育者からの情報なしに幼少期のＡＤ／ＨＤ挿話を同定することを目的としている。[63] 回答は、「まったくない」＝0、「たまに」＝1、「ときどき」＝2、「しばしば」＝3、「しょっちゅう」＝4の5段階から選択し、１００点満点の評価尺度である。ＷＵＲＳ得点は、Parents' Rating Scaleと有意な相関を示し、成人サンプルでは、ＷＵＲＳ得点のカットオフ46点と設定すると、ＡＤ／ＨＤ群の86％と疾患対照群の81％、正常対照群の99％を同定できたという。[63]

最近1年以内に、あなたは以下のような行動をしましたか？

1. **いじめ・威嚇・脅迫**　よく人《ひと》をいじめたり、脅迫《きょうはく》したり、威嚇《いかく》（脅《おど》したりして相手《あいて》を怖《こわ》がらせること）したりしますか？
2. **けんか**　よく取《と》っ組《く》みあいのケンカをしますか？
3. **武器の使用**　人《ひと》にケガをさせるような武器《ぶき》（バット、ナイフ、鉄《てつ》パイプ、大きな石《いし》、飲《の》み物《もの》のビンなど）をつかったことがありますか？
4. **人に対する残酷な行為**　人《ひと》に対《たい》して残酷《ざんこく》なことをしたことがありますか？
5. **動物に対する残酷な行為**　動物《どうぶつ》に対《たい》して残酷《ざんこく》なことをしたことがありますか？
6. **強奪**　人《ひと》から直接《ちょくせつ》、お金《かね》や物《もの》を奪《うば》いとったことがありますか？（ひったくり、強奪《ごうだつ》など）
7. **強姦**　人《ひと》にむりやりセックスの相手《あいて》をさせたことがありますか？（強姦《ごうかん》など）
8. **放火**　わざと放火《ほうか》したことがありますか？
9. **器物損壊**　わざと人《ひと》の持《も》ち物《もの》を壊《こわ》したことがありますか？
10. **住居・車への不法侵入**　人《ひと》の家《いえ》や建物《たてもの》や車《くるま》に無断《むだん》で侵入《しんにゅう》したことがありますか？
11. **虚言・詐欺**　よく嘘《うそ》をついたり、人《ひと》をだましたりしますか？
12. **万引き・窃盗**　万引《まんび》きや盗《ぬす》みをしたことがありますか？
13. **夜間外出**　親《おや》が禁止《きんし》しているのに、よく夜遅《よるおそ》く外出《がいしゅつ》したことがありますか？
14. **無断外出・家出**　2回以上《かいいじょう》無断《むだん》で外泊《がいはく》したり、または、1回以上家《かいいじょういえ》出《で》をしたことがありますか？
15. **学校の怠休**　よく学校《がっこう》をサボりますか？

図2　行為障害自己診断チェックリスト

		0 まったくない	1 たまに	2 ときどき	3 しばしば	4 しょっちゅう
子《こ》どものとき，下《した》に書《か》いてあるような特徴《とくちょう》がありましたか？						
15	考《かんが》えずに行動《こうどう》する　衝動的《しょうどうてき》（すぐに行動《こうどう》してしまう）					
16	未熟《みじゅく》な傾向《けいこう》　年齢《ねんれい》より幼《おさな》い					
17	自分《じぶん》を責《せ》める　後悔《こうかい》することが多《おお》い					
18	自分《じぶん》をコントロールする力《ちから》を失《うしな》いやすい					
19	非合理的《ひごうりてき》（むだが多《おお》かったり能率《のうりつ》が悪《わる》い）である　感情的《かんじょうてき》な行動《こうどう》が多《おお》い					
20	他《ほか》の子《こ》のことを知《し》らない　長《なが》い間友《あいだとも》だちでいられない　他《ほか》の子《こ》とうまくやっていけない					
21	他《ほか》のひとの立場《たちば》でものをみることができない					
22	権威者《けんいしゃ》（偉《えら》い人《ひと》）とトラブルを起《お》こす　学校《がっこう》でトラブルを起《お》こす　校長室《こうちょうしつ》へ行《い》く					
子《こ》どものとき，学校《がっこう》で下《した》に書《か》いてあるような生徒《せいと》でしたか？						
23	飲《の》み込《こ》みが遅《おそ》く，成績《せいせき》の悪《わる》い生徒《せいと》					
24	算数《さんすう》や数学《すうがく》が苦手《にがて》					
25	能力《のうりょく》を発揮《はっき》できない					

図 3（続き）

		0	1	2	3	4
		まったくない	たまに	ときどき	しばしば	しょっちゅう
子《こ》どものとき，下《した》に書《か》いてあるような特徴《とくちょう》がありましたか？						
1	集中《しゅうちゅう》できない　すぐに飽《あ》きる					
2	不安《ふあん》　心配性《しんぱいしょう》					
3	神経質《しんけいしつ》　そわそわする					
4	ボーっとしている　日《にっ》中も夢《ゆめ》みがち					
5	短気《たんき》　すぐにカッとする					
6	怒《いか》りの爆発《ばくはつ》　癇癪《かんしゃく》もち　神経過敏《しんけいかびん》で怒《おこ》りやすい					
7	細《こま》かい所《ところ》にこだわる　続《つづ》けられない　始《はじ》めたことをやりとげられない					
8	頑固《がんこ》　強情《ごうじょう》					
9	悲《かな》しい　ゆううつ　不幸《ふしあわ》せ					
10	両親《りょうしん》にさからう　言《い》うことをきかない　生意気《なまいき》					
11	自分《じぶん》の意見《いけん》がない					
12	イライラしやすい					
13	不機嫌《ふきげん》　むらっ気《け》					
14	怒《おこ》りっぽい					

図 3　日本語版 Wender Utah Rating Scale

本研究で用いた日本語版WURSは、我々が、原著者であるユタ大学名誉教授ポール・ヴェンダーに許可を得たえうで逆翻訳を経て作成したものであり、すでにその内部一貫性[31,32,33]、因子妥当性[53]、英語版WURSを用いた研究[31,53]との交差妥当性が証明されている。

(b)青年用アルコール問題評価尺度（Adolescent Alcohol Involvement Scale：AAIS）

若年者の飲酒問題を評価することを目的とした、14項目からなる自記式評価尺度である[38]。AAISの質問1（飲酒頻度）と質問9（飲酒量）の配点を修正して加算した得点は、QF（Quantity & Frequency）スケールと呼ばれ、これも若年者の飲酒問題をスクリーニングする上で有用である[57]。いずれも日本語版は、鈴木ら[58,59]によって信頼性と妥当性が確立されている。

(c)薬物乱用スクリーニング・テスト（Drug Abuse Screening Test：DAST）

これは違法薬物および医療用薬物などの乱用をスクリーニングする目的から作成された、20項目からなる自記式評価尺度である[56]。本研究では、国立肥前療養所（現、独立行政法人国立病院機構肥前精神医療センター）が作成した日本語版を採用した[59]。

(d)ローゼンバーグの自尊感情尺度（Rosenberg's Self-esteem Scale：RSE）

世界中に広く使用されている自尊感情に関する自記式評価尺度であり、10項目の質問から構成されている[48]。破壊的行動障害の患者では、低い自尊心が特徴的であることが指摘されていることから[50]、本研究において採用した。なお、日本語版RSEはすでに標準化がなされている[68]。

3．調査の実施方法

本研究は国立精神・神経センター（現、独立行政法人国立精神・神経医療研究センター）倫理委員会の承認を得て実施された。具体的な実施方法は以下の通りである。調査期間に新規に入所してきた少年のうち、署名による同意が得られた者に対して、自記式質問票・評価尺度を配布し、数日後、無記名で記入された質問票・評価尺度を回収した。配布・回収に際しては、職員の関与を避け、対象者の処遇に関わる者が調査結果を知ることのないように配慮した。また、調査期間中に複数回の入所をした者については、期間内の初回入所のみを調査実施の対象とした。

4．統計学的解析

対象は、自記式質問票の回答にもとづいて、切る自傷、打つ自傷、焼く自傷の有無による3種類の方法でそれぞれ2群に分類し、自記式質問票や自記式評価尺度の結果を比較した。AD／HDおよびODDのチェックリストの回答は、該当した症状項目数の総和を比較したが、CDに関しては、少年鑑別所入所者にとっての焦眉の問題であると考え、項目ごとの検討を行った。さらに、この3つの様式の自傷行為のうち、いずれもしないもの（自傷なし群）、2種類以下の様式で行う者（1、2種の自傷群）、3種類全ての様式で行う者（3種の自傷群）というように、対象を3群に分類して同様の比較を行った。

統計学的解析にはSPSS Version 12.oJ for Windows（SPSS Inc, Chicago, IL）を用い、比率の比較ではピアソンのχ^2検定を、2群間における変量の比較ではスチューデントのt検定を行った。また、3群間における変量の比較では分散分析を用い、有意差がみられた場合には、いずれの2群間でその差が有意であるかを明らかにするために、ボンフェローニの後検定を行った。なお、いずれの検討においても両側検定で5％未満の水準を有意とした。

表1　自傷行為の様式

	切る自傷	打つ自傷	焼く自傷	人数（%）	
自傷行為せず	×	×	×	169（60.1）	
切る自傷	○	×	×	26（ 9.3）	102（36.3）
打つ自傷	×	×	×	78（27.8）	
焼く自傷	×		○	56（19.9）	
切る自傷＋打つ自傷	○	○	×	16（ 5.7）	
切る自傷＋焼く自傷	○	×	○	13（ 4.6）	
打つ自傷＋焼く自傷	×	○	○	29（10.3）	
切る自傷＋打つ自傷＋焼く自傷	○	○	○	10（3.6）	
	26（9.3）	78（27.8）	56（19.9）	281（100）	

Ⅲ．結果

対象において、身体表面を切る自傷（切る自傷）をしている者は26名（9・3％）、拳や頭部を壁などに打ちつける自傷（打つ自傷）をしている者は78名（27・8％）、火のついた煙草を身体表面に押しつける自傷（焼く自傷）をしている者は56名（19・9％）であった。このうち、１、２種の自傷群には１０２名（36・3％）が、３種の自傷群には10名（3・6％）が分類された（**表1**参照）。

表2に、切る自傷の有無、打つ自傷の有無、焼く自傷の有無に関して、自記式質問票および評価尺度の結果における、対象者の過去の生活状況・行動特性に関する項目を比較した結果を示す。まずこの三つの自傷に共通する結果として、切る自傷、打つ自傷、焼く自傷のいずれをする者でも、これらをしない者に比べて、ＷＵＲＳ得点が有意に高く（切る自傷 $p<0.001$、打つ自傷 $p<0.001$、焼く自傷 $p<0.001$）、また、自記式質問票の診断チェックリストにおけるＡＤ／ＨＤ症状項目数（切る自傷 $p=0.015$、打つ自傷 $p<0.001$、焼く自傷 $p=0.001$）、ＯＤＤ症状項目数（切

表 2　自傷行為の種類による過去の生活状況・心的外傷体験・その他の問題行動の比較

	切る自傷			打つ自傷			焼く自傷		
	(+) N=26 9.3%	(−) N=255 90.7%	*p*	(+) N=78 27.8%	(−) N=203 72.2%	*p*	(+) N=56 19.9%	(−) N=225 80.1%	*p*
調査時年齢（歳）	17.0±1.9	16.9±1.6	0.819	17.1±1.7	16.8±1.6	0.235	17.0±1.8	16.9±1.6	0.484
親の離婚経験	38.5%	42.6%	0.682	48.7%	39.5%	0.162	55.4%	38.7%	**0.024**
親との死別の経験	3.8%	8.8%	0.387	9.0%	8.0%	0.791	7.1%	8.6%	0.731
親のアルコール問題	15.4%	12.4%	0.658	16.7%	11.5%	0.249	14.3%	12.6%	0.739
親の精神障害	3.8%	4.0%	0.97	5.1%	3.5%	0.537	5.5%	3.6%	0.529
親の自殺	0.0%	1.2%	0.574	1.3%	1.0%	0.841	0.0%	1.4%	0.386
身体的虐待を受けた経験	26.9%	10.7%	**0.016**	16.7%	10.4%	0.154	19.6%	10.3%	0.056
ネグレクトを受けた経験	7.7%	4.4%	0.444	6.4%	4.5%	0.507	3.6%	5.4%	0.579
精神的虐待を受けた経験	19.2%	6.0%	**0.013**	9.0%	7.0%	0.568	8.9%	7.2%	0.657
両親間の暴力場面を目撃した経験	30.8%	16.3%	0.065	28.2%	13.9%	0.005	21.4%	17.0%	0.444
兄弟から暴力を受けた経験	7.7%	4.8%	0.515	5.1%	5.5%	0.909	1.8%	6.3%	0.183
小学校時代のいじめ被害	26.9%	16.5%	0.185	25.6%	14.7%	0.033	18.2%	17.7%	0.937
殺されると思うような恐怖体験	50.0%	20.3%	**0.001**	38.5%	17.5%	<0.001	21.8%	23.8%	0.76
少年院入所経験	23.1%	12.7%	0.142	21.8%	10.4%	0.013	25.0%	10.8%	**0.005**
児童自立支援施設入所経験	19.0%	81.0%	0.113	14.1%	5.0%	0.01	14.3%	5.8%	**0.032**
養護施設入所経験	3.80%	2.80%	0.756	5.1%	2.0%	0.159	0.0%	3.6%	0.15
WURS	51.6±16.0	37.0±15.1	**<0.001**	49.0±16.3	34.2±13.4	**<0.001**	46.3±17.4	36.4±14.6	**<0.001**
AD/HD 症状項目数	7.7±4.4	5.4±4.0	**0.015**	7.4±4.3	4.9±3.7	**<0.001**	7.4±4.6	5.2±3.8	**0.001**
ODD 症状項目数	3.7±2.8	1.4±1.8	**<0.001**	2.5±2.5	1.3±1.7	**<0.001**	2.5±2.6	1.4±1.8	**0.001**

WURS: Wender Utah Rating Scale, AD/HD: Attention-deficit/hyperactivity disorder, ODD: Oppositional defiant disorder
（表の太字の項目は、3 つの自傷行為の様式全てで共通して有意差の認められたもの）

る自傷 $p<0.001$、打つ自傷 $p<0.001$、焼く自傷 $p=0.001$）が有意に多く認められた。

　個々の自傷様式に特徴的な結果としては、切る自傷をする者では、身体的虐待を受けた経験（$p=0.016$）、精神的虐待を受けた経験（$p=0.013$）、殺されるかと思うような体験（$p=0.001$）をしたと回答した者が有意に多かった。打つ自傷をする者では、両親間の暴力場面を目撃した経験（$p=0.005$）、小学校時代のいじめ被害を受けたと回答した者（$p=0.033$）、殺されると思うような恐怖体験（$p<0.001$）、少年院への入所経験のある者（$p=0.013$）、児童自立支援施設への入所経験のある者（$p=0.01$）が有意に多かった。焼く自傷をする者では、親の離婚経験（$p=0.024$）、少年院への入所経験のある者（$p=0.005$）、児童自立支援施設への入所経験のある者（$p=0.032$）が有意に多かった。

　表3に、これら三つの様式の自傷行為の有無に関して、対象者の現在の生活状況、行為障害関連行動、物質使用、自尊感情を比較した結果を示す。三つの自傷に共通する結果としては、希死念慮（切る自傷 $p<0.001$、打つ自傷 $p<0.001$、焼く自傷 $p=0.005$）が有意に多く、ＤＡＳＴ得点（切る自傷 $p<0.001$、打つ自傷 $p=0.019$、焼く自傷 $p=0.019$）、ＱＦスケール得点が有意に高く（切る自傷 $p=0.015$、打つ自傷 $p=0.005$、焼く自傷 $p=0.01$）、ＲＳＥ得点が有意に低かった（切る自傷 $p=0.031$、打つ自傷 $p<0.001$、焼く自傷 $p=0.01$）。

　その他に個々の自傷様式では、打つ自傷（$p=0.004$）および焼く自傷（$p=0.013$）をする者で両親と同居している者が有意に少なかった。また、切る自傷をする者で、いじめ・威嚇・脅迫（$p=0.02$）、けんか（$p=0.016$）、武器の使用（$p=0.002$）というＣＤ症状が有意に多く、ＡＡＩＳ得点も有意に高かった（$p=0.027$）。打つ自傷をする者では、いじめ・威嚇・脅迫（$p=0.015$）、けんか（$p<0.001$）、人に対する残酷な行為（$p=0.045$）、虚言・詐欺（$p<0.001$）とい

表 3　自傷行為の種類による現在の生活状況、行為障害関連行動・物質使用・自尊感情の比較

	切る自傷			打つ自傷			焼く自傷		
	(+) N=26 9.3%	(−) N=255 90.7%	*p*	(+) N=78 27.8%	(−) N=203 72.2%	*p*	(+) N=56 19.9%	(−) N=225 80.1%	*p*
調査時年齢（歳）	17.0±1.9	16.9±1.6	0.819	17.1±1.7	16.8±1.6	0.235	17.0±1.8	16.9±1.6	0.484
いじめ・威嚇・脅迫	34.6%	16.3%	**0.02**	26.9%	14.4%	**0.015**	21.4%	17.0%	0.444
けんか	30.8%	13.1%	**0.016**	28.2%	9.5%	**<0.001**	14.3%	14.8%	0.923
武器の使用	26.9%	7.9%	**0.002**	12.8%	8.5%	0.269	16.1%	8.1%	0.07
人に対する残酷な行為	15.4%	9.1%	0.305	15.4%	7.5%	**0.045**	14.3%	8.5%	0.192
動物に対する残酷な行為	0.0%	1.6%	0.518	2.6%	1.0%	0.322	0.0%	1.8%	0.313
強奪	34.6%	20.2%	0.09	26.9%	19.4%	0.17	25.0%	20.6%	0.476
強姦	0.0%	0.8%	0.648	1.3%	0.5%	0.486	0.0%	0.9%	0.477
放火	3.8%	1.6%	0.409	2.6%	1.5%	0.545	1.8%	1.8%	0.997
器物損壊	7.7%	5.2%	0.586	7.7%	4.5%	0.285	3.6%	5.8%	0.503
住居・車への不法侵入	7.7%	13.5%	0.402	16.7%	11.4%	0.243	10.7%	13.5%	0.585
虚言・詐欺	15.4%	16.7%	0.867	29.5%	11.4%	**<0.001**	12.5%	17.5%	0.368
万引き・窃盗	34.6%	29.8%	0.608	34.6%	28.4%	0.307	30.4%	30.0%	0.964
夜間外出	30.8%	26.6%	0.647	32.1%	24.9%	0.225	28.6%	26.5%	0.75
無断外泊・家出	34.6%	26.6%	0.382	35.9%	23.9%	0.043	28.6%	26.9%	0.802
学校の怠休	26.9%	25.4%	0.865	28.2%	24.4%	0.51	25.0%	25.6%	0.931
CD 症状項目数	3.0±2.6	2.1±2.3	0.096	3.0±2.4	1.9±2.1	<0.001	2.3±2.2	2.2±2.3	0.695
自殺したいとよく思う	**46.2%**	**10.3%**	**<0.001**	**30.8%**	**7.0%**	**<0.001**	**25.0%**	**10.8%**	**0.005**
DAST	2.5±3.6	0.8±1.9	<0.001	1.4±2.7	0.8±1.9	**0.019**	1.6±2.7	0.8±2.0	**0.019**
AAIS	32.7±12.5	25.9±15.1	**0.027**	29.1±14.5	25.6±15.0	0.078	31.8±12.5	25.3±15.3	**0.004**
QFS	3.0±1.8	2.0±1.9	**0.015**	2.6±2.1	1.9±1.8	**0.005**	2.7±2.0	1.9±1.9	**0.01**
RSES	27.1±7.3	30.5±6.5	**0.031**	27.6±6.4	31.2±6.5	**<0.001**	28.0±6.9	30.7±6.5	**0.01**

CD: Conduct disorder, DAST: Drug Abuse Screening Test, AAIS: Adolescent Alcohol Involvement Scale, QFS: Quantity & Frequency Scale, RSES: Rosenberg's Self-esteem Scale
（表の太字の項目は、3 つの自傷行為の様式全てで共通して有意差の認められたもの）

うＣＤ症状が有意に多く、該当するＣＤ症状項目数も有意に多かった（p＜0.001）。焼く自傷をする者ではＡＡＩＳ得点が有意に高かった（p＝0.004）。

表4に、自傷なし群、1、2種の自傷群、3種の自傷群の3群間において、過去の生活状況・行動特性に関する項目を比較した結果を示す。まず両親間の暴力場面を目撃した経験（p＝0.001）に関して有意差が認められ、3種の自傷群で顕著に多かった。殺されるのではないかと思う恐怖体験についても有意差が認められ（p＝0.004）、1、2種の自傷群と3種の自傷群で多かった。また、ＷＵＲＳ得点、ＡＤ／ＨＤ症状項目数、ＯＤＤ症状項目数でも有意差が認められ、ＷＵＲＳ得点（p＜0.001）とＡＤ／ＨＤ症状項目数（p＜0.001）については、自傷なし群、1、2種の自傷群、3種の自傷群の順に高得点もしくは該当項目数が多く、各2群間でもそれぞれ有意差が認められた（ともにボンフェローニの後検定で、3種＞自傷なし、p＜0.001：3種＞1、2種、p＝0.011：1、2種＞自傷なし、p＝0.001）。さらに、ＯＤＤ症状項目数についても有意差が認められ（p＜0.001）、3種の自傷群は自傷なし群および1、2種の自傷群に比べて有意に該当症状数が多かった（ボンフェローニの後検定で、3種数＞自傷なし、1、2種、p＜0.001）。

表5に、3群間における現在の生活状況、行為障害関連行動、物質使用、自尊感情の比較をした結果を示す。まず、「けんか」というＣＤ症状（p＝0.008）、自殺したいとよく思う（p＜0.001）で有意差が認められ、いずれにおいても3種の自傷群で最も多くの者が該当した。さらに、ＤＡＳＴ（p＝0.008）、ＡＡＩＳ（p＝0.007）、ＱＦスケール（p＝0.01）、ＲＳＥ（p＜0.001）の各得点にも有意差が認められ、なかでもＤＡＳＴ（ボンフェローニの後検定：3種＞自傷なし、p＝0.019）およびＡＡＩＳ（ボンフェローニの後検定：3種＞自傷なし、p＝

表4　3群間における過去の生活状況・心的外傷体験・その他の問題行動の比較

	自傷なし N=169 60.1%	1, 2種の自傷 N=102 36.3%	3種の自傷 N=10 3.6%	χ^2 or F	df	p
調査時年齢（歳）	16.8±1.5	17.0±1.8	17.0±1.7	0.671	2, 279	0.512
親の離婚経験	37.0%	50.0%	50.0%	4.643	2	0.098
親との死別の経験	8.5%	7.8%	10.0%	0.073	2	0.964
親のアルコール問題	10.9%	14.7%	20.0%	1.333	2	0.514
親の精神障害	4.2%	3.0%	10.0%	1.246	2	0.536
親の自殺	1.2%	1.0%	0.0%	0.143	2	0.931
身体的虐待を受けた経験	10.2%	13.7%	30.0%	3.766	2	0.152
ネグレクトを受けた経験	4.8%	4.9%	0.0%	0.51	2	0.775
精神的虐待を受けた経験	6.6%	7.8%	10.0%	0.262	2	0.877
両親間の暴力場面を目撃した経験	**13.9%**	**19.6%**	**60.0%**	**14.268**	**2**	**0.001**
兄弟から暴力を受けた経験	4.8%	5.9%	0.0%	0.699	2	0.705
小学校時代のいじめ被害	14.7%	19.8%	40.0%	4.743	2	0.093
殺されると思うような恐怖体験	**16.3%**	**33.7%**	**30.0%**	**10.976**	**2**	**0.004**
少年院入所経験	9.6%	19.6%	20.0%	5.673	2	0.059
児童自立支援施設入所経験	4.8%	10.8%	20.0%	5.52	2	0.063
養護施設入所経験	2.4%	3.9%	0.0%	0.824	2	0.662
WURS[a]	**33.8±12.9**	**43.7±16.8**	**59.9±12.4**	**26.274**	**2, 279**	**<0.001**
AD/HD 症状項目数[b]	**4.7±3.6**	**6.6±4.2**	**10.3±4.0**	**14.964**	**2, 279**	**<0.001**
ODD 症状項目数[c]	**1.3±1.8**	**1.8±2.1**	**5.4±2.2**	**22.84**	**2, 279**	**<0.001**

WURS: Wender Utah Rating Scale, AD/HD: attention-deficit/hyperactivity disorder, ODD: oppositional defiant disorder

a: Bonferroni's post hoc test: 3種>自傷なし p<0.001, 3種>1, 2種 p=0.011, 1, 2種>自傷なし p=0.001

b: Bonferroni's post hoc test: 3種>自傷なし p<0.001, 3種>1, 2種 p=0.011, 1, 2種>自傷なし p=0.001

c: Bonferroni's post hoc test: 3種>自傷なし p<0.001, 3種>1, 2種 p<0.001

表 5　3 群間における現在の生活状況、行為障害関連行動・物質使用・自尊感情の比較

	自傷なし N=169 60.1%	1, 2 種の自傷 N=102 36.3%	3 種の自傷 N=10 3.6%	χ^2 or *F*	*df*	*p*
いじめ・威嚇・脅迫	15.1%	20.6%	40.0%	4.717	2	0.095
けんか	**10.2%**	**19.6%**	**40.0%**	**9.67**	**2**	**0.008**
武器の使用	7.8%	10.8%	30.0%	5.497	2	0.064
人に対する残酷な行為	7.8%	11.8%	20.0%	2.367	2	0.306
動物に対する残酷な行為	1.2%	2.0%	0.0%	0.406	2	0.816
強奪	19.3%	23.5%	40.0%	2.754	2	0.252
強姦	0.6%	1.0%	0.0%	0.202	2	0.904
放火	1.2%	2.9%	0.0%	1.268	2	0.53
器物損壊	5.4%	5.9%	0.0%	0.618	2	0.734
住居・車への不法侵入	12.0%	15.7%	0.0%	2.285	2	0.319
虚言・詐欺	13.3%	21.6%	20.0%	3.253	2	0.197
万引き・窃盗	30.1%	29.4%	40.0%	0.486	2	0.784
夜間外出	25.3%	29.4%	30.0%	0.59	2	0.745
無断外泊・家出	22.9%	34.3%	30.0%	4.186	2	0.123
学校の怠休	24.7%	26.5%	30.0%	0.213	2	0.899
CD 症状項目数	2.0 ± 2.2	2.6 ± 2.4	3.2 ± 2.0	3.043	2, 279	0.051
自殺したいとよく思う	**5.4%**	**24.5%**	**40.0%**	**25.602**	**2**	**<0.001**
DAST[d]	**0.7±1.8**	**1.2±2.3**	**2.6±4.2**	**4.882**	**2, 279**	**0.008**
AAIS[e]	**24.7±15.4**	**28.6±14.2**	**37.3±6.9**	**4.999**	**2, 279**	**0.007**
QFS[f]	**1.8±1.8**	**2.4±2.1**	**3.0±1.6**	**4.716**	**2, 279**	**0.01**
RSES[g]	**31.5±6.5**	**28.3±6.2**	**27.5±8.8**	**8.507**	**2, 279**	**<0.001**

CD: conduct disorder, DAST: Drug Abuse Screening Test, AAIS: Adolescent Alcohol Involvement Scale

QFS: Quantity & Frequency Scale, RSES: Rosenberg's Self-esteem Scale

d: Bonferroni's post hoc test: 3 種 > 自傷なし　p=0.019

e: Bonferroni's post hoc test: 3 種 > 自傷なし　p=0.027

f: Bonferroni's post hoc test: 3 種 > 自傷なし　p<0.001, 1, 2 種 > 自傷なし　p=0.027

g: Bonferroni's post hoc test: 1, 2 種 > 自傷なし　p<0.001

0.027）における3種の自傷群の高得点、ＲＳＥにおける1、2種の自傷群と3種の自傷群の低得点が顕著であった（ボンフェローニの後検定：1、2種＞自傷なし、p＜0.001）。

Ⅳ．考察

本研究では、対象の9・3％に刃物などで身体を切る自傷が、27・8％に拳や頭部を壁などに打ちつける自傷が、19・9％に火のついた煙草を身体に押しつける自傷がそれぞれ認められた。すでに我々は、一般の男子中学生を対象とした調査から[19]、自傷行為の生涯経験率として切る自傷8・0％、打つ自傷27・7％という結果を得ている（この調査では、焼く自傷に関する調査は未実施）。両者を比較すると、一見したところ自傷経験率に差はない。

しかしここでは、二つの問題を考慮する必要がある。第一に、本研究の質問票においては、「あなたはよく〜することがありますか？」という形式で自傷行為の経験を尋ねているが、これは生涯経験率ではなく、むしろ最近における比較的頻繁な実行に関する質問である。したがって、少年鑑別所男子入所者における生涯自傷経験率は、この数値よりもずっと高い可能性がある。第二に、文献的対照群の年齢層が不適切である。対象者の年齢分布を考えれば、対照群として一般中学生だけでなく、高校生年齢に相当する対象のデータが必要とされるが、筆者の知るかぎりそうした報告はまだない（注：２００６年時点。高校生における生涯自傷経験率については筆者が２００８年に英語論文として報告している）。ちなみに、筆者らはすでに、切る自傷行為の生涯経験率として、一般男子大学生[66]（3・1％）と20〜23歳を中心とする年齢層の少年刑務所男子入所者[34]（14％）、一般女子高校生[65]（14・3％）に対し、少年鑑別所女子入所者[36]（60・

9％）を対象とした調査を実施している。これらは、矯正施設における自傷行為の生涯経験率の高さを物語っている。

本研究では、切る自傷、打つ自傷、焼く自傷のいずれを行う者にも、多くの共通した、過去および現在の臨床的特徴が認められた。すなわち、いずれの自傷を行う者でも、WURS高得点とAD／HD症状数の多さに示される幼少期の多動性、ODD症状数の多さに示される敵対的・拒絶的な態度、DAST、AAIS、QFスケールに示されたアルコール・薬物問題、希死念慮、RSE低得点に示される低い自尊感情という共通した傾向が認められた。このことは、切る、打つ、焼くという様式の違いにもかかわらず、これらの自傷行為には共通した臨床的な意義があり、パティソンとカハン[47]が指摘するように、従来の手首に限定した自傷概念が不十分なものであることを示唆している。

こうした特徴は、自傷様式が「切る」「打つ」「焼く」のように多岐にわたる場合には、いっそう顕著な形で認められた。このことは、いずれの様式の自傷行為を行うかという問題よりも、その様式が多種なものであるかどうかの方が、臨床的にはより重要である可能性を示している。さらにこのような多種の様式で自傷を行う者（以下、多様式自傷者）では、両親間の暴力場面を目撃した者、殺されると思うような恐怖体験をしたことのある者が多く、CD症状における最近1年以内の「けんか」の挿話も多く認められた。これらのことは、多様式自傷者には、様々な暴力の目撃者、被害者、加害者となった経験をもつ者が多いことを示唆しているように思われる。

男性の多様式自傷者の臨床的特徴について、以下に考察を試みたい。

1．心的外傷体験・自尊感情

多様式自傷者では、両親間の暴力場面を目撃した者が高率に認められた。自傷行為が、身体的・性的虐待などの直接的な暴力被害体験と密接に関係していることを指摘する研究[20,25,30,34,61,68]は多いが、本研究では、幼少時に両親間の暴力場面に曝露される体験も、自傷行為と密接に関係している可能性が示唆された。

ウォルシュとローゼン[62]は、自傷行為には幼少期の家族ドラマの再現として象徴的な意味があり、自傷をくりかえす者は、その自己への暴力行為を通して、暴力をふるう加害者、暴力をふるわれる被害者、そして何もしない傍観者という三役を演じていることを指摘している。また、クラーク[6]は、激しいけんかをする両親の姿を目撃している子どもは、早くから「両親が不仲なのは自分のせいではないか、自分などいない方が良いのではないか」という自責感を植えつけられ、後年になってもこうした感情に苛まれることが多いと述べている。こうした体験が、本研究で明らかにされた自傷者の自尊感情の低さにも関係している可能性がある。

2．幼少期の多動性と敵対的・拒絶的態度

本研究において、多様式自傷者では高いWURS得点および多いAD／HD症状数が認められた。これは複数自傷者の幼少期には多動の挿話があったことを示唆しており、その点ではフルワイラーら[11]の報告と一致する結果といえる。ただし、いずれの評価尺度も回顧的・自記式という方法論上の限界があり、この結果をそのまま「本態性」のAD／HDの臨床診断と捉えることはできない。すでに述べたように、少なくない多様式自傷者が両親間の暴力を目撃しているが、こうした家庭環境が多動性に与えた影響も考慮すべきかもしれない。なぜなら、マクマ

ラン[39]は、暴力的で葛藤と緊張にみちた生活環境は、子どもの覚醒度を高め、被刺激性の閾値を低下させて、二次的な多動状態を惹起することを指摘しているからである。

おそらく最も重要なことは、幼少期の多動が「本態性」のＡＤ／ＨＤによるものか否かではなく、そうした多動状態が家庭や学校での適応に与えた影響であるように思われる。そのような視点から考えた場合、多様式自傷者におけるＯＤＤ症状数の多さは気になる結果といえる。というのも、ＯＤＤにおける敵対的・拒絶的態度は、周囲から適切な養育や支援を受けられずに適応に失敗するなかで形成されるものだからである。[50]こうした体験もまた自尊感情に影響を与え、後年の虚無的な態度に関係するといわれている。[6]

3．アルコール・薬物乱用

自傷者にアルコール・薬物乱用が高率に認められることを指摘する研究は、枚挙にいとまがない。[23,28,34,61,68]実際、パティソンとカハン[47]は、すでに触れたＤＳＨという臨床概念において、アルコール・薬物の乱用を自傷行為と同質の自己破壊的行動と捉え、ファヴァッツァとコンテリオ[9]は、女性の習慣性自傷者では、これに摂食障害も加えて、自傷行為、アルコール・薬物乱用、摂食障害をＤＳＨの三主徴（トリアス）であると述べている。また筆者ら[28]は、自傷行為がその嗜癖性という点においてアルコール・薬物乱用と共通していることを指摘している。

なお、男性自傷者のアルコール・薬物乱用には、幼少期のＡＤ／ＨＤ挿話が自傷行為とアルコール・薬物乱用に共通する要因として関係している可能性もある。ビーダーマンら[4]およびキャロル[5]は、幼少期のＡＤ／ＨＤ挿話と後年の精神活性物質の乱用の密接な関係を明らかにしている。

4．暴力

先行研究[2]に反して自傷行為の有無でCD症状数に差はなかったものの、多様式自傷者では、「よくとっくみあいのケンカをする」と答えた者が40％にも達していた。この知見は、男性自傷者と暴力との関係を指摘する先行研究[11,17,34]と一致する結果といえた。たしかに多様式自傷者には、暴力に影響を与えうる要因がいくつか存在する。ウォルシュとローゼン[62]が指摘するように、自傷行為には、「決して反撃や復讐をされることなく、相手を攻撃し罪悪感を覚えさせる効果的な方法」としての側面があり、その意味で自傷と暴力には一脈通じるところがある。また、すでに述べた、幼少期における多動の挿話[27]やアルコール・薬物乱用[21]は、それ自体単独でも暴力のリスクファクターとして報告されているものである。

多様式自傷者の暴力を、バンデューラ[3]の社会学習理論を援用して説明することもできる。幼少期に家族の暴力を目撃する体験は、恐怖・不安に喚起された高度な覚醒状態において暴力の持つパワーを観察学習する場となってしまうのである。加えて自傷者では、過去に殺されると思うような恐怖体験を味わっている者も多かった。彼らのうちの少なくない者が、家族内もしくは非行集団内における激しい暴力の被害者であり、暴力の持つパワーを、文字通り身をもって学習する機会があった可能性が推測される。こうした経験の積み重ねが、後年になって、様々な暴力をコミュニケーションの道具とし、他害的暴力の加害者となっていくことに関係している可能性がある。いいかえれば、藤岡[18]が指摘するように、被害者から加害者への転身を遂げてしまう可能性がありうる。

5．希死念慮

本研究では、多様式自傷者の多くが、「死ぬことをよく考える」と回答していた。しかし、自傷行為の定義からすると、これは一見奇妙である。ファヴァッツァは、その大著『包囲された身体』（Body Under Siege：邦題『自傷の文化精神医学』[8]）のなかで、自傷行為を、「故意に行われる、非致死的な自己の身体表層への傷害であり、自殺の意図は明確には意識されていない」と定義し、この種の自傷行為が、「死ぬため」ではなく「気分を変えるため」にくりかえされると述べている。他にも自傷行為をする意図として、怒りなどの不快感情への対処、[45] 耐えがたい内的緊張からの解放、[9] 解離状態からの回復など[54,57]が指摘されている。

多くの研究が、[22,41,43,54] 自傷行為と自殺行動との本質的な相違を指摘している。有名なクライトマンら[22]の「パラ自殺」はもとより、モーガンら[42]の「故意の自傷」、メニンガー[40]の「局所的自殺」、シンプソン[54]の「反自殺」などといった臨床概念は、いずれも身体損傷の様式、程度と反復性、意図という点において、自傷行為が自殺企図と峻別される行動であることを強調したものであった。しかしながらその後、英国のホートンらのグループによる自殺研究は、[14～16] ＤＳＨ行動が将来の自殺行動を予測する重要なリスクファクターであることを明らかにした。最近のオーウェンズら[45]によるメタ分析でも、過去に1回でもＤＳＨ挿話があれば、将来の自殺行動の相対リスクを数百倍にまで高めることが報告されている。いまや自傷行為を自殺とは異なるものとして看過することはできなくなっているといえよう。

自傷行為は、決して失敗した自殺企図と同義ではないが、自殺行動につながる行為であるという認識がおそらく最も正しい。ファヴァッツァら[10]は、仮に自傷が生きるために必要なものであるとしても、くりかえす過程での嗜癖化が進行すれば、行為を制御できなくなり、最終的には自殺行動へと傾斜してしまうことに注意を促している。また、ウォルシュとローゼン[62]は、自傷者は、死ぬために自傷することは少ないが、自傷していないときに死の観念にとらわれていることがまれではなく、あるとき、いつも自傷をしているのとは別の方法・手段（たとえば、過量服薬や飛び降りなど）で自殺を試みることがあると述べている。たしかに自傷行為はエスカレートしやすく、[29]自傷者の過量服薬はきわめて高頻度であり、[28]「演技的、操作的行動」として危険性を過小評価してはならない。

なお、矯正施設被収容者、ことに暴力犯罪者は自殺のハイリスク群であり、[7]自傷行為の既往と薬物乱用歴がある者ではその危険は特に高いことが知られている。[52]自殺（suicide）は、「自分を殺す（kill oneself）」とパラフレーズできることからも分かるように、攻撃性の対象が自他のいずれに向かうかという相違にすぎないのかもしれない。

6．本研究の限界

最後に、本研究の限界について触れておきたい。本研究は、男性の自傷行為を破壊的行動障害、アルコール・薬物乱用、心的外傷との関係において検討したわが国最初の研究である。海外においては、フルワイラーら[11]によるＡＤ／ＨＤと自傷行為に関する研究があるが、小規模サンプルによる知見という限界があった。その意味では、比較的多数例を扱った本研究は、フルワイラーらの研究の限界を部分的に克服している。

しかしながら本研究では、ＡＤ／ＨＤをはじめとする破壊的行動障害の症候を、半構造化面接や側副情報なしに、自記式質問票のみに依拠して評価しているという重要な限界がある。したがって、本研究でとりあげられている破壊的行動障害の症状も、そのまま臨床診断につながるものではないことに注意する必要がある。自傷行為と破壊的行動障害の関係を研究するという点で、矯正施設はそのいずれのベースレートも高く[11,34,36,52]、研究フィールドとして適しているが、他方で、施設の性質上、研究目的で家族からの情報収集を行うことには倫理的な問題があり、調査にあたっては、本研究のように自記式評価尺度に依拠せざるを得ない実情がある。今後、こうした問題を克服した研究が実施されることを期待したい。

V. おわりに

本研究における若年の男性自傷者の人生は、多くの痛みにみちているように思われる。幼少時より様々な暴力に曝露され、周囲との齟齬のなかで自尊心に傷を負いながら、自分や他人に暴力をふるう者といったイメージである。彼らはアルコールや薬物を乱用し、そしてしばしば漠然と死を考えている。自殺学者のシュナイドマン[51]は、「うつ病そのものが自殺を引きだすのではない。むしろ、自殺は過度の『精神痛（psychache）』から生じる」と述べているが、この「精神痛」という言葉は、まさにこのような者にこそあてはまるように思えてならない。

筆者は、サブカルチャー集団内の流行・儀式と見られがちな様々な自傷行為――不全感に苛まれる若者がインターネットにおける自己主張の手段として行う自傷、あるいは、非行少年たちの「根性焼き」のような焼く自傷――も軽視すべきではないと考えている。すでに、ピアッシングやタトゥなどのような身体改造でさえ、それが多岐におよぶ者では、重篤な抑うつ気分や自殺企図歴と関係がある可能性が示されている[37]。冒頭で述べたように、若者において自傷行為が薬物非行を凌ぐ問題となっている今日、このような若者に対する有効な介入・支援のあり方が模索される必要があろう。

■文献

(1) American Psychiatric Association: DSM-IV Diagnostic and Statistical Manual of Mental Disorders. American Psychiatric Association, Washington, D.C. 1994.

(2) Andrews, J.A., Lewinsohn, P.M.: Suicidal attempts among older adolescents: Prevalence and co-occurrence with psychiatric disorders. J. Am. Acad. Child Adolesc. Psychiatry, 31; 655–662, 1992.

(3) Bandura, A.: Social Learning Theory. Prentice-Hall, Englewood Cliffs, N.J., 1977.

(4) Biederman, J.W.T., Mick, E., Faraone, S.V. et al.: Does attention-deficit hyperactivity disorder impact the developmental course of drug and alcohol abuse and dependence? Biol. Psychiatry, 44; 269–273, 1998.

(5) Carroll, K.M.: History and significance of childhood attention deficit disorder in treatment-seeking cocaine abusers. Compr. Psychiatry, 34; 75–82, 1993.

(6) Clarke, A.: Self-mutilation: A helping book for teens who hurt themselves. The Rosen Publishing Group, Inc., New York, 1998.

(7) Cole, T.B., Glass, R.M.: Mental illness and violent death. JAMA, 294 (5); 623–624, 2005.

(8) Favazza, A.R.: Bodies Under Siege: Self-mutilation and body modification in culture and psychiatry. Second Edition. The Johns Hopkins University Press, Baltimore, 1996.

(9) Favazza, A.R., Conterio, K.: Female habitual self-mutilators. Acta Psychiatr. Scand., 79; 283–289, 1989.

(10) Favazza, A.R., Derosear, D.O., Conterio, K.: Self-mutilation and eating disorders. Suicide and Life-Threatening Behavior, 19; 353–361, 1989.

(11) Fulwiler, C., Forbes, C., Santangelo, S.L. et al.: Self-mutilation and suicide attempt: Distinguishing features in prisoners. J. Am. Acad. Psychiatry, Law, 25; 69–77, 1997.

(12) Graff, H., Mallin, K.R.: The syndrome of the wrist cutter. Am. J. Psychiatry, 146; 789–790, 1967.

(13) Gunderson, J.G., Zanarini, M.C.: Current overview of the borderline diagnosis. J. Clin. Psychiatry, 48 (Suppl.) 5–14, 1987.

(14) Hawton, K., Fagg, J.: Suicide, and other causes of death, following attempted suicide. Br. J. Psychiatry, 152; 359–366, 1988.

(15) Hawton, K., Fagg, J., Simkin, S. et al.: Trends in deliberate self-harm in Oxford, 1985–1995: Implications for clinical services and the prevention of suicide. Br. J. Psychiatry, 171; 556–560, 1997.

(16) Hawton, K., Zahl, D., Weatherall, R.: Suicide following deliberate self-harm: Long term follow-up study of patients who presented to a general hospital. Br. J. Psychiatry, 182; 537–542, 2003.

(17) Hillbrand, M., Krystal, J.H., Sharpe, K.S. et al.: Clinical predictors of self-mutilation in hospitalized forensic patients. J. Nerv. Ment. Dis., 182; 9–13, 1994.

(18) 藤岡淳子「第７章　非行少年における被害体験と加害行動」藤岡淳子『非行少年の加害と被害―非行心理臨床の現場から』誠信書房、東京、１６１-２０６頁、２００１。

(19) Izutsu, T., Shimotsu, S., Matsumoto, T. et al.: Deliberate self-harm and childhood histories of Attention-Deficit/Hyperactivity Disorder (AD/HD) in junior high school students. European Child and Adolescent Psychiatry, 14; 1–5, 2006.

(20) Kisiel, C.L., Lyons, J.S.: Dissociation as a mediator of psychopathology among sexually abused children and adolescents. Am. J. Psychiatry, 158; 1034-1039, 2001.
(21) Klinteberg, B., Andersson, T., Magnusson, D.: Hyperactive behavior in childhood as related to subsequent alcohol program and violent offending: A longitudinal study of male subjects. Personality and Individual Differences, 15; 381-388, 1993.
(22) Kreitman, N., Philip, A.E., Greer, S. et al.: Parasuicide [Letter to the editor]. Br. J. Psychiatry, 115; 746-747, 1969.
(23) Lacey, J.H., Evans, C.D.: The impulsivist: A multi-impulsive personality disorder. Br. J. Addict., 81; 641-649, 1986.
(24) Lester, D., Beck, A.: What the suicide's choice of method signifies. Omega, 81; 271-277, 1980.
(25) Lipschitz, D.S., Kaplan, M.L., Sorkenn, J.: Childhood abuse, adult assault, and dissociation. Compr. Psychiatry, 37; 261-266, 1996.
(26) 毎日新聞「明日会えたら――『リストカットの子どもたち』」http://www.mainichi-msn.co.jp/kurashi/kokoro/ashita/archive/
(27) Mannuzza, S., Klein, R.G., Konig, P.H. et al.: Hyperactive boys almost grown up. IV. Criminality and its relationship to psychiatric status. Arch. Gen. Psychiatry, 46; 1073-1079, 1989.
(28) 松本俊彦、山口亜希子「自傷行為の嗜癖性について―自記式質問票による自傷行為に関する調査―」精神科治療学、20：931-939、2005。
(29) 松本俊彦、山口亜希子「嗜癖としての自傷行為」精神療法、31：329-332、2005。
(30) Matsumoto, T., Azekawa, T., Yamaguchi, A. et al.: Habitual self-mutilation in Japan. Psychiatry Clin.

Neurosci., 58; 191–198, 2004.

(31) 松本俊彦、上條敦史、山口亜希子他「覚せい剤依存症成人患者における注意欠陥／多動性障害の既往― Wender Utah Rating Scaleを用いた予備的研究」精神医学、46：89–97、2004。

(32) Matsumoto, T., Kamijo, A., Yamaguchi, A. et al.: Childhood histories of attention-deficit/hyperactivity disorders in Japanese methamphetamine and inhalant abusers: A preliminary report. Psychiatry Clin. Neurosci., 59; 102–105, 2005.

(33) Matsumoto, T., Yamaguchi, A., Asami, T. et al.: Drug preferences in illicit drug abusers with a childhood tendency of attention-deficit/hyperactivity disorder: A study using the Wender Utah Rating Scale in a Japanese prison. Psychiatry Clin. Neurosci., 59; 311–319, 2005.

(34) Matsumoto, T., Yamaguchi, A., Asami, T. et al.: Characteristics of self-cutters among male inmates: Association with bulimia and dissociation. Psychiatry Clin. Neurosci., 59; 319–326, 2005.

(35) 松本俊彦、山口亜希子、阿瀬川孝治他「過量服薬を行う女性自傷者の臨床的特徴：リスク予測に向けての自記式質問票による予備的調査」精神医学、47：735–743、2005。

(36) Matsumoto, T., Yamaguchi, A., Chiba, Y. et al.: Patterns of self-cutting: A preliminary study on differences in clinical implications between wrist-and arm-cutting using a Japanese juvenile detention center sample. Psychiatry Clin. Neurosci., 58; 377–382, 2004.

(37) Matsumoto, T., Yamaguchi, A., Chiba, Y. et al.: Self-burning versus self-cutting: Patterns and implications of self-mutilation: A preliminary study of differences between self-cutting and-burning in a Japanese juvenile detention center. Psychiatry Clin. Neurosci., 59: 62–69, 2005.

(38) Mayer, J., Filstead, W.J.: The Adolescent Alcohol Involvement Scale: An instrument for measuring

adolescent's use and misuse of alcohol. J. Stud. Alcohol, 40; 291–300, 1979.
(39) McMurran, M.: Chapter 8: Alcohol, aggression and violence. In: (ed.), McGuire, J. Offender Rehabilitation and Treatment-effective Programs and Policies to Reduce Re-offending, John Wiley & Sons Ltd, Chichester, p.221–241, 2002.
(40) Menninger, K.A.: Man against Himself. Harcourt Brace Jovanovich, New York, 1938.
(41) 水谷修『水谷修先生の夜回り日記』(http://www.mainichi-msn.co.jp/kurashi/kokoro/yomawari/archive/)
(42) Morgan, H.G., Burn-Cox, C.J., Pottle, S. et al.: Deliberate self-harm: Clinical and socio-economic characteristics of 368 patients. Br. J. Psychiatry, 128; 361–368, 1976.
(43) 南条あや『卒業式まで死にません』新潮社、東京、２０００。
(44) Nixon, M.K., Cloutier, P.F., Aggarwal, S.: Affect regulation and addictive aspects of repetitive self-injury in hospitalized adolescents. J. Am. Acad. Child Adolesc. Psychiatry, 41; 1333–1341, 2002.
(45) Owens, D., Horrocks, J., House, A.: Fatal and non-fatal repetition of self-harm: Systematic review. Br. J. Psychiatry, 181; 193–199, 2002.
(46) Pao, P.E.: The syndrome of delicate self-cutting. Br. J. Med. Psychol, 42; 195–206, 1969.
(47) Pattison, E.M., Kahan, J.: The deliberate self-harm syndrome. Am. J. Psychiatry, 140; 867–87, 1983.
(48) Rosenberg, M.: Society and the adolescent self-image. Prinston University Press, 1965.
(49) Rosenthal, R.J., Rinzler, C., Walsh, R. et al.: Writs-cutting syndrome: The meaning of a gesture. Am. J. Psychiatry, 128; 1363–1368, 1972.
(50) 齋藤万比古「注意欠陥及び破壊的行動障害　３．反抗挑戦性障害」精神科治療学、16（増）：２２９-

２３４、２００１。
(51) Shneidman, E.S.: Suicide as Psychache: A clinical approach to self-destructive behavior. Jason Aronson Inc., Lanham, 1993.
(52) Show, J., Baker, D., Hunt, I.M. et al.: Suicide by prisoners. Br. J. Psychiatry, 184; 263–267, 2004.
(53) 下津咲絵、井筒節、松本俊彦他「中学生におけるAD/HD傾向と自尊感情の関連― Wender Utah Rating Scaleを用いた予備的研究―」精神医学、48：３７１–３８０、２００６。
(54) Simpson, M.A.: The phenomenology of self-mutilation in a general hospital setting. Can. Psychiatr. Assoc. J., 20; 429–434, 1975.
(55) 四戸智昭、斎藤学「家族内の児童虐待によるＰＴＳＤスクリーニングテストに関する研究―ＴＥＣＬ（Trauma Event Check-List）の開発の試み―」アディクションと家族、19：２４２–２４９、２００２。
(56) Skiner, H.A.: The drug abuse screening test. Addict. Behav., 7; 363–371, 1982.
(57) Suyemoto, K.L.: The functions of self-mutilation. Clin. Psychol. Rev., 18; 531–554, 1998.
(58) 鈴木健二、松下幸生、樋口進他「未成年者の問題飲酒スケール― Quantity-Frequency Scale（QF Scale）」アルコール研究と薬物依存、29：１６８–１７８、１９９４。
(59) 鈴木健二、村上優、杠岳文他「高校生における違法性薬物乱用の調査研究」日本アルコール・薬物医学会雑誌、34：４６５–４７４、１９９９。
(60) Tantam, D., Whittaker, J.: Personality disorder and self-wounding. British Journal of Psychiatry, 161; 451–464, 1992.
(61) Van der Kolk, B.A., Perry, C. Herman, J.L.: Childhood origins of self-destructive behavior. Am. J. Psychiatry, 148; 1665–1671, 1992.

(62) Walsh, B.W., Rosen, P.M.: Self-mutilation. Guilford Press, New York, 1988.（松本俊彦、山口亜希子訳「『自傷行為―実証的研究と治療指針―』金剛出版、２００５。）
(63) Ward, M.F., Wender, P.H., Reimherr, F.W.: The Wender Utah Rating Scale: An aid in the retrospective diagnosis of childhood attention deficit hyperactivity disorder. Am. J. Psychiatry, 150; 885-890, 1993.
(64) Weissman, M.M.: Wrist-cutting. Arch. Gen. Psychiatry, 32; 1166-1171, 1975.
(65) 山口亜希子、松本俊彦「女子高校生における自傷行為―喫煙・飲酒、ピアス、過食傾向との関係―」精神医学、47：５１５-５２２、２００５。
(66) 山口亜希子、松本俊彦、近藤智津恵他「大学生の自傷行為の経験率―自記式質問票による調査―」精神医学、46：４７３-４７９、２００４。
(67) 山本真理子、松井豊、山成由紀子「認知された自己の諸側面の構造」教育心理学研究、30：64-68、１９８２。
(68) Zlotonick, C., Shea, T., Recupero, P. et al.: Trauma, dissociation, impulsivity, and self-mutilation among substance abuse patients. Am. J. Orthopsychiatry, 67; 650-654, 1997.

初出一覧

○第1章　自傷とは何か
松本俊彦「自傷行為」心と社会、123：70-80、2006。
○第2章　自傷の概念とその歴史的変遷
松本俊彦、山口亜希子「自傷の概念とその研究の焦点」精神医学、48：468-479、2006。
○第3章　自走のアセスメント
松本俊彦「自傷のアセスメント」臨床心理学、8：482-488、2008。
○第4章　自傷と衝動――「切ること」と「キレること」
松本俊彦「自傷行為と衝動――『切ること』と『キレること』」こころの科学、148：80-84、2009。
○第5章　嗜癖としての自傷
松本俊彦、山口亜希子「嗜癖としての自傷行為」精神医療、31：329-332、2005。
○第6章　自傷と自殺――リストカッターたちの自殺予防のために
松本俊彦「リストカッターの自殺」精神科治療学、25：237-245、2010。
○第7章　解離と自傷
松本俊彦「解離をめぐる青年期症例の治療―解離性自傷患者の理解と対応―」精神科治療学、22：311

-318、2007。
○第8章　いじめと自傷
松本俊彦「いじめと自傷行為」こころの科学、151：70-76、2010。
○第9章　自傷とボディ・モディフィケーション
松本俊彦「自傷とボディ・モディフィケーション」精神科治療学、21：1241-1248、2006。
○第10章　思春期・青年期のうつと破壊的行為――不快感情の自己治療の試み
松本俊彦「思春期・青年期のうつ病――不快感情の自己治療と破壊的行動という視点から――」こころの科学、146：43-46、2009。
○第11章　トラウマ、自傷、反社会的行動――少年施設男子入所者の性被害体験に注目して
松本俊彦「トラウマと非行・反社会的行動――少年施設男子入所者の性被害体験に注目して――」トラウマティック・ストレス、7：43-52、2009。
○第12章　解離と反社会的行動
松本俊彦「解離性障害と犯罪」こころの臨床 à·la·carte、28：293-299、2009。
○第13章　自傷の嗜癖性に関する研究
松本俊彦、山口亜希子「自傷行為の嗜癖性について――自記式質問票による自傷行為に関する調査――」精神科治療学、20：931-939、2005。

○第14章　教育現場における自傷――養護教諭研修会におけるアンケート調査から
松本俊彦、今村扶美、勝又陽太郎「児童・生徒の自傷行為に対応する養護教諭が抱える困難について―養護教諭研修会におけるアンケート調査から―」精神医学、51：791‐799、2009。
○第15章　思春期における「故意に自分の健康を害する」行動と「消えたい」および「死にたい」との関係
松本俊彦、今村扶美「思春期における『故意に自分の健康を害する』行動と『消えたい』体験および自殺念慮との関係」精神医学、51：861‐871、2009。
○第16章　非行少年における自殺念慮のリスク要因に関する研究
松本俊彦、今村扶美、千葉泰彦他「非行少年における自殺念慮のリスク要因」精神医学、50：351‐359、2008。
○第17章　若年男性の自傷に関する研究――少年鑑別所における自記式質問票調査
松本俊彦、岡田幸之、千葉泰彦他「若年男性における自傷行為の臨床的意義について：少年鑑別所における自記式質問票調査」精神保健研究、52：59‐73、2006。

索 引

あ行

か行

さ行

た行

な行

は行

ま行

や行

ら行

著者略歴

松本俊彦（まつもと としひこ）

国立研究開発法人　国立精神・神経医療研究センター
　精神保健研究所　薬物依存研究部　部長
　病院　薬物依存症センター　センター長

1993年佐賀医科大学卒業。横浜市立大学医学部附属病院での初期臨床研修修了後、国立横浜病院精神科シニアレジデント、神奈川県立精神医療センター医師、横浜市立大学医学部附属病院精神科助手、医局長を経て、2004年に国立精神・神経センター（現、国立精神・神経医療研究センター）精神保健研究所司法精神医学研究部専門医療・社会復帰研究室長に就任。以後、同研究所自殺予防総合対策センター自殺実態分析室長、同副センター長などを歴任し、2015年より同研究所薬物依存研究部部長に就任。さらに2017年より国立精神・神経医療研究センター病院薬物依存症センターセンター長を併任。日本アルコール・アディクション医学会理事、日本精神科救急学会理事。

［著書］

『自傷行為の理解と援助』(日本評論社、2009)、『薬物依存とアディクション精神医学』（金剛出版、2012)、『アルコールとうつ、自殺』（岩波書店、2014)、『自分を傷つけずにはいられない』（講談社、2015)、『もしも「死にたい」と言われたら―自殺リスクの評価と対応』（中外医学社、2015)、『よくわかるSMARPP―あなたにもできる薬物依存者支援』（金剛出版、2016)、『薬物依存臨床の焦点』（金剛出版、2016)、『薬物依存症』（筑摩書房、2018)、ほか多数。

［訳書］

『自傷の文化精神医学―包囲された身体』（ファヴァッツァ著、監訳、金剛出版、2009)、『人はなぜ依存症になるのか―自己治療としてのアディクション』（カンツィアンほか著、星和書店、2013)、『アディクション・ケースブック―「物質関連障害および嗜癖性障害群」症例集』（ルヴォーニスほか著、星和書店、2015)、ほか多数。

アディクションとしての自傷

2011年1月21日　初版第1刷発行
2019年2月15日　初版第2刷発行

著　者　松本俊彦
発行者　石澤雄司
発行所　㍿星和書店
〒168-0074　東京都杉並区上高井戸1-2-5
電話　03(3329)0031（営業部）／03(3329)0033（編集部）
FAX　03(5374)7186（営業部）／03(5374)7185（編集部）
URL　http://www.seiwa-pb.co.jp

印刷・製本　中央精版印刷株式会社

Printed in Japan　　ISBN978-4-7911-0758-2